T0277901

COME BIEN, NO HAGAS DIETA

COME BIEN, NO HAGAS DIETA

Hermanos
Torres

PLAZA & JANÉS

Papel certificado por el Forest Stewardship Council®

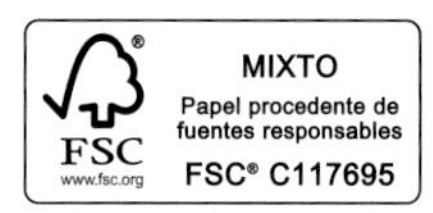

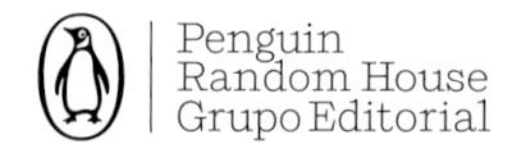

Primera edición: febrero de 2021

© 2021, Sergio Torres Martínez y Javier Torres Martínez
con la colaboración de Marta Tañà
© 2021, Penguin Random House Grupo Editorial, S. A. U.
Travessera de Gràcia, 47-49. 08021 Barcelona
© 2021, de las fotografías, Jordi Play
© 2021, de las ilustraciones, Ramón Lanza
Diseño de la cubierta: Penguin Random House Grupo Editorial / David Calvo

Diseño y maquetación del interior: Gemma Martínez

Penguin Random House Grupo Editorial apoya la protección del *copyright*.
El *copyright* estimula la creatividad, defiende la diversidad en el ámbito de las ideas y el conocimiento, promueve la libre expresión y favorece una cultura viva. Gracias por comprar una edición autorizada de este libro y por respetar las leyes del *copyright* al no reproducir, escanear ni distribuir ninguna parte de esta obra por ningún medio sin permiso. Al hacerlo está respaldando a los autores y permitiendo que PRHGE continúe publicando libros para todos los lectores.
Diríjase a CEDRO (Centro Español de Derechos Reprográficos, http://www.cedro.org) si necesita fotocopiar o escanear algún fragmento de esta obra.

Printed in Spain – Impreso en España

ISBN: 978-84-01-02247-0
Depósito legal: B-1.622-2020

Compuesto en M. I. Maquetación, S. L.

Impreso en Egedsa
Sabadell (Barcelona)

L 0 2 2 4 7 0

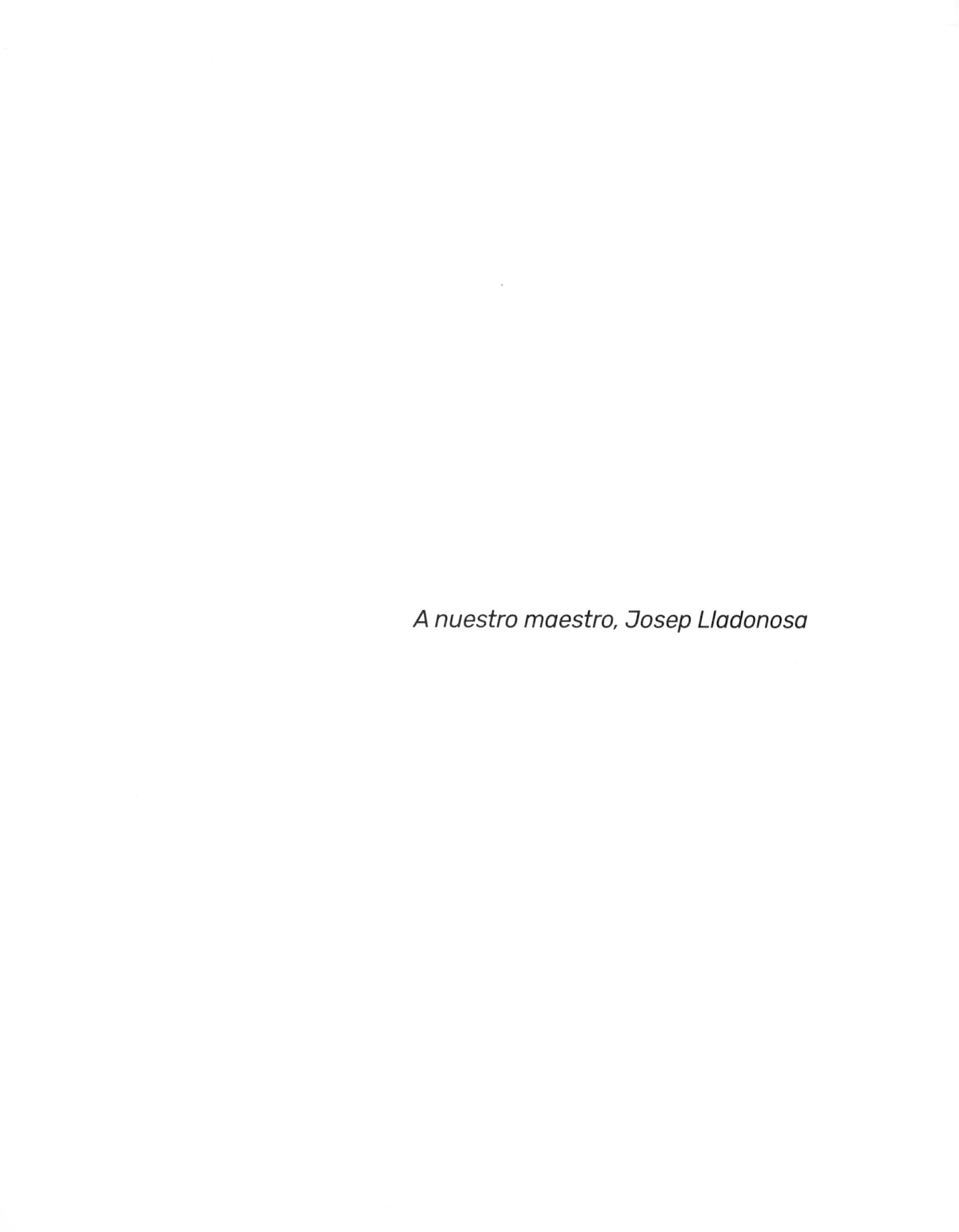

A nuestro maestro, Josep Lladonosa

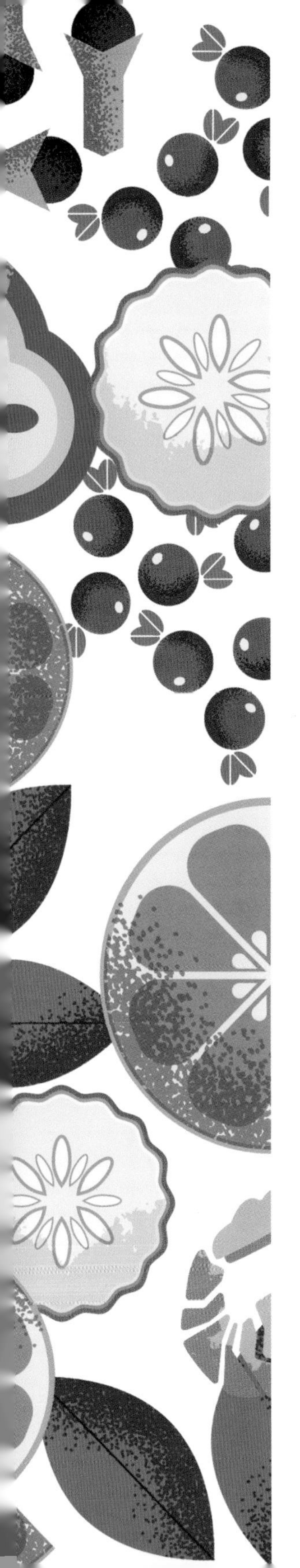

Índice

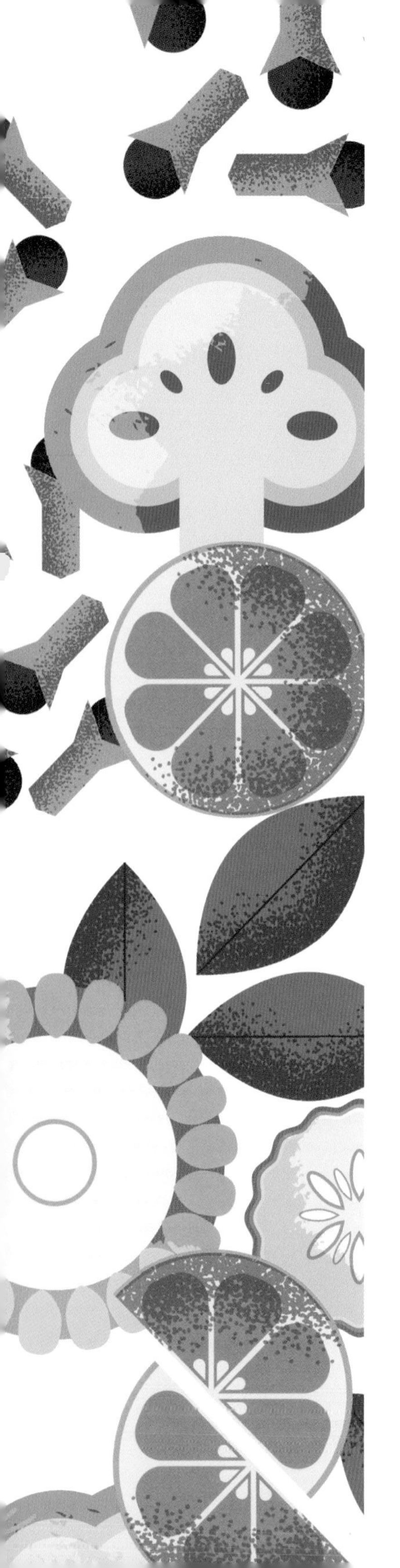

INTRODUCCIÓN

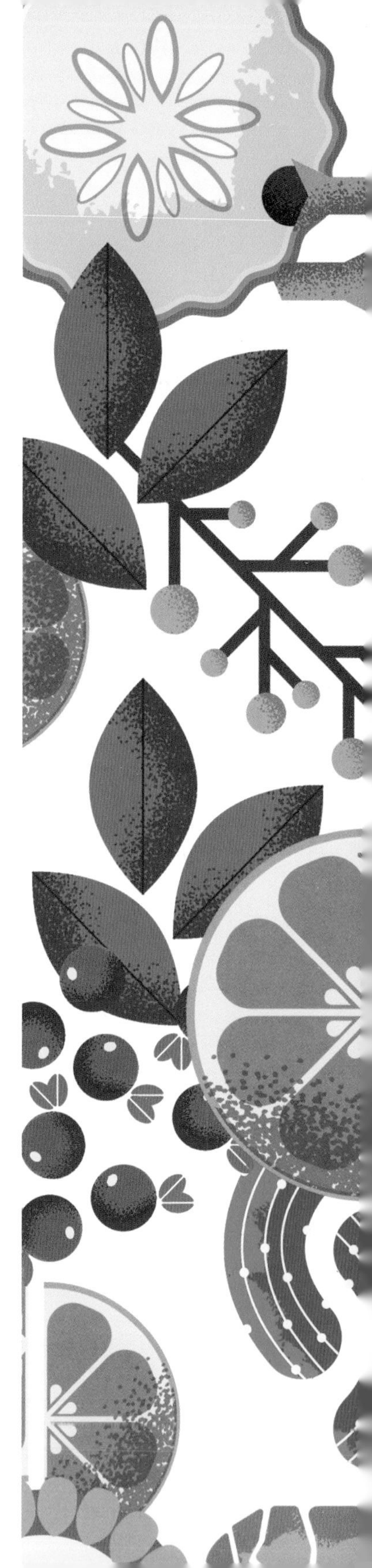

Come bien, te sentirás mejor

El adjetivo «saludable» es casi una moda en los países desarrollados. Junto con él, los calificativos «bio», «eco» o «superalimento» se usan como reclamo comercial. El peso y la comida *healthy* son una obsesión para muchos, un objetivo difícil de alcanzar. Nada más lejos de la realidad. **Comer sano y saludable es mucho más fácil de lo que parece**.

Y no es aburrido.
Ni insulso.
No hay que pasar hambre.
Ni dejarse el sueldo en ello.

Este libro que tienes en las manos quiere ayudarte a sentar las **bases** para que **aprendas** a **comer** con flexibilidad y, sobre todo, **disfrutando**. Por eso hemos unido nutrición y gastronomía con un único objetivo: comer bien, que es algo muy distinto de hacer dieta.

Nuestra experiencia como cocineros nos ha llevado al convencimiento de que el primer paso para lograr una buena alimentación está en lo que comemos y en cómo lo preparamos. Por eso, comenzaremos este libro con una exposición de conceptos teóricos y unas reglas generales para organizar las comidas. También nos hemos puesto manos a la obra, entre fogones, y ofrecemos más de cien recetas para **comer de forma saludable.**

Veintiocho días son solo el inicio de un cambio de hábitos. Un cambio que empieza con una cocina fácil, rápida, sin una lista de ingredientes interminable y con productos asequibles y próximos siguiendo nuestro mayor referente: la tradición de la dieta mediterránea.

Así nace *Come bien, no hagas dieta*. Una **guía** y un **recetario** con explicaciones comprensibles y claras, con buena cocina y con ideas inspiradoras. Un libro que tiene la ambición de seguir siendo una referencia más allá de los primeros veintiocho días.

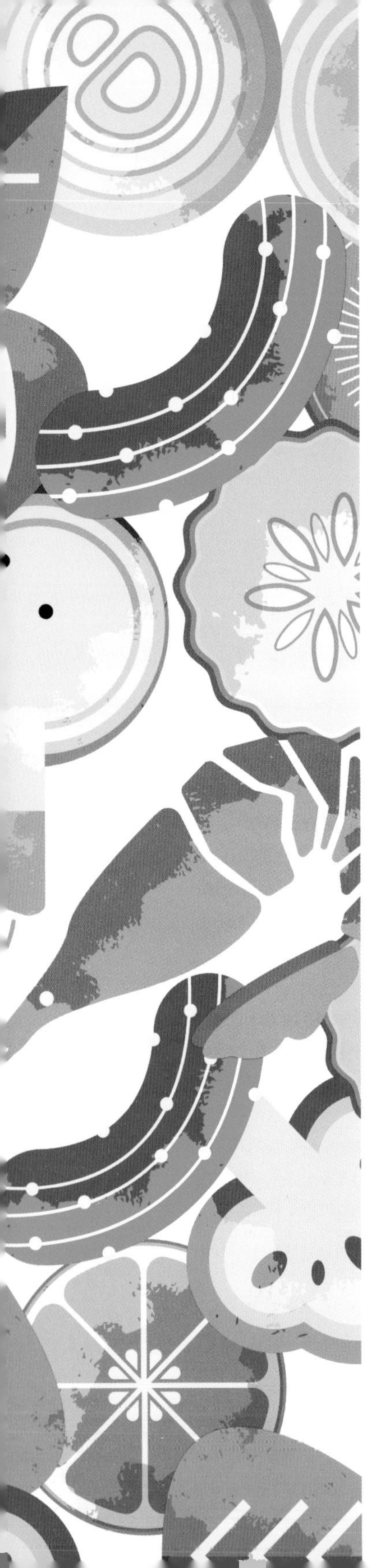

BASES DE UNA ALIMENTACIÓN SALUDABLE

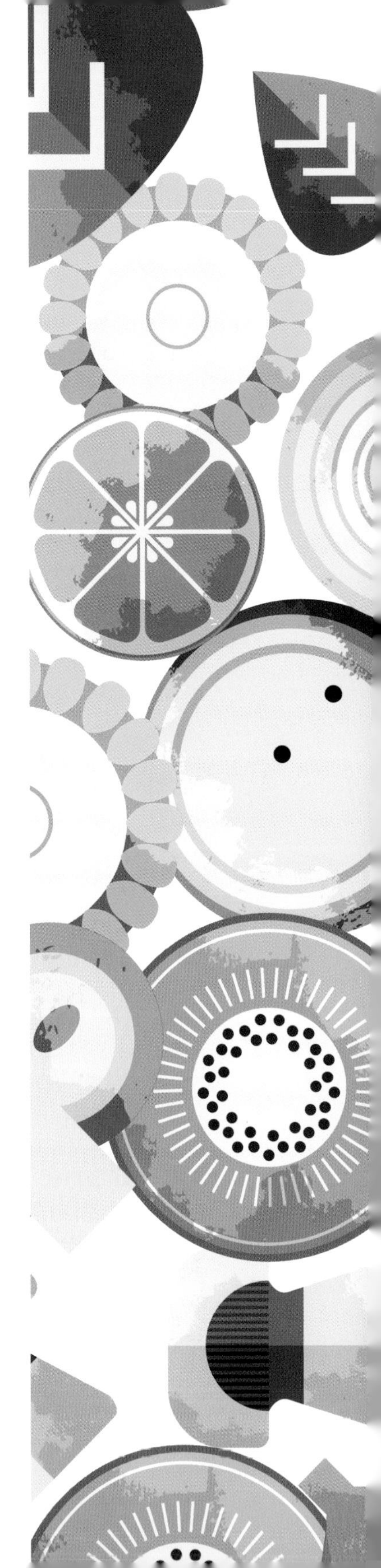

¿Qué es la alimentación saludable?

Fresco + proximidad + de temporada = 100 % saludable

Tan fácil o tan difícil...

En las últimas décadas nos hemos apartado a pasos agigantados de las costumbres y dietas tradicionales y no precisamente para bien. Nunca es tarde para cambiar de hábitos. O para recuperarlos.

Una alimentación equilibrada es esencial para una vida plena y feliz. Nos ayuda a obtener todos los nutrientes que necesitamos para crecer sanos y fuertes, para rendir mejor en nuestro día a día y para evitar enfermedades.

¿Son lo mismo alimentación y nutrición?

A menudo se usan como sinónimos, pero lo cierto es que tienen matices bastante diferentes.

Por un lado, la alimentación es la manera en que aportamos al cuerpo los nutrientes necesarios para seguir con vida. Es decir, engloba todo aquello que comemos y bebemos cuando tenemos hambre y sed.

La nutrición, en cambio, son las reacciones químicas que se producen en el cuerpo cuando estos alimentos llegan al aparato digestivo. El organismo los procesa y los transforma en azúcares, proteínas, grasas, vitaminas, minerales, etc., que son los nutrientes que las células del cuerpo humano necesitan para funcionar.

Conocer la relación entre alimentos y nutrientes es una de las bases del trabajo de los dietistas-nutricionistas. Nosotros no llegaremos tan lejos, nos conformaremos con tener algunas nociones básicas para llevar una dieta equilibrada y saludable. Saber con exactitud los aminoácidos esenciales o las calorías de cada alimento no solo es casi imposible para gran parte de la población, sino que además es un esfuerzo que no siempre ofrece resultados.

¿Por qué llevar una alimentación saludable?

Si alguien nos preguntara en este momento por nuestras prioridades, estamos seguros de que la mayoría de nosotros respondería que gozar de buena salud y de una calidad de vida razonable.

La alimentación es un factor clave, y parece que todos sabemos lo que hay que hacer, pero, entonces, ¿por qué tantas personas se alimentan de manera inadecuada? ¿Por qué diabetes, cardiopatías y algunos tipos de cáncer relacionados con una mala alimentación son cada vez más frecuentes?

Estas preguntas no tienen una respuesta sencilla, ya que influyen factores psicológicos, sociológicos y económicos. Pero lo que es cierto es que alimentarse mal es muy fácil, demasiado fácil.

> 1.900 millones de adultos y 41 millones de niños y niñas padecen sobrepeso y obesidad en el mundo.

Los productos ultraprocesados se publicitan en todas partes, están al alcance de todos, situados en las posiciones más llamativas de los lineales de los supermercados. Contienen grasas y azúcares que proporcionan placer y la necesidad de consumir más.

Estos productos, estandarte del desequilibrio nutricional y vacíos de nutrientes interesantes, son un objetivo que eliminar de nuestra cesta de la compra. Identificarlos y prescindir de ellos es el primer paso para afrontar un cambio positivo en nuestra alimentación: tan importante como lo que comes es aquello que dejas de comer. Y para nosotros la revolución empieza en el supermercado.

Pero no se queda ahí, ya que el consumo de este tipo de productos no explica por sí solo el aumento del sobrepeso y de enfermedades relacionadas con la mala alimentación. El estrés y el sedentarismo, es decir, el estilo de vida, también juegan un papel importante. Si al cambio de alimentos le sumas un aumento de la actividad física, notarás que tu bienestar emocional mejora y tendrás más energía.

La dieta mediterránea es saludable

En el mundo encontramos muchos tipos de dietas, desde la japonesa hasta la mediterránea, que han demostrado ser beneficiosas para la salud. La cocina tradicional, en cualquier cultura, es aquella que se elabora basándose en las costumbres de una sociedad y con los recursos disponibles a su alcance, es decir, productos de proximidad y de temporada. Estos dos factores las hacen saludables por definición.

Tenemos el privilegio de que nuestra dieta tradicional, la mediterránea, es una de las más variadas y equilibradas del mundo y aún a día de hoy es un referente, a pesar de los cambios sociales que hemos experimentado. La dieta mediterránea se basa en platos sencillos y humildes, cocinados con mimo y dedicación, con especial protagonismo de vegetales, legumbres, pescado y el alabado aceite de oliva.

Comer bien no es contar calorías

Del mismo modo que estar delgado no siempre es sinónimo de estar sano, una dieta saludable no tiene como objetivo contar calorías para alcanzar un peso ideal, sino mejorar la salud. Seguir una dieta adecuada puede tener como consecuencia una reducción de peso, entre otros muchos beneficios.

Las dietas de adelgazamiento se plantean con una meta a medio plazo: eliminar el exceso de peso. Por eso tienen unas características concretas, unas limitaciones más o menos estrictas y se personalizan para cada paciente, teniendo en cuenta sus características, necesidades y metabolismo. Si tienes sobrepeso y buscas un plan para bajarlo, nuestra recomendación es que acudas a un profesional dietista-nutricionista para tratarlo.

Moderar las raciones y escuchar a nuestro organismo para saber cuándo estamos saciados es importante.

Nuestro objetivo no es perder peso sino ganar salud.

Una alimentación saludable se basa en conceptos generales, flexibles y aplicables a toda la población: niños y adultos, personas con un peso correcto o un ligero sobrepeso, y todos aquellos que no sufran ninguna dolencia que implique una dieta especial. Las reglas de una alimentación saludable, además, son fáciles de recordar, de aplicar y de entender.

Toma las riendas de tu alimentación en diez pasos

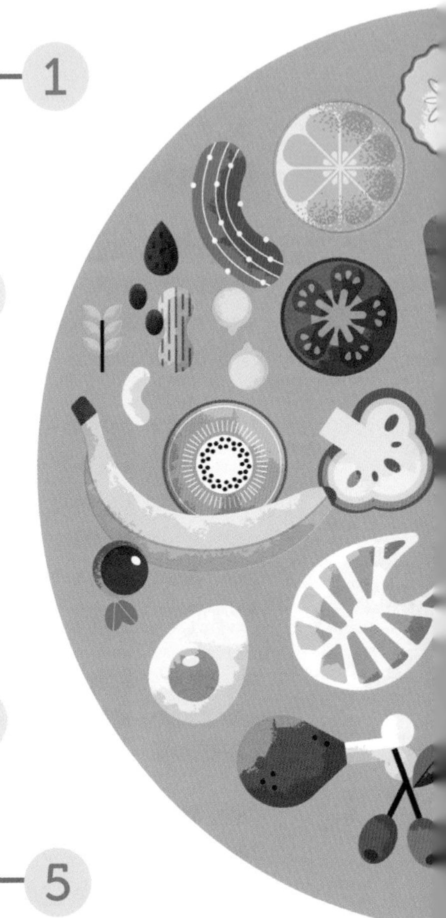

Amarás las frutas y las verduras sobre todas las cosas
1

Dales todo el protagonismo, respétalas y no las cocines en exceso.

Abrazarás las legumbres, los frutos secos y los cereales integrales
2

Nutricionalmente hablando, es sorprendente cómo puede caber tanto en tan poco.

Comprarás comida que esté viva y que se pudra
3

Recuerda que los mejores alimentos no necesitan envase.

Honrarás los huevos, el pescado y la carne blanca
4

Son opciones más cardiosaludables.

Santificarás el aceite de oliva
5

Es perfecto, económico y de gran calidad.

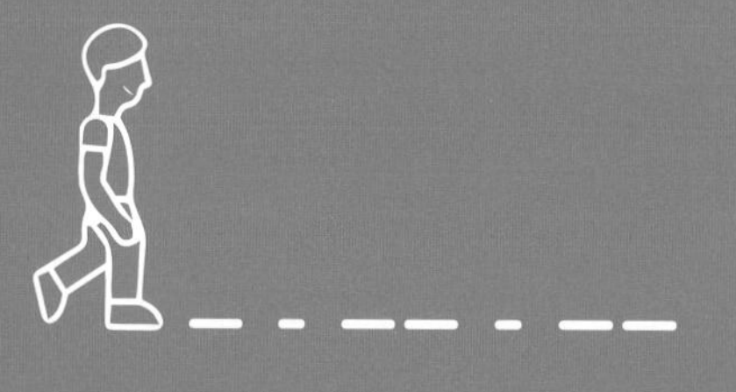

Muévete treinta minutos al día

El ejercicio físico no es comestible, pero sí imprescindible para llevar una vida saludable.

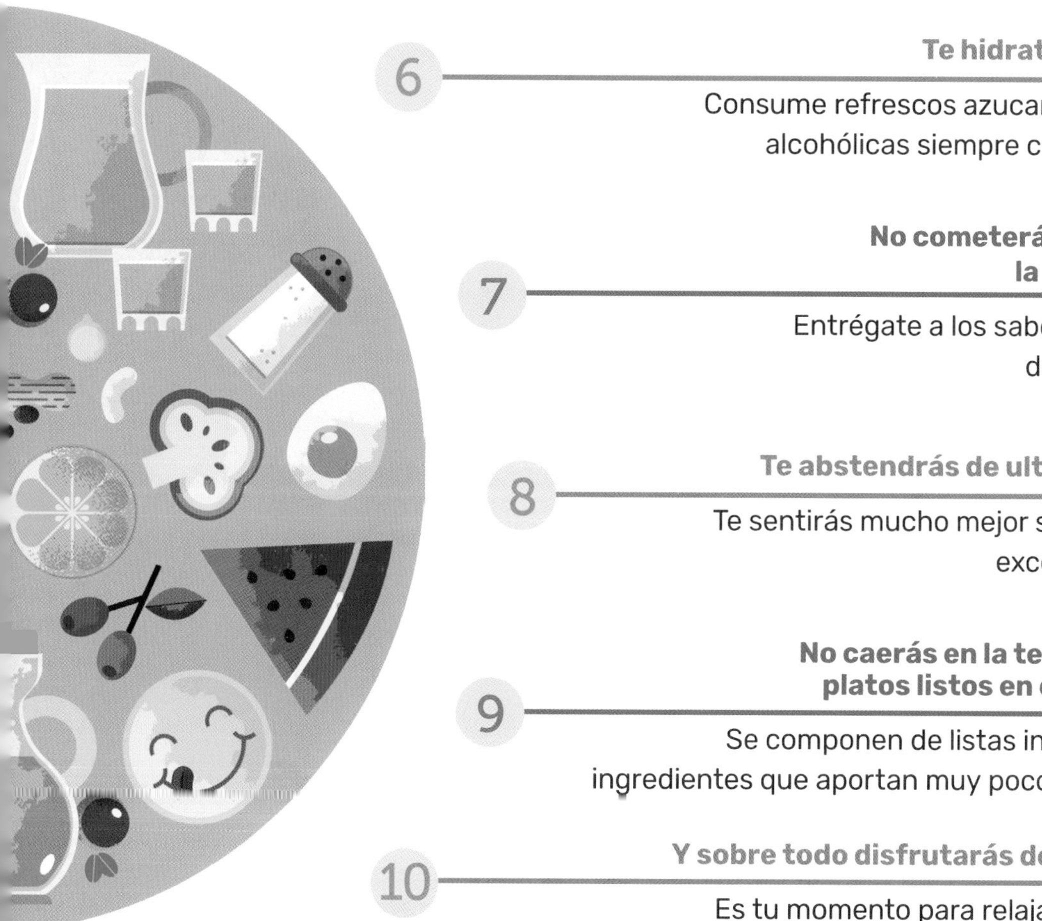

6

Te hidratarás con agua

Consume refrescos azucarados y bebidas alcohólicas siempre con moderación.

7

No cometerás excesos con la sal y el azúcar

Entrégate a los sabores auténticos de los alimentos.

8

Te abstendrás de ultraprocesados

Te sentirás mucho mejor si los consumes excepcionalmente.

9

No caerás en la tentación de los platos listos en cinco minutos

Se componen de listas interminables de ingredientes que aportan muy poco a tu nutrición.

10

Y sobre todo disfrutarás de cada bocado

Es tu momento para relajarte y saborear.

Cómo planificar una dieta equilibrada

Cada uno de nosotros tiene necesidades distintas que dependen de circunstancias como la edad, el sexo, el peso, el ejercicio físico que realizamos, el estilo de vida y nuestros gustos personales. Por ejemplo, con la edad el metabolismo tiende a ralentizarse por la pérdida de masa muscular.

Es evidente que las raciones deben ser distintas en el caso de una persona de avanzada edad con problemas de movilidad o un adolescente con una actividad física intensa. Pero esto no implica tener que estar pesando las raciones y obsesionarse con las cantidades.

Se trata de escuchar nuestro cuerpo para identificar correctamente cuándo tenemos hambre y cuándo estamos saciados. En muchos casos, el hambre no es física, sino emocional. En muchas ocasiones solo tenemos apetito y queremos disfrutar de la comida. Esto no es hambre real. Otras veces comemos para sentirnos mejor, para superar una situación de estrés o como forma de aplacar un momento de ansiedad. Tener claro cómo nos sentimos respecto a la comida es importante para alimentarnos correctamente.

¿Comer cinco veces al día?

Más allá de si son cuatro, cinco o seis comidas, sí es cierto que es conveniente para la salud repartirlas a lo largo del día. Las más importantes son el desayuno, la comida y la cena, en las que deberíamos ingerir alrededor de un 75 %-80 % de las calorías diarias.

«Para tener buena salud hay que comer un poco de todo y mucho de nada.» Esta frase, que todos hemos escuchado, tiene parte de razón. Pero hay que matizarla.

La OMS recomienda ingerir al menos 400 gramos diarios de frutas y verduras, mientras que el consumo de sal no debería sobrepasar los 5 gramos al día.

Debemos hacer un hueco en nuestra ingesta diaria a los hidratos de carbono, las proteínas y las grasas sin olvidarnos de atender a la proporción en que lo hacemos; frutas, verduras y alimentos de origen vegetal son nuestro mejor aliado.

Las cinco raciones al día de frutas y verduras que todos tenemos en la cabeza son un mínimo, no un máximo. Llegar a estas raciones no es difícil. Si consumimos tres piezas de fruta a lo largo del día, un plato de verdura o ensalada y una guarnición vegetal, llegamos perfectamente a estas cinco raciones.

Los azúcares libres deberían representar menos del 10 % de las calorías totales y las grasas, el 30 % como máximo.

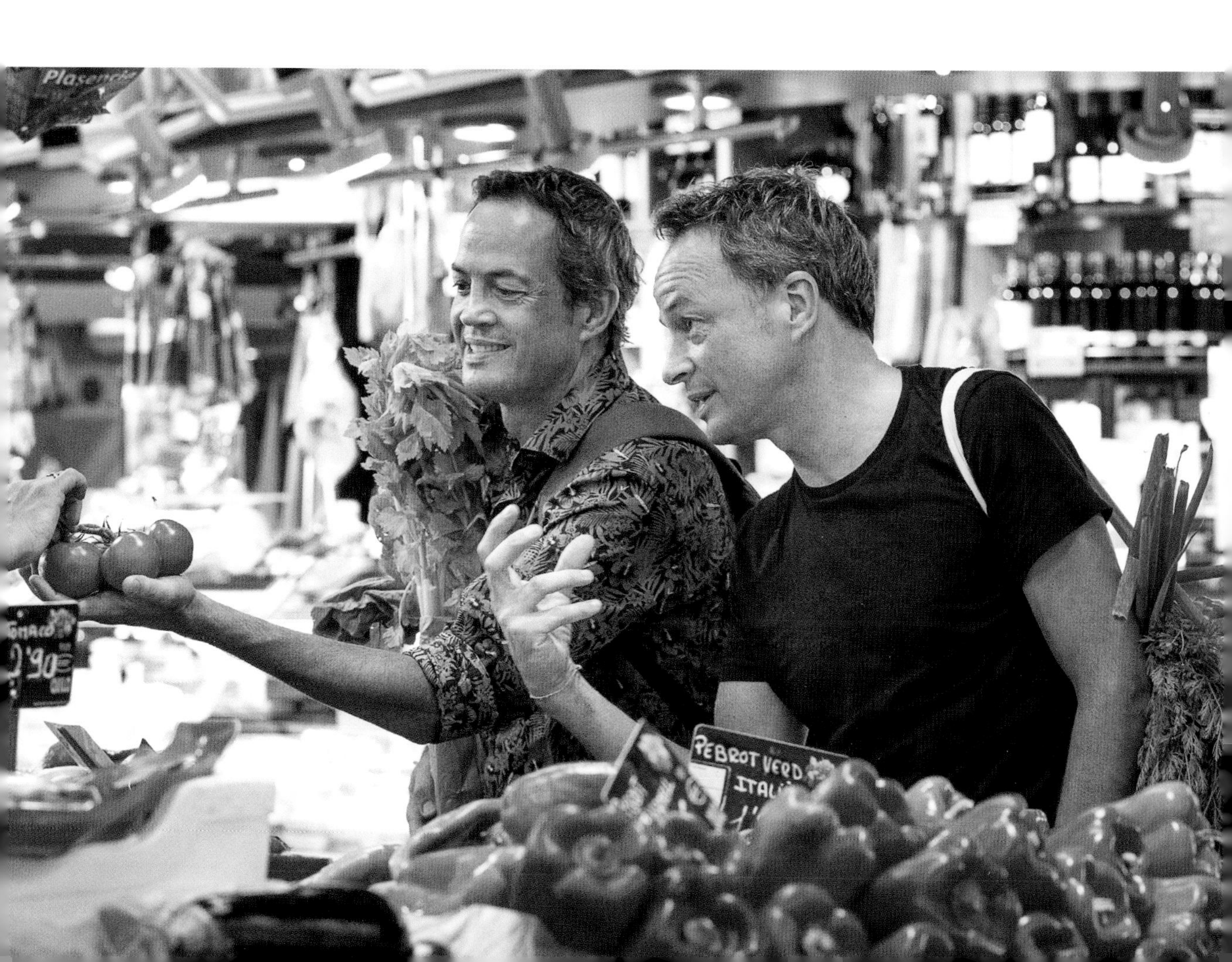

De la pirámide al plato: come bien sin calculadora

Conseguir una alimentación equilibrada, con todos los nutrientes necesarios para el organismo, variada y saludable no requiere de calculadoras.

Es mucho más fácil de lo que parece. Tradicionalmente, la pirámide alimentaria, representativa de la dieta mediterránea, ha sido la guía de una alimentación saludable y equilibrada.

Esta pirámide, que incluye los productos de consumo diario en la base y los alimentos que deberíamos ingerir de forma ocasional en la punta, es muy visual y útil, pero no es tan fácil de trasladar a lo que comemos realmente cada día.

Por eso, el concepto de la pirámide puede trasladarse a otra representación más simple, entendible, adaptable a diferentes estilos de vida y fácil de recordar.

Se trata del plato para comer saludable creado por la Escuela de Salud Pública T.H. Chan de la Universidad de Harvard.

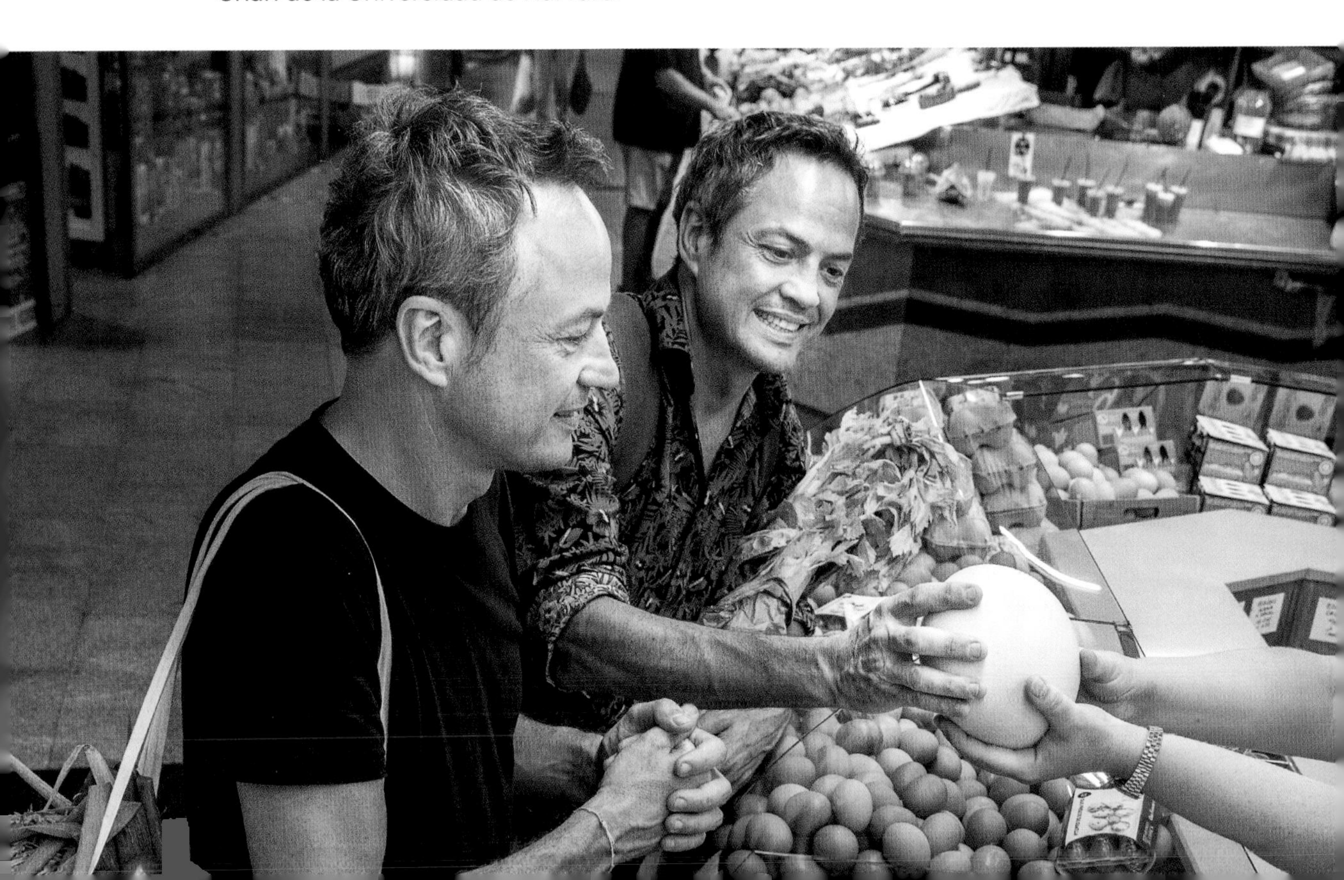

Pirámide alimentaria

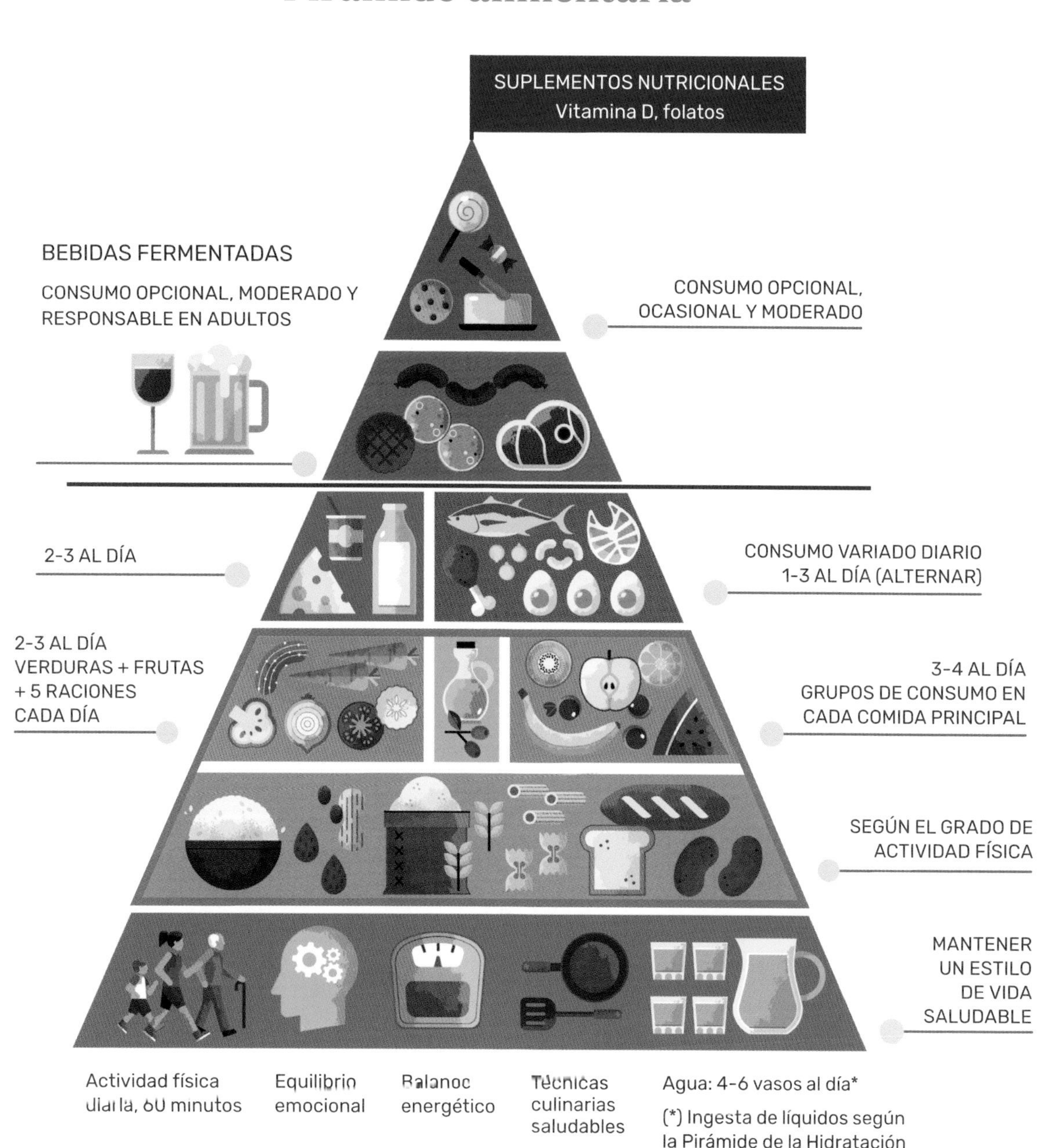

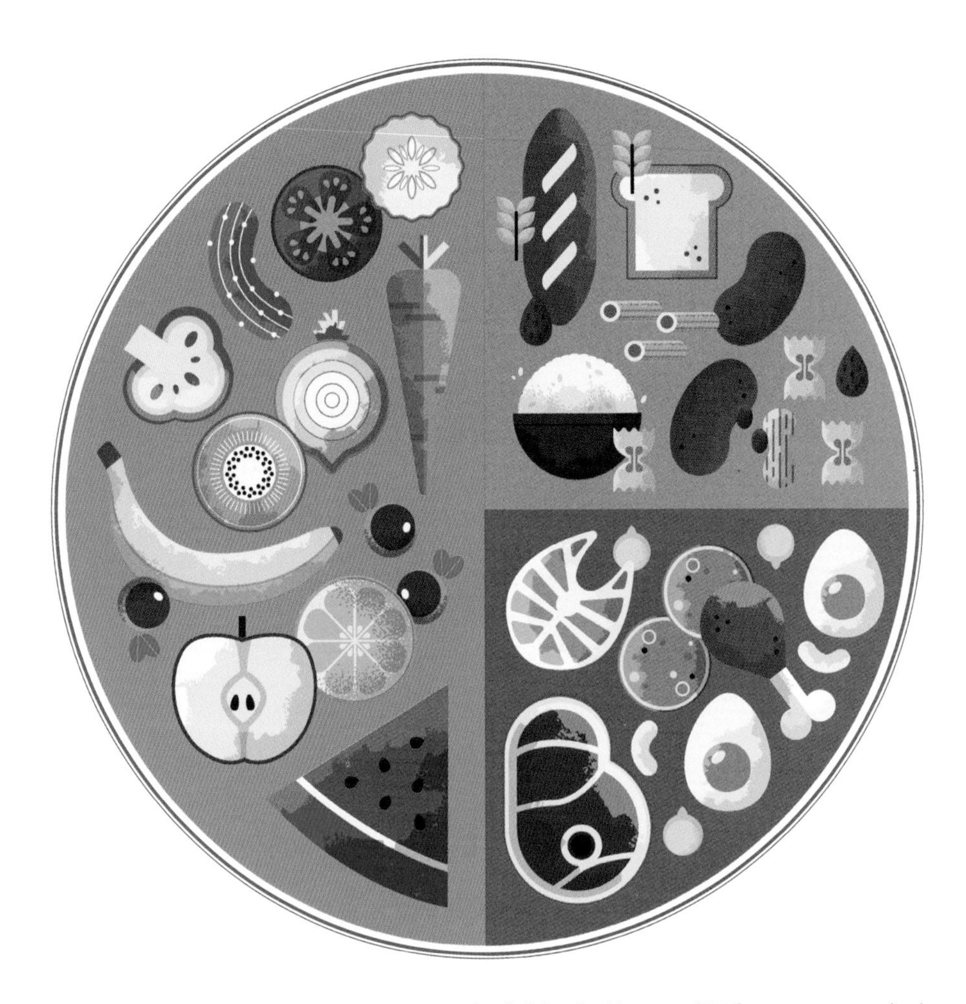

¿Cómo funciona el plato para comer saludable de Harvard? Tiene en cuenta los tres grandes grupos de alimentos y nutrientes que deben estar presentes diariamente en nuestra dieta. Y los distribuye de la siguiente forma:

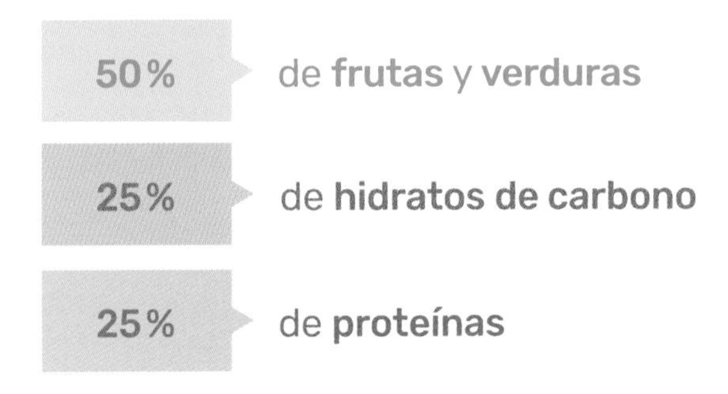

Gracias a esta representación de un plato nos resulta más sencillo planificar cada una de las comidas principales del día. Es importante destacar que el plato de Harvard no es absolutamente estricto en este sentido. Es decir, que si en una comida no hemos incorporado toda la verdura o las proteínas necesarias, lo podemos compensar en la siguiente. Lo esencial es que, al final del día, hayamos cumplido con esta regla.

No existen alimentos imprescindibles, existen nutrientes imprescindibles.

Los vegetales, los cereales integrales y los alimentos proteicos de calidad son la base nutricional que necesita nuestro organismo. Pero, además, debemos sumarle la grasa para cocinar y aliñar, que debe ser preferentemente aceite de oliva. Para acompañar las comidas, nada mejor que agua e infusiones sin azúcar, prescindiendo de bebidas azucaradas y alcohol.

¿Y los lácteos? Podemos consumir varias raciones de lácteos al día si nos sientan bien y nos apetecen. En este caso, deben ser naturales (desnatados o no depende de nuestra preferencia), aunque debemos evitar los lácteos azucarados.

Los lácteos nos proporcionan proteínas, grasas, minerales y otros nutrientes necesarios para el organismo. Pero no son imprescindibles en nuestra dieta, por ejemplo, si tenemos intolerancia a la lactosa. De hecho, ningún alimento concreto es imprescindible en nuestra dieta, lo son los nutrientes.

Por eso hablamos de hidratos de carbono, proteínas y grasas. Son nutrientes que están presentes en una amplia variedad de alimentos. Así pues, tenemos un buen margen para escoger entre varias opciones. Por esta misma razón, una dieta vegetariana o vegana puede ser equilibrada sin productos de origen animal.

Los nutrientes imprescindibles, uno a uno

PROTEÍNAS

Las proteínas son las responsables del crecimiento, la reparación y el mantenimiento de los tejidos de los músculos. De hecho, después del agua, son el elemento más abundante en el cuerpo humano.

No todas las proteínas son iguales, su valor biológico y su aprovechamiento por parte del organismo dependen de los aminoácidos.

Estos no son más que las piezas que componen las proteínas. Se trata de moléculas indispensables para el organismo. Existen multitud de aminoácidos diferentes presentes en nuestro cuerpo. De todos ellos, solo nueve los obtenemos exclusivamente a través de las proteínas de los alimentos que comemos. Son los conocidos como «aminoácidos esenciales».

La presencia y los niveles de estos aminoácidos esenciales son lo que determina si una proteína es completa o de alto valor biológico, o bien si se trata de una proteína incompleta.

La proteína completa se encuentra en	La proteína incompleta se encuentra en
Soja	Legumbres
Carne y pescado	Algas
Leche y lácteos	Cereales, semillas y pseudocereales
Huevos	Frutos secos

La mayoría de las proteínas completas las encontramos en productos de origen animal, mientras que las proteínas de origen vegetal son, por lo general, incompletas. La excepción en este caso es la soja, que tiene todos los aminoácidos, aunque se digiere peor.

No todas las proteínas vegetales tienen déficit del mismo tipo de aminoácidos esenciales. De hecho, la combinación de diferentes fuentes de proteína vegetal incompleta da lugar a una proteína completa de la misma calidad que las animales.

Qué proteína escojo

Como norma general, hay que priorizar el consumo de pescado, carnes blancas, huevos, legumbres y otras fuentes de proteína vegetal por encima de la carne roja. Estas son las opciones proteicas principales:

CARNE

Sus proteínas son de alto valor biológico y además aporta vitamina B12, hierro hemo (el organismo lo absorbe con facilidad), potasio, fósforo y zinc. Hay que tener en cuenta que la carne es rica en grasas saturadas y en colesterol, especialmente la carne roja. Por eso no se aconseja consumir más de una ración de esta a la semana.

PESCADO

Tiene proteínas de alta calidad y es rico en grasas insaturadas y ácidos grasos omega 3. Además, el pescado y el marisco son ricos en vitaminas del grupo B, D y en yodo.

Es interesante consumir tanto pescado azul (salmón, jurel, caballa, sardina, boquerón, bonito...) como pescado blanco (merluza, rape, lubina...) y marisco.

Hay que moderar, y eliminar en el caso de los niños y las mujeres embarazadas, el consumo de pescados con altos niveles de mercurio: atún rojo, pez espada, tiburón y lucio.

HUEVOS

El huevo es un alimento completo con proteínas de calidad, vitaminas A, D, B12 y E y grasas insaturadas. En la yema se concentra una alta cantidad de colesterol, pero se ha demostrado que la ingesta de huevos no influye en los niveles de colesterol en sangre.

LÁCTEOS

Aunque en menor cantidad, los lácteos también son ricos en proteínas. La leche, los yogures, el kéfir y los quesos también son interesantes por su aporte de calcio, fósforo y vitaminas A, D, B2 y B12.

Los yogures y el kéfir son fermentados que contienen probióticos, unos microorganismos beneficiosos para la salud de la flora intestinal.

LEGUMBRES Y OTRAS PROTEÍNAS VEGETALES

Los productos vegetales con más aporte de proteínas son las legumbres y la soja. Las legumbres aportan también hidratos de carbono y vitaminas del grupo B y minerales como el hierro no hemo (que el organismo absorbe con más dificultad).

Para obtener una proteína completa, debemos combinar distintas fuentes de proteína vegetal durante el día con alimentos como cereales o frutos secos.

COMBINA A TU GUSTO PARA OBTENER UNA PROTEÍNA COMPLETA

Legumbres + cereales integrales
Legumbres + frutos secos + semillas
Cereales integrales + frutos secos + semillas
Cereales integrales + bebidas vegetales
Frutos secos + semillas + bebidas vegetales

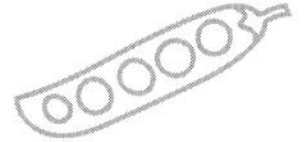

HIDRATOS DE CARBONO

Los hidratos de carbono, también conocidos como glúcidos o simplemente azúcares, son la principal fuente de energía para el organismo. Cuando estos hidratos se digieren y metabolizan se transforman en glucosa, que es la que alimenta el cerebro y nos da la energía necesaria.

Los cereales, las verduras y las frutas, así como las legumbres, son los alimentos más ricos en hidratos de carbono.

La velocidad con la que los alimentos consiguen aumentar el nivel de glucosa en la sangre se conoce como «índice glucémico». Este índice divide los hidratos de carbono en dos tipos:

- Simples o de alto índice glucémico.
- Complejos o de bajo índice glucémico.

Los carbohidratos complejos, que se absorben de forma lenta y paulatina, son los más interesantes. Los alimentos que forman este grupo no solo tienen almidones y/o azúcares, sino que además son ricos en fibra, básica para que estos azúcares se liberen poco a poco.

El azúcar, la miel y los siropes se conocen como «azúcares libres» y también forman parte de los hidratos de carbono. Pero estos son de alto índice glucémico y hay que evitarlos en la medida de lo posible. La OMS recomienda no consumir más de veinticinco gramos al día de estos azúcares, sean añadidos o en forma de zumos y jarabes.

Qué hidratos escojo

CEREALES INTEGRALES

Los cereales integrales mantienen toda la estructura del grano con la fibra del salvado y el germen, que es especialmente rico en vitaminas y minerales. Por eso los cereales integrales deberían ser la primera opción entre los hidratos de carbono.

El pan, la pasta, el arroz y los cereales integrales se metabolizan mejor que los refinados que, desnudos de salvado y sin el germen, son prácticamente solo almidón.

En algunos platos usamos cereales blancos o refinados, por ejemplo, el arroz de una paella. En este caso es conveniente acompañarlos de una buena ración de alimentos con fibra, como verduras.

TUBÉRCULOS

La patata no es una verdura, es un tubérculo que contiene almidón y fibra. Por tanto, es una buena fuente de hidratos de carbono, siempre que sea hervida, asada o al vapor.

FRUTA

La fruta tiene azúcares intrínsecos y mucha fibra, que ayuda a que estos se absorban lentamente. Y es una de las grandes fuentes de vitaminas, como la C.

Es tan importante la fruta que recomendamos comer tres raciones al día, preferiblemente fresca. La fruta deshidratada, como los orejones o las pasas, también es una opción, ya que la única diferencia con la fruta fresca es que le falta agua. Al ser una fruta más concentrada, debemos comer menos cantidad.

VERDURAS

Tienen menos cantidad de hidratos de carbono que los cereales y las frutas, pero aportan muchos otros beneficios. Por eso deberían tener un lugar privilegiado en nuestra alimentación, algo que se refleja en la representación del plato para comer saludable. Recordemos que entre frutas y verduras deberíamos comer, como MÍNIMO, cinco raciones al día.

Las verduras aportan una gran cantidad de vitaminas, minerales, antioxidantes y fibra. Para aprovechar al máximo todos sus beneficios, una de las raciones diarias de vegetales debe tomarse en crudo, como ensalada o gazpacho.

En el caso de las verduras cocinadas, es fundamental no cocerlas demasiado para no perder parte de sus vitaminas. La verdura debe mantener la textura y por eso son ideales las técnicas de cocción al vapor y salteado.

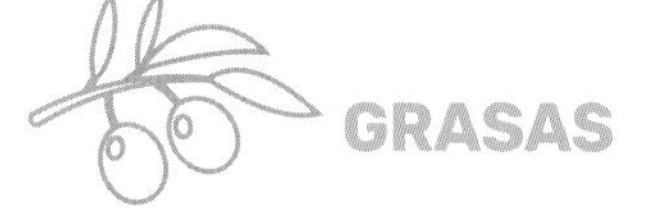

GRASAS

Las tan demonizadas grasas son esenciales para el correcto funcionamiento del organismo. Protegen los órganos del cuerpo, son un vehículo imprescindible para algunas vitaminas, tienen una función metabólica y son una reserva de energía importantísima.

La mala fama de las grasas proviene de la costumbre de contar calorías, lo que ha hecho que todas se juzguen por su alto contenido calórico, sin tomar en consideración que algunos tipos de grasas son realmente beneficiosos para la salud.

Las grasas se clasifican según los ácidos grasos que las forman:

- Grasas saturadas: son de origen animal y las causantes del aumento del colesterol LDL o malo. Se encuentran en la mantequilla, la nata, la carne, etc.
- Grasas insaturadas: se encuentran en vegetales y pescados. Se asocian a un mayor nivel de colesterol HDL o bueno. En las grasas insaturadas del pescado y algunos frutos secos hallamos los ácidos grasos esenciales omega 3 y omega 6 que nuestro cuerpo necesita, pero que no puede sintetizar por sí solo.

Qué grasas escogemos

Hay que optar, siempre que sea posible, por grasas de origen vegetal y especialmente por el aceite de oliva.

FRUTOS SECOS

Son tan completos que podrían estar en casi todos los apartados de esta guía. Son ricos en proteína vegetal, fibra, minerales y vitaminas como el ácido fólico. Pero lo cierto es que su mayor componente (cerca del 50 %) son grasas poliinsaturadas, beneficiosas para la salud.

El consumo diario de unos treinta gramos de frutos secos ayuda a regular los niveles de colesterol en sangre y a mejorar el funcionamiento de las paredes de los vasos sanguíneos. Dentro de los frutos secos, las nueces son especialmente interesantes, porque aportan ácidos grasos esenciales omega 3.

ACEITE DE OLIVA

Se lo ha bautizado como el oro líquido, y no es para menos. Su componente principal, el ácido graso monoinsaturado oleico, tiene la capacidad de elevar el colesterol bueno y disminuir el malo.

Además, los ácidos grasos que forman el aceite de oliva son más estables frente a la oxidación y aguantan temperaturas más altas sin degradarse. Por eso el aceite de oliva es un ingrediente IMPRESCINDIBLE en nuestra cocina.

Las grasas indeseables

El famoso colesterol es el yin y el yang de las grasas. Por un lado, tenemos el colesterol bueno, que va de los órganos al hígado y participa en funciones básicas del organismo. Por el otro, tenemos el colesterol malo, que se puede depositar en las paredes de los vasos sanguíneos. Este último aumenta con el consumo de grasas saturadas, como la mantequilla, los embutidos grasos y las carnes rojas con grasa.

Pero el primer puesto en el pódium de las grasas indeseables es para las grasas trans. Se trata de grasas de origen vegetal sometidas a un proceso industrial de hidrogenación para convertirlas en sólidas a temperatura ambiente. Se usan en productos ultraprocesados como bollería, margarina, snacks, etc. Estas grasas modificadas son nocivas porque incrementan el colesterol malo y, además, hacen disminuir el bueno.

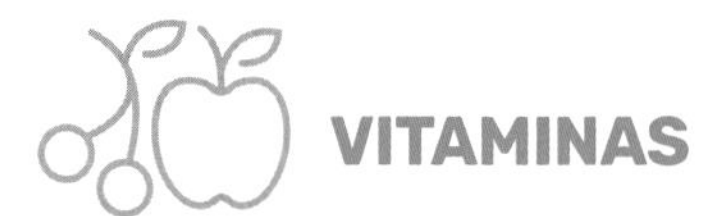

VITAMINAS

Las vitaminas son micronutrientes, lo que significa que se consumen en menores cantidades. Se encuentran mayoritariamente en las frutas y verduras, de ahí la importancia de su consumo. Con una alimentación saludable y equilibrada, las necesidades de vitaminas están más que cubiertas. Solo en algunos casos concretos puede ser necesario un complemento.

La vitamina B12 y la vitamina D son una rareza entre las vitaminas. La primera se encuentra en productos de origen animal; por tanto, las personas vegetarianas o veganas necesitan tomar suplementos para asegurar la ingesta. La vitamina D se forma en la piel al estar expuesta a los rayos del sol y también se encuentra en menor cantidad en el pescado azul y la mantequilla.

VITAMINA A	Yema de huevo, leche entera, mantequilla, frutas.
VITAMINAS DEL GRUPO B	Legumbres, huevos, cereales, levadura de cerveza. Ácido fólico: vegetales, carne, huevos.
VITAMINA B12	Carne, huevos, pescado, leche.
VITAMINA C	Frutas (principalmente cítricos), hortalizas.
VITAMINA D	Aceites de pescado, salmón, arenque, mantequilla. También se puede formar en la piel por la acción de los rayos ultravioletas.
VITAMINA E	Aceites vegetales, frutos secos, verduras.
VITAMINA K	Vegetales, cereales, carne, leche.

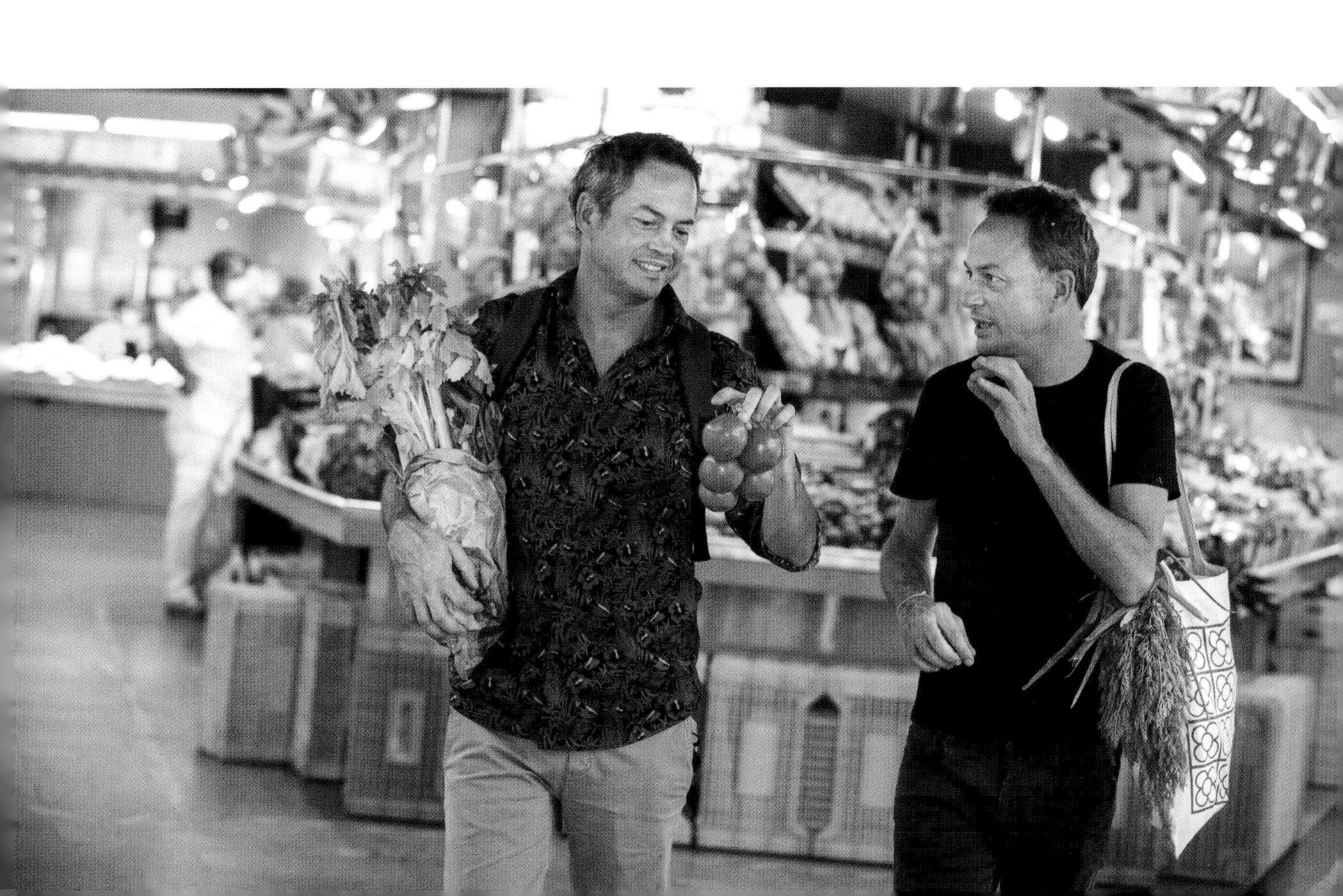

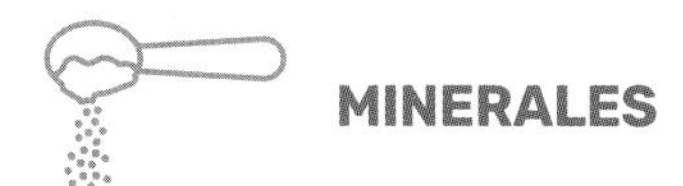

MINERALES

El calcio, el hierro, el sodio y el potasio son los minerales que más necesitamos. El sodio lo tenemos asegurado con el uso moderado de la sal en la cocina. El resto de los minerales los podemos encontrar en una gran variedad de alimentos. En el caso del calcio y el hierro, se absorben mejor si proceden de alimentos de origen animal.

Mineral	Alimentos
HIERRO	Carne, huevos, legumbres, cereales integrales.
CALCIO	Productos lácteos, raspas de pescado, frutos secos, tofu, semillas machacadas o en pasta (chía, sésamo, lino).
FÓSFORO	Carne, pescado, huevos, lácteos.
MAGNESIO	Verduras, legumbres, frutos secos, chocolate, carne, marisco.
POTASIO	Frutas, verduras, hortalizas, leche, carne.
ZINC	Ostras, carne, pescado, huevos, cereales integrales, legumbres, leche.
SELENIO	Carne, pescado, marisco.
YODO	Pescado, sal yodada.

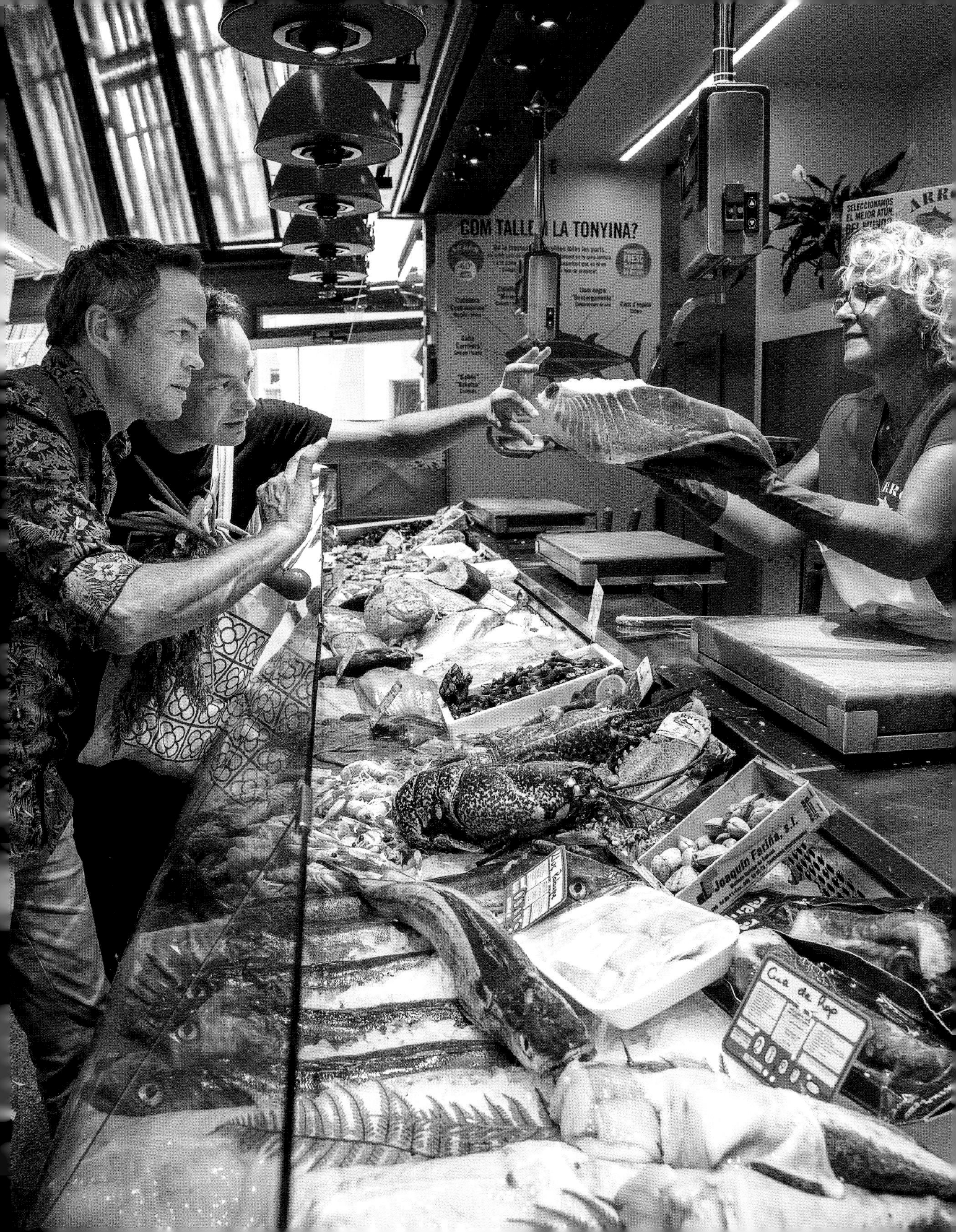
COM TALLE LA TONYINA?
FRESC
SELECCIONAMOS
EL MEJOR ATÚN
Joaquín Fariña, s.l.
Cua de Rap

Y recuerda...

La revolución comienza en el mercado

Nuestro cambio de hábitos no empieza en la cocina, sino mucho antes: en los puestos del mercado y en las estanterías del súper. De nosotros depende dar el paso de llenar el carro de la compra (físico o virtual) de aquellos alimentos frescos y saludables que harán nuestra vida mejor.

De modo que, siempre que tengas que llenar la nevera o planificar las actividades de la semana, recuerda estos consejos que te ayudarán a sentirte bien cada día.

Compra alimentos frescos, reales

Lo repetiremos una y mil veces, aunque pueda parecer obvio: los productos frescos son la base de una dieta equilibrada.

Los vegetales, la fruta, el pescado o la carne son nuestros mejores amigos y deben representar, al menos, tres cuartas partes de nuestra compra semanal.

Compra alimentos de temporada y proximidad siempre que sea posible. Te asegurarás mayor calidad al mejor precio.

Y, si no puedes porque tu vida es complicada, no te angusties: puedes encontrar congelados de calidad que mantienen las propiedades nutritivas, aunque pierdan parte del sabor o la textura de los alimentos frescos.

Comer bien no es caro

Quítate de la cabeza que comer bien significa comprar los productos más caros, porque encontrar opciones saludables a buen precio siempre es posible.

Busca los productos propios de la estación, su sabor será inmejorable y no pagarás más por ellos. Quizá elijas comprar productos ecológicos aunque sean más caros, es una decisión personal muy respetable, pero recuerda que, desde el punto de vista nutricional, no hay diferencia entre unos y otros.

Ya lo hemos mencionado antes: no existen alimentos imprescindibles, sino nutrientes imprescindibles. No necesitas ingredientes mágicos ni exóticos para cuidarte y llevar una dieta rica, variada y equilibrada.

Aprende a leer etiquetas

Aunque amamos el producto fresco por encima de todo, algunos alimentos procesados pueden ser una opción. Por eso es importante aprender a leer las etiquetas, para distinguir entre los procesados buenos y los malignos.

¿Cuáles son los buenos?

El tomate natural triturado, las bolsas de ensalada listas para comer, los botes de legumbres cocidas o las conservas vegetales y de pescado. Nos facilitan la vida y nos ahorran tiempo y energía en esos días en los que lo necesitamos. Cuando elijas uno de estos alimentos, comprueba en la etiqueta que el contenido de sal no sea elevado. Si puedes optar por una presentación al natural, mucho mejor. Si no la encuentras, decídete por aquella que lleve aceite de oliva.

¿Y los malos?

Los reconocerás por la larga lista de ingredientes en su etiqueta, la mayoría de ellos con nombres técnicos y difíciles de identificar. Observa el orden en el que aparecen, porque están colocados de mayor a menor cantidad. Si las grasas, los azúcares o la sal ocupan los primeros puestos, no tengas duda: es un procesado maligno y lo mejor que puedes hacer es huir de él.

Comer fuera de casa

Salir a comer es uno de los grandes placeres de la vida al que no debes renunciar. La alimentación saludable no consiste en todo o nada, es un objetivo general que se va construyendo poco a poco. Si tienes unos hábitos alimentarios bien asentados, las excepciones pueden ser muy bienvenidas y no debes sentirte culpable por ello.

- Visualiza el plato de Harvard a la hora de escoger. Por ejemplo, pide un plato de verdura y un segundo de proteína. Completa los hidratos de carbono en la merienda o en la cena, ya que habitualmente no encontrarás cereales integrales en estos menús.
- Prioriza las técnicas de cocción más ligeras, como vapor, hervido, plancha u horno. Huye de fritos y guisos muy contundentes. Si el plato lleva alguna salsa, pídela por separado para poner menos cantidad.
- Las omnipresentes patatas fritas no son nada saludables. Es preferible que te las cambien por un poco de ensalada o unas verduras a la plancha, que son la guarnición ideal para acompañar pescados o carnes.
- Para terminar, pide fruta o yogur natural. Los postres elaborados, aunque sean caseros, tienen demasiado azúcar o grasa para el día a día.

Muévete

Sí, muévete. El ejercicio físico es imprescindible para mantener el metabolismo activo, para evitar la pérdida de músculo, para estar ágil y activo y mejorar nuestra autoestima. También es necesario para prevenir problemas cardiovasculares y la osteoporosis. Por todo esto, muévete como mínimo treinta minutos al día.

- Siempre que puedas, desplázate a pie o en bicicleta.
- Sube escaleras.
- Practica algún deporte, individual o en equipo, unas tres veces por semana.
- Bailar es divertido y un excelente ejercicio físico.
- Si salir no es una opción, busca una rutina de ejercicio para hacer en casa.

Sea como sea, el ejercicio físico es tan importante como la alimentación para tener un estilo de vida saludable.

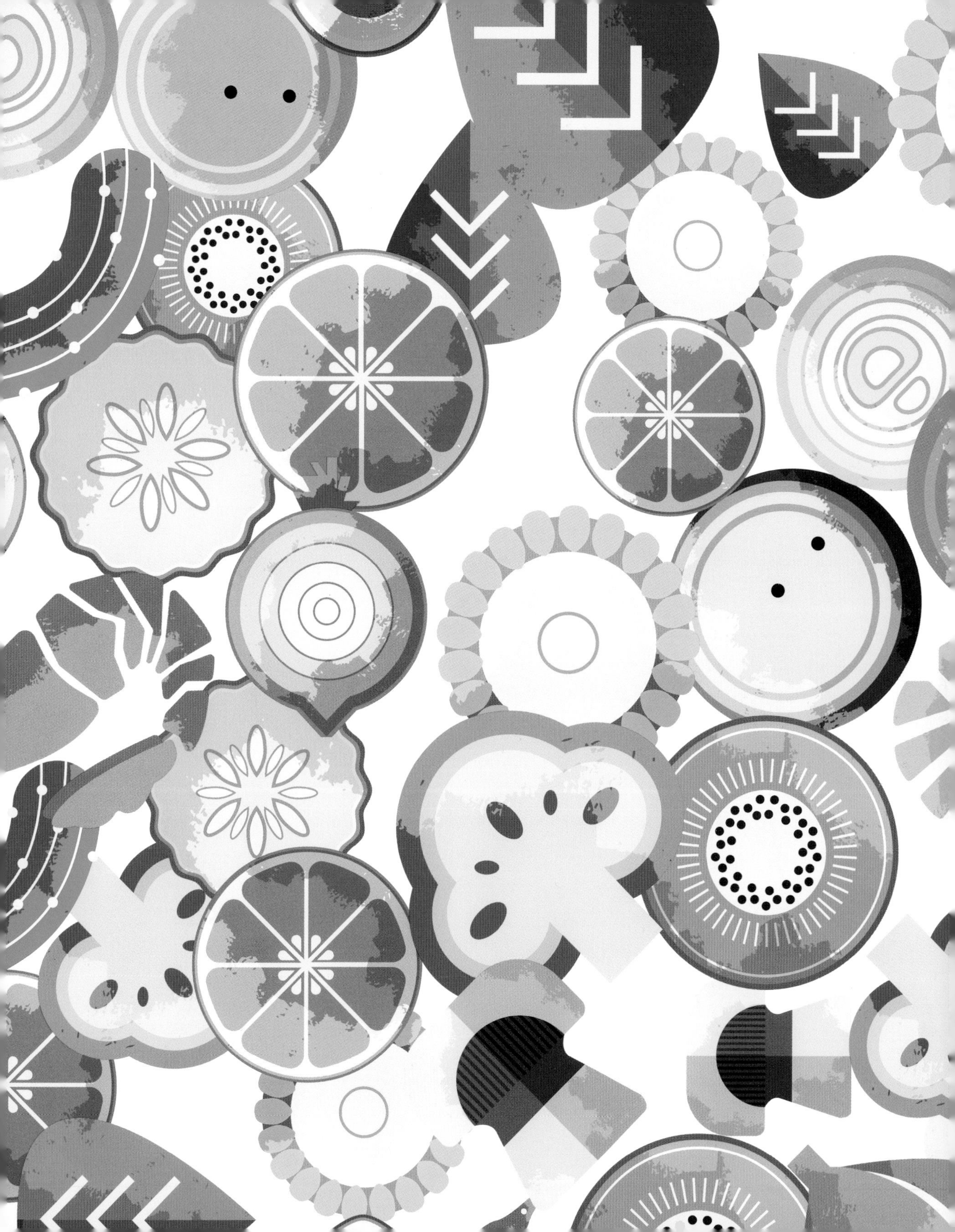

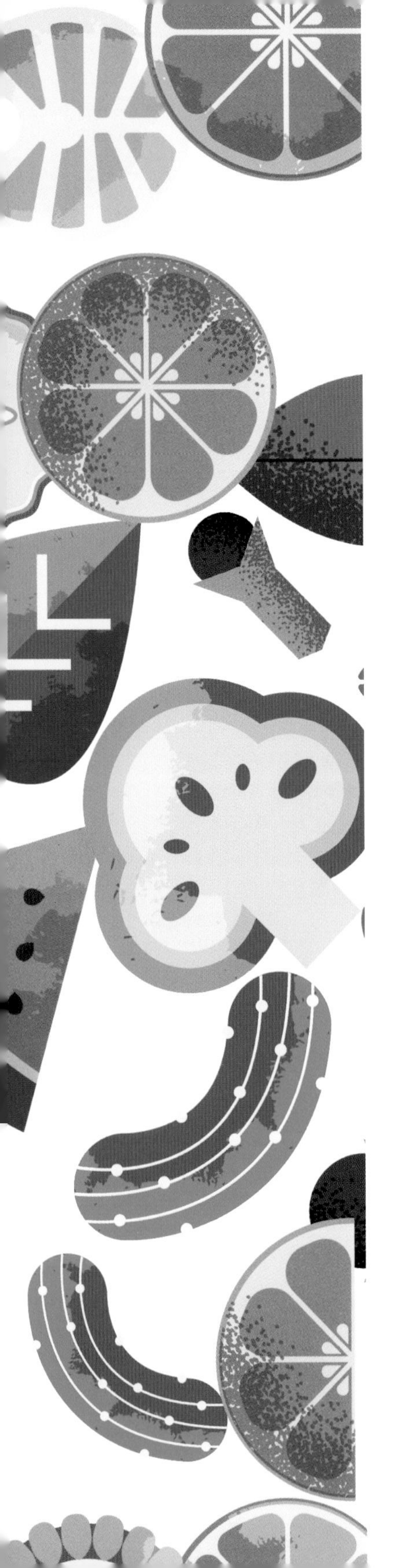

MANUAL DE USO DE ESTE LIBRO

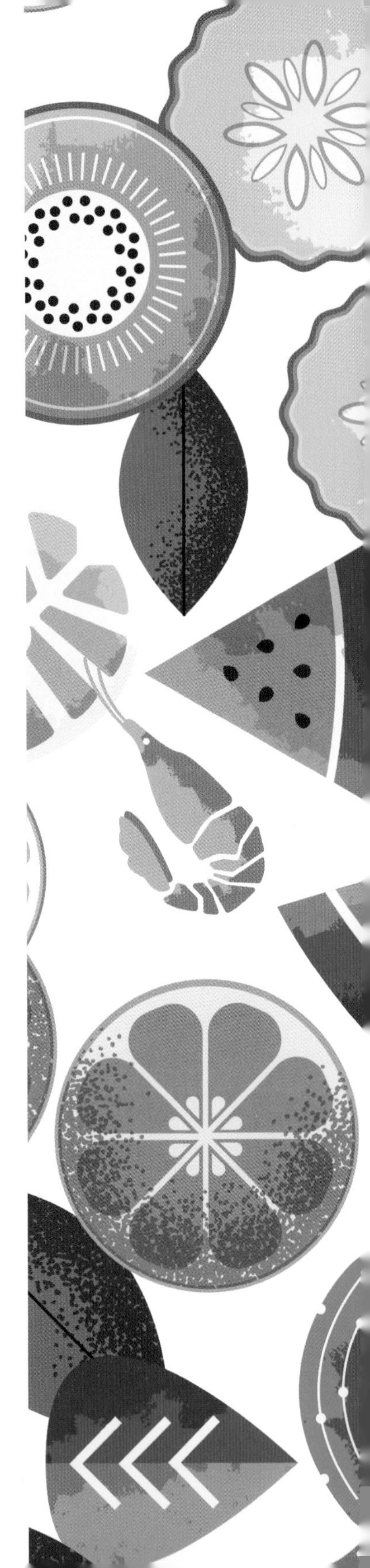

Un plan para cambiar de hábitos

Alimentarse de forma saludable se consigue con un cambio de hábitos, no con una dieta puntual. El objetivo tiene que ser hacer un cambio consciente y permanente.

Establecer un nuevo hábito cuando tenemos viejas costumbres bien establecidas puede parecer complicado. Un plan de veintiocho días como el que proponemos es una buena manera de empezar este camino.

En cuatro semanas iniciaremos cambios en nuestro estado físico y anímico gracias a una alimentación saludable. Además, este plan es variado y equilibrado, de manera que se puede ir adaptando y repitiendo, volviendo a él, durante los siguientes meses.

Si tu alimentación ya sigue una pauta saludable, este libro te va a dar nuevas ideas y recetas para no caer en la monotonía.

En los desayunos planteamos varias opciones para escoger. Las recetas para las comidas y cenas se organizan en un calendario e incluyen todos los grupos de alimentos, con las raciones de proteína, hidratos y vegetales necesarias. En algunas ocasiones, estas se presentan como un plato único y en otras, en los tradicionales primer y segundo plato.

El apetito y las necesidades energéticas de cada persona son diferentes. Por eso, si tienes menos apetito, puedes combinar dos platos en un plato único con los grupos de alimentos que se proponen.

Si tienes más apetito, puedes aumentar la cantidad de vegetales; en cambio, te recomendamos no aumentar de la misma manera las raciones de proteínas e hidratos de carbono.

Pan: ¿sí o no?

Cuando el aporte de hidratos de carbono esté asegurado en la comida con cereales, pasta, legumbres, etc., no es necesario acompañar la comida con pan. En otros casos, cuando la comida incluye vegetales y proteína, pero no hidratos, una pequeña rebanada de un buen pan integral elaborado con masa madre es suficiente para completar el menú.

El pan elaborado con harina integral o de grano entero, hecho de forma artesanal y fermentado lentamente se digiere mejor y aporta vitaminas y nutrientes que el pan blanco refinado no ofrece.

Una ensalada para completar

Para aumentar la ración de vegetales, recomendamos que incluyas una fuente de ensalada variada en el centro de la mesa para acompañar la comida. Especialmente cuando el menú ya incluye hidratos y proteínas.

¿Y de postre?

Una pieza de fruta entera (en crudo o cocinada) o un lácteo natural, como yogur o requesón, son los postres ideales para el día a día. La fruta ofrece muchas posibilidades para no caer en la rutina. Puedes consumirla entera, salteada ligeramente, asada al horno (como la manzana), combinada en macedonias...

En el plan hemos incluido cuatro postres, uno por semana, para lucirnos y disfrutar del dulce. Se trata de postres para un consumo esporádico, para disfrutar en compañía y con un toque festivo. En estos postres, la fruta y los azúcares naturales tienen un protagonismo especial.

No es un plan estricto

No estamos haciendo dieta, estamos cambiando de hábitos. Por tanto, sería absurdo pretender seguir estrictamente este plan en todos los casos. En un inicio, sí recomendamos seguir al máximo la propuesta, respetando los grupos de alimentos y cocciones que se proponen para establecer un hábito. Después, una vez pasados estos veintiocho días, la guía sigue siendo válida sin tener que entrar en una monotonía:

- Puedes cambiar los ingredientes manteniendo el tipo y grupo de alimento: cambiar las verduras, variar el tipo de cereales y tubérculos, sustituir un pescado blanco por otro, una carne blanca por otra o incluso carne o pescado por huevos o proteína vegetal.
- Puedes crear tu propio plan con las recetas propuestas. Recuerda no incluir más de una receta con carne roja a la semana y que los vegetales sean el alimento más presente en la dieta semanal.
- Adapta las recetas a tus gustos y necesidades y a los ingredientes de la temporada. Añade especias, incorpora nuevos ingredientes y combina recetas. Dales tu toque personal.
- Si cambias el tipo de cocción, ten en cuenta que los salteados, la cocción al vapor, los hervidos y las cocciones al horno con poca grasa deben dominar en la dieta. Las frituras, en cambio, hay que dejarlas para un uso ocasional.

Una dieta vegetariana o vegana no es de por sí saludable. Lo es si incluye todos los nutrientes necesarios.

¿Es apto para dietas vegetarianas o veganas?

El plan y las recetas que proponemos están pensados para personas omnívoras; por tanto, incluyen carne, pescado y otros alimentos de origen animal. En algunas recetas hemos incluido alternativas vegetarianas y veganas para quien quiera reducir la cantidad de proteína animal en la dieta, o para adaptar esa receta en particular a un invitado vegetariano o vegano.

Pero esto no lo convierte en un plan de alimentación vegetariano. Si decides pasarte a una dieta vegetariana o vegana, debes consultar con un profesional especializado para asegurar que el aporte de nutrientes de tu dieta es adecuado.

Recetas TORRES para un plan saludable

Contribuir a que la gente cocine y se alimente mejor, de una forma más saludable, es una de nuestras mayores motivaciones. La cocina es cultura, es placer, pero sobre todo, es salud.

Los vegetales de temporada siempre han estado en un lugar privilegiado y protagonista en nuestra cocina, formando parte tanto de platos principales como de guarniciones. Las cocciones justas, respetando el producto, también. Y así lo transmitimos en el recetario que os proponemos.

Recetas sencillas, rápidas y fáciles con pocos ingredientes porque estamos convencidos de que el primer paso para cuidarse es cocinar. Por eso hemos escogido recetas originales, con sabor, pero también aptas para todos, tanto los que tienen tiempo para cocinar como los que no.

Tradición mediterránea

Todos somos hijos de una cultura y una tradición. Nosotros somos cien por cien mediterráneos y amantes de la tradición culinaria de nuestro país. Por eso, nuestras recetas se inspiran y son deudoras de una dieta mediterránea que se ha demostrado que es una de las más equilibradas del mundo.

Somos amantes de la cuchara, las legumbres y el pescado. Nos gusta la cocina hecha con mimo y dedicación, sin lujos superfluos. El producto es el protagonista absoluto en nuestro recetario y también aquí.

Consejos TORRES para cocinar en casa

Nuestra mayor ambición es que te animes a cocinar. Y te vamos a demostrar que es mucho más fácil de lo que piensas.

Comer bien y elaborar los platos en casa no debe suponer un sobreesfuerzo. Muchas veces, pequeños gestos, previsiones y cambios en la forma de cocinar suponen un gran ahorro de tiempo y esfuerzo.

- Dedica unos minutos durante el fin de semana o a principios de la semana para planificar tus comidas. Es muy útil tener el menú en un lugar visible de la cocina, como la puerta de la nevera o una pizarrita.
- Haz la lista de la compra sobre la base del menú semanal. Así comprarás lo justo y no desperdiciarás comida. Para ayudarte en este paso, incluimos una lista de la compra para cada semana.

- Apúntate cuándo tienes que descongelar los alimentos o qué ingredientes te faltan para cada día.
- Aprovecha el fin de semana o un día libre para avanzar preparaciones básicas. También puedes cocinar por adelantado algunas recetas más elaboradas para ganar tiempo entre semana. Los platos cocinados se mantienen perfectamente durante tres días en la nevera. Ten siempre en el frigorífico o el congelador los básicos para cocinar, como tomate frito o caldos.
- Cuando enciendas el horno, aprovecha y prepara más de una elaboración. Por ejemplo, puedes asar manzanas, pimientos o cabezas de ajo enteras. Estas verduras horneadas también se pueden congelar para conservarlas durante más tiempo.
- El congelador y la cubitera son tus aliados. Puedes congelar en cubitos una parte de los caldos, tomate frito o aceite con ajo y perejil picado. Es muy práctico para cuando necesitamos poca cantidad. El resto del caldo, tomate frito, sofrito y otras preparaciones congélalos en envases adecuados al uso que hagas normalmente.
- Cómprate una picadora manual para los sofritos. Muchas de nuestras recetas empiezan con cebolla y ajo picado. Una picadora manual permite picar mucho más rápido verduras, frutos secos y multitud de ingredientes.

Diccionario TORRES

La cocina casera no entiende de calculadoras. Por eso, es muy difícil establecer cantidades y tiempos exactos. Muchas veces el secreto está en observar e ir probando hasta encontrar el punto que nos gusta. El dominio se adquiere con la práctica. Pero, para empezar, aclaremos algunos conceptos que usamos a menudo en las recetas.

“UN POCO DE ACEITE

Cuando se trata de salteados o sofritos, muchas veces mencionamos que hay que cocinar en una sartén o cazuela con un poco de aceite. Este «poco» debe ir en proporción a la cantidad de alimentos que vayamos a saltear o sofreír. Como referencia te decimos que es suficiente con un chorro de aceite de entre dos y tres segundos.

“ DIFERENCIA ENTRE SALTEAR, REHOGAR, SOFREÍR Y POCHAR

La diferencia está en la temperatura y el tiempo.

- Saltear se hace a fuego vivo y con el aceite bien caliente. Hay que ir removiendo para que todos los alimentos se cocinen por igual.
- Rehogar se hace a fuego medio y se dejan los alimentos durante unos pocos minutos, justo para que se ablanden y se mezclen con el aceite.
- Sofreír también es a fuego medio, pero durante más tiempo, dejando que los ingredientes se cocinen completamente hasta caramelizarse.
- Pochar se hace a fuego muy suave, dejando que los alimentos se cocinen lentamente en el aceite.

“ CUÁNDO ESTÁ POCHADA O SOFRITA LA CEBOLLA

La cebolla está pochada cuando se vuelve transparente y está bien blanda. Si dejamos cocinar más tiempo, empieza a coger color y se carameliza.

“ CORTE EN JULIANA

El corte en juliana es en tiras muy finas. Se usa sobre todo en vegetales.

“ QUÉ ES «BIEN PICADO»

Muchas veces decimos que hay que picar ajo y cebolla. Se trata de trocear lo más pequeño que se pueda y no es necesario que sea absolutamente regular. Si no tienes mucha destreza con el cuchillo, prueba con una picadora manual.

Los básicos de la despensa

Para seguir el **plan de veintiocho días**, recomendamos tener estos ingredientes en la despensa. No debemos preocuparnos si no los tenemos absolutamente todos; de hecho, algunos se pueden sustituir por equivalentes o por otros que prefiramos, como en el caso de las especias.

Aceites y vinagres

Aceite de oliva virgen extra (imprescindible) Vinagre de Jerez	Vinagre de arroz y vinagre de manzana (o uno de los dos) Aceite de sésamo	Sal

Básicos

Harina blanca e integral Arroz bomba e integral Maicena Pan rallado	Ajos Cebollas (usaremos mucha cebolla) Patatas Jengibre fresco (se puede congelar en trocitos)	Miel Vino blanco Vino rancio Brandi

Salsas

Salsa de soja (tamari para las personas celíacas o con intolerancia al gluten)	Mostaza de Dijon y a la antigua (o una de las dos) Salsa picante Salsa Worcestershire	Jugo de carne Mayonesa de bote (si no queremos hacer mayonesa casera)

Especias

Pimienta negra Ajo en polvo Azafrán Canela	Comino Guindilla seca o pimienta de Cayena Laurel Orégano seco	Pimentón de la Vera Semillas de hinojo Cúrcuma Nuez moscada Sésamo

Conservas

2 botes de alcaparras 1 bote de pepinillos encurtidos	1 bote de aceitunas de Kalamata y 1 de aceitunas muertas de Aragón	1 bote de piparras

Básicos de la cocina TORRES

Nos gusta ayudaros a cocinar y a alimentaros mejor. Y queremos que esta tarea resulte sencilla y deliciosa. Por eso compartimos a continuación las elaboraciones de los básicos de la cocina Torres, que se volverán imprescindibles también en vuestra cocina.

ACEITE PICANTE

Ingredientes:

200 ml de aceite de oliva virgen extra

10 guindillas frescas

1. En un bote de cristal bien limpio, ponemos las guindillas frescas hasta llenar tres cuartos del bote. Cubrimos con un aceite de oliva de sabor suave, como el de la variedad arbequina. Tapamos el bote y lo dejamos reposar a temperatura ambiente durante varios días.

2. Si es demasiado intenso, mezclamos el aceite picante con aceite de oliva hasta que obtengamos la intensidad deseada.

TOMATE FRITO

Ingredientes:

10 tomates pera

1 cebolla pequeña

1 zanahoria

2 dientes de ajo

Aceite de oliva

Sal y pimienta

1. Retiramos la piel y picamos la cebolla, los dientes de ajo y la zanahoria. En una cazuela, ponemos un poco de aceite y sofreímos las verduras hasta que estén bien cocidas.

2. Quitamos el pedúnculo de los tomates y los cortamos en trozos grandes. Los incorporamos a la cazuela y los dejamos cocinar unos 30 minutos, hasta que el tomate esté cocido y con un aspecto brillante.

3. Trituramos el conjunto con la batidora. Salpimentamos al gusto. Dejamos enfriar el tomate frito y lo guardamos en botes en la nevera o el congelador.

CALDO DE PESCADO

Ingredientes:

2 kg de pescado de morralla y cangrejos o cabeza y espinas de pescado blanco

2 cebollas

3 zanahorias

1 puerro

1 rama de apio

1 hoja de laurel

Pimienta negra en grano

Aceite de oliva

1. Limpiamos las verduras y las cortamos en trozos grandes.

2. Calentamos un poco de aceite en una olla y salteamos los cangrejos, si los usamos. Cuando cambien de color, añadimos el pescado de morralla o las cabezas y espinas de pescado. Incorporamos las verduras limpias, la hoja de laurel y unos granos de pimienta negra.

3. Añadimos agua hasta casi cubrir los ingredientes, dejamos que hierva y bajamos el fuego. Retiramos la espuma que se forma en la superficie y dejamos cocinar suavemente el caldo durante 20 minutos.

4. Apagamos el fuego y lo dejamos reposar tapado durante 10 minutos más. Finalmente, colamos el caldo y lo conservamos en la nevera o en el congelador.

CALDO DE VERDURAS

Ingredientes:

4 zanahorias

2 cebollas

2 puerros

1 chirivía

1 nabo

1 rama de apio

1 hoja de laurel

1 anís estrellado (opcional)

Pimienta negra en grano

1. Lavamos y cortamos todas las verduras en trozos grandes.

ATENCIÓN: Podemos usar pieles y recortes de verduras para preparar este caldo. Incluso las podemos ir congelando hasta tener la cantidad suficiente para preparar caldo.

2. Colocamos en una olla las verduras, la hoja de laurel, el anís estrellado si lo tienes, unos granos de pimienta y agua hasta casi cubrir las verduras. Ponemos la olla al fuego y, cuando empiece a hervir, lo bajamos al mínimo. Dejamos cocer el caldo durante 30 minutos.

3. Una vez apagado el fuego, tapamos la olla y dejamos reposar durante 10 minutos. Finalmente, colamos el caldo y lo conservamos en la nevera o en el congelador.

CALDO DE POLLO

Ingredientes:

2 carcasas de pollo

1 muslo de pollo

½ pie de cerdo

2 huesos de jamón

2 zanahorias

1 cebolla

1 puerro

1 rama de apio

½ cabeza de ajos

1. Introducimos todas las carnes en una olla y las cubrimos con agua. Ponemos la olla al fuego hasta que hierva. Retiramos y escurrimos las carnes, desechando el agua.

2. Colocamos las carnes blanqueadas en otra olla con las verduras limpias y enteras. Añadimos agua fría hasta que prácticamente cubra los ingredientes y ponemos el caldo a cocinar. Cuando hierva, bajamos el fuego al mínimo y vamos retirando con un cucharón la grasa y la espuma que se formen en la superficie.

3. Dejamos cocinar sin tapar durante 3 horas. Finalmente, colamos el caldo y lo conservamos en la nevera o el congelador.

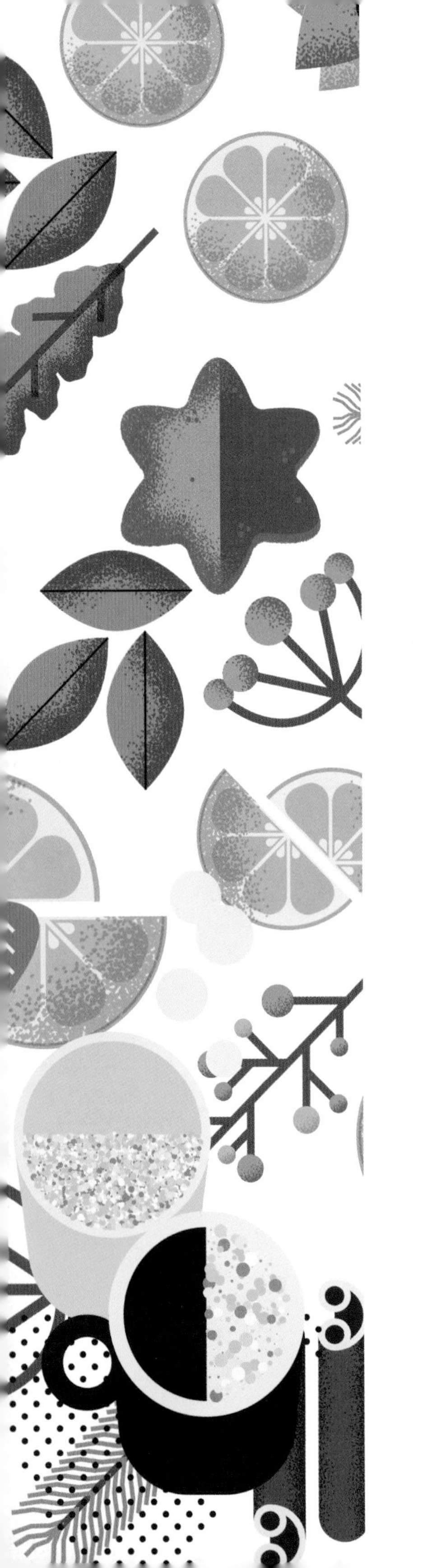

LOS DESAYUNOS

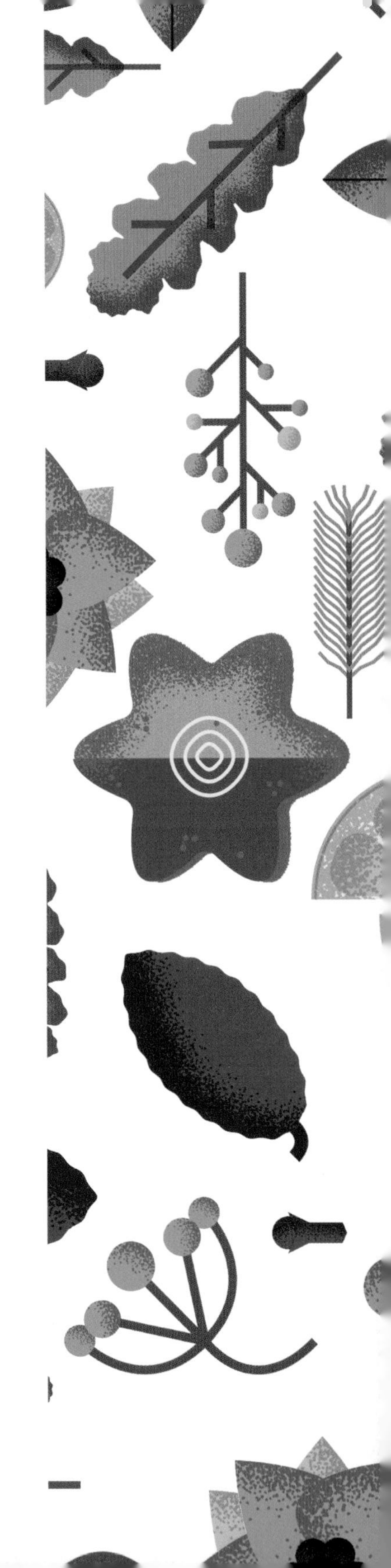

Empieza el día con un desayuno completo

Es la primera comida del día y, como tal, debe ser tan equilibrada como las demás. Un desayuno saludable debe incluir fruta o verdura, aunque la fruta suele ser la opción más popular, cereales integrales y proteínas en forma de lácteos, huevos, frutos secos, etc.

A continuación, te mostramos algunas opciones que podemos adaptar a nuestras preferencias.

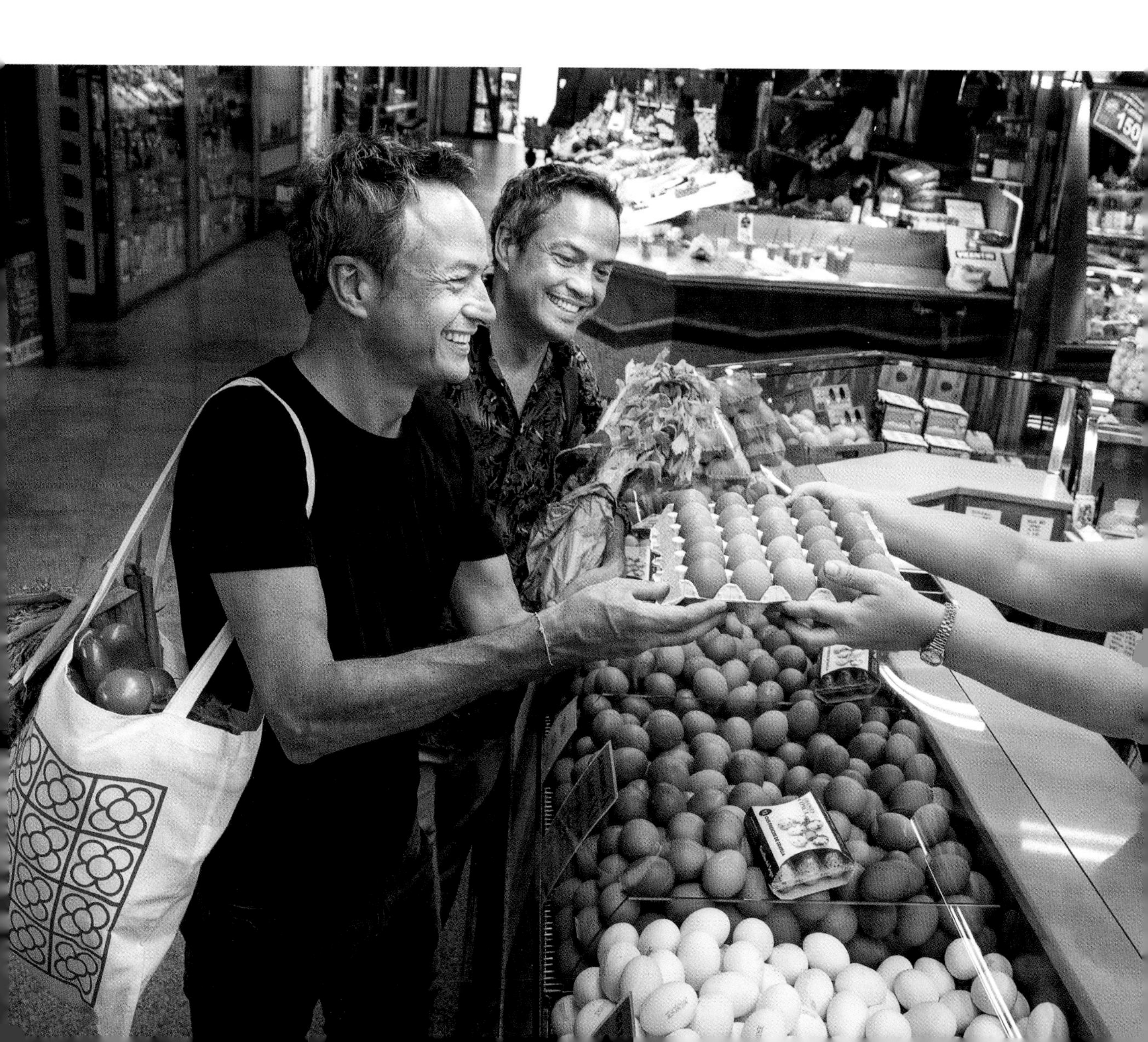

Opción 1. SALADO OMNÍVORO

ZUMO DE NARANJA

INFUSIÓN

TOSTADA CON SARDINILLAS

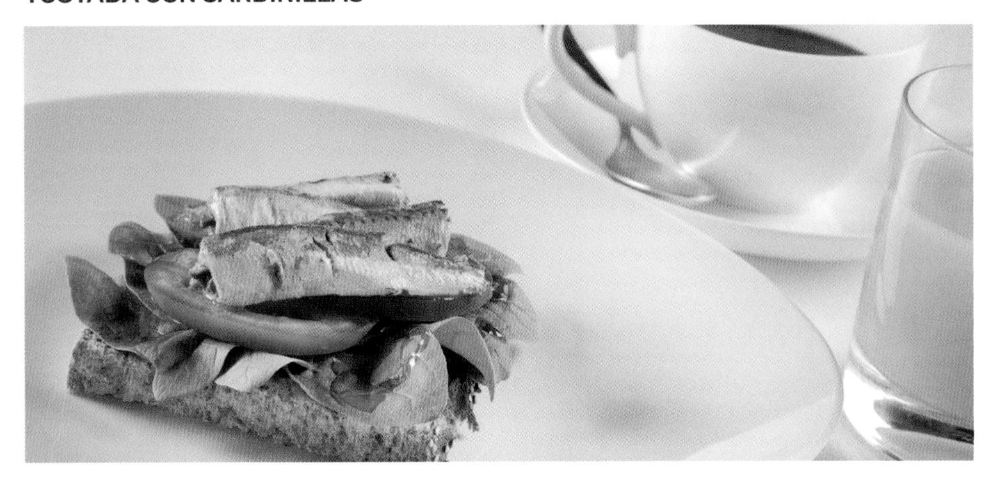

INGREDIENTES:

1 rebanada de pan integral

½ lata de sardinillas en aceite

1 tomate maduro

Espinacas tiernas

Cebollino (opcional)

Aceite de oliva

Sal y pimienta

PREPARACIÓN:

- Lavamos las espinacas, las escurrimos bien y las aliñamos con sal y aceite de oliva. Tostamos el pan en una sartén sin aceite o en la tostadora.
- Colocamos las espinacas encima del pan. Cortamos el tomate y lo ponemos sobre las espinacas. Añadimos una pizca de sal, un chorro de aceite de oliva y las sardinillas en aceite. Terminamos con un poco de cebollino picado (opcional).
- **ALTERNATIVA**: Podemos sustituir las sardinillas por un huevo revuelto o una tortilla, queso fresco, atún en conserva o jamón.

Opción 2. SALADO VEGANO

BOL DE FRUTA NATURAL

CAFÉ

TOSTADA CON AGUACATE, TOMATE Y BROTES DE ALFALFA

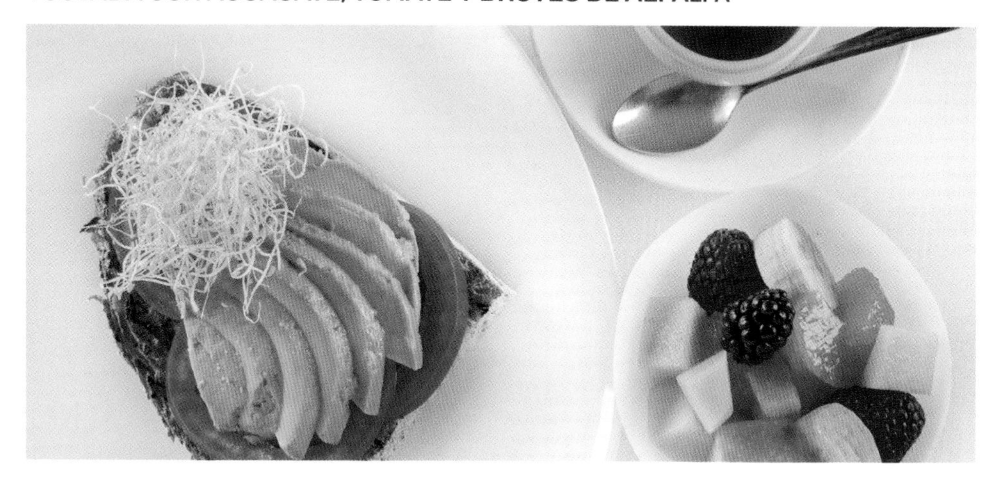

INGREDIENTES:

1 rebanada de pan integral

½ aguacate

1 tomate

Brotes de alfalfa

Aceite de oliva

Sal

PREPARACIÓN:

- Tostamos el pan en una sartén sin aceite o en la tostadora.
- Abrimos el aguacate por la mitad, separamos la pulpa de la piel con ayuda de una cuchara y cortamos el aguacate en láminas finas. Cortamos el tomate en rodajas finas.
- Colocamos las rodajas de tomate encima de la tostada y las aliñamos con sal y aceite de oliva. Repartimos por encima las láminas de aguacate. Terminamos con unos brotes de alfalfa.

Opción 3. DULCE VEGETARIANO

CAFÉ

KÉFIR CON GRANOLA Y FRUTOS ROJOS

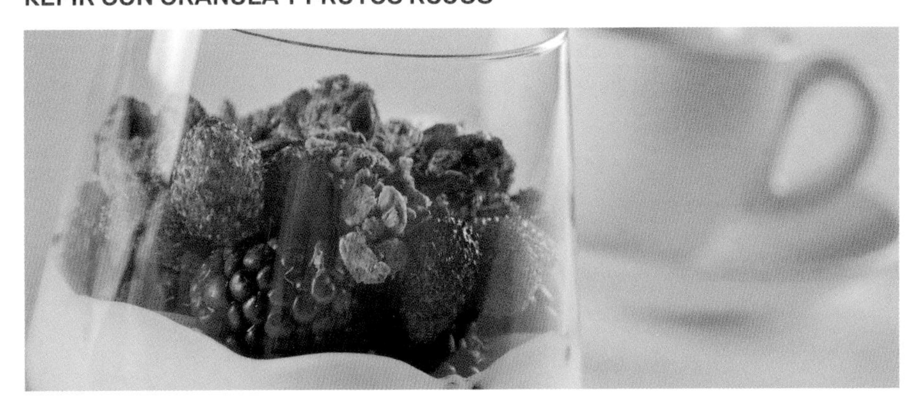

INGREDIENTES:

150 g de copos de avena

20 g de coco rallado

80 g de nueces y avellanas

50 g de pipas de calabaza

25 g de aceite de coco

1 cucharada de miel

1 cucharadita de canela en polvo

Sal

PREPARACIÓN:

- Calentamos el horno a 140 °C con calor arriba y abajo y la función de ventilador, si la tiene.
- Troceamos los frutos secos y los mezclamos con el coco rallado, los copos de avena y las pipas de calabaza.
- Mezclamos en un bol la miel, el aceite de coco, la canela y una pizca de sal. Añadimos los frutos secos y las semillas y removemos para que se impregnen bien.
- Extendemos la mezcla en una bandeja de horno y horneamos la granola durante unos 40 minutos, removiendo de vez en cuando.
- Una vez fría, guardamos la granola en un frasco bien cerrado y en un sitio fresco y seco.

Opción 4. DULCE VEGANO

TÉ

PUDIN DE CHÍA Y MANGO

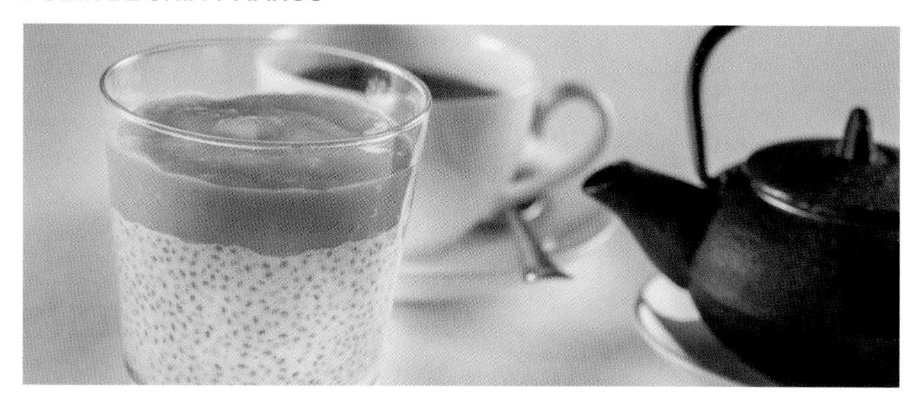

INGREDIENTES:

1 mango maduro

500 ml de leche de coco

120 g de semillas de chía

6 nueces

Cardamomo en polvo

Coco rallado

Miel

PREPARACIÓN:

- Ponemos la chía en un bol con la mayor parte de la leche de coco y la dejamos en la nevera durante 8 horas para que se hidrate bien.
- Pelamos el mango y lo trituramos junto con una pizca de cardamomo en polvo y miel al gusto. Recuperamos la chía de la nevera, añadimos un poco más de leche de coco y removemos bien para que tenga una textura suave.
- En un vaso o un bol ponemos la chía y encima el mango triturado. Terminamos con unas nueces partidas y un poco de coco rallado.
- **ALTERNATIVA**: Podemos preparar unas gachas de avena con fruta y frutos secos. Se prepara cociendo copos de avena en bebida de avena hasta obtener una consistencia espesa. Añadimos un poco de miel y canela y acompañamos con frutas y frutos secos.

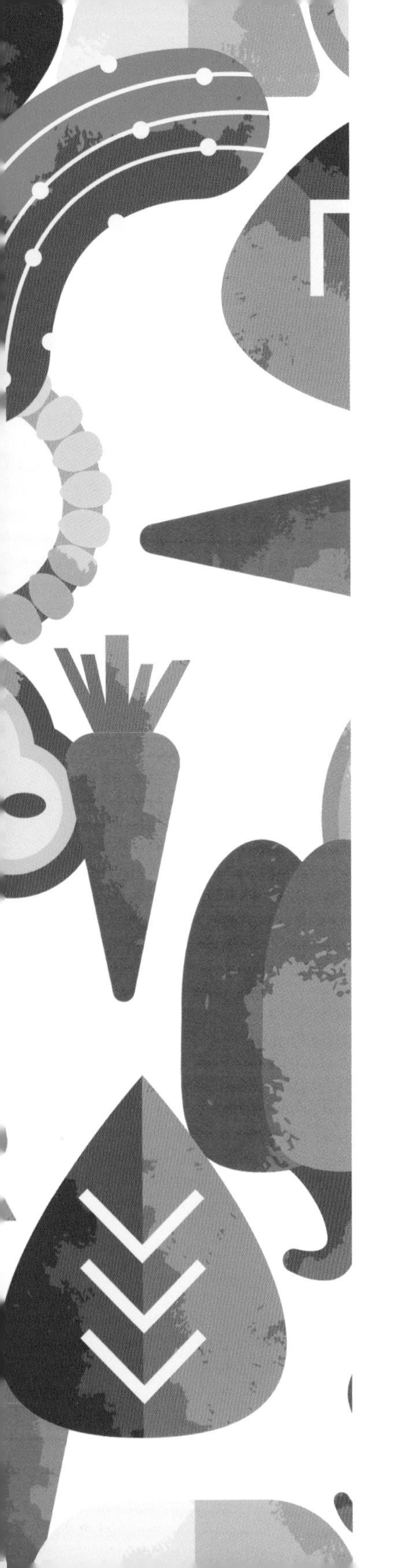

LOS MENÚS SEMANALES CON SUS RECETAS

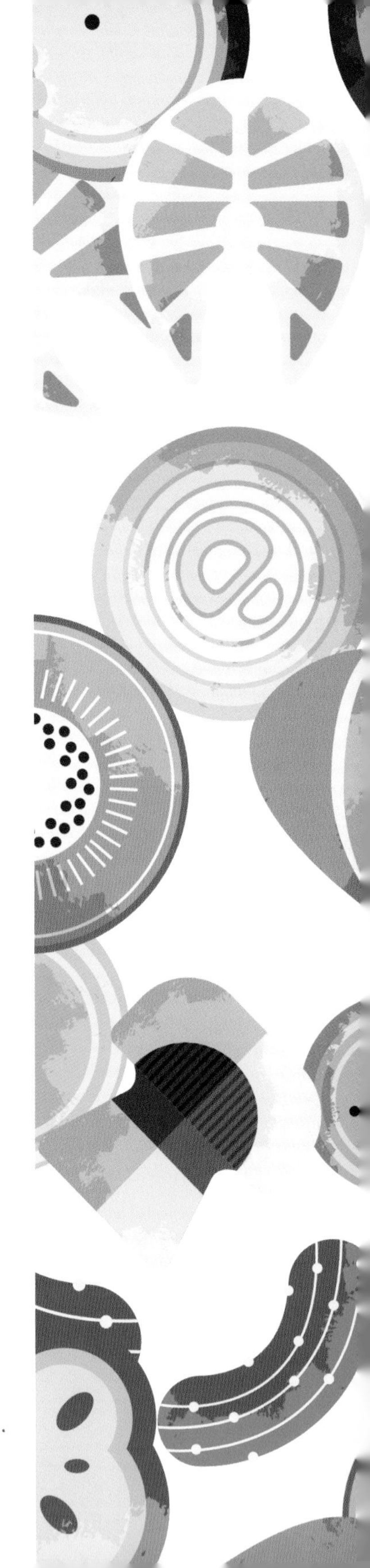

Leyendas
Semana 1
Semana 2
Semana 3
Semana 4
Sin gluten
Sin lactosa
Vegetariana
Vegana
2
Raciones

¿Qué comeré esta semana?

Lunes

Comida
CREMA DE BERROS Y GUISANTES
POLLO CON JUDÍAS VERDES Y FRUTOS SECOS

Cena
TOMATES RELLENOS DE AGUACATE Y QUESO
HUEVOS REVUELTOS CON ESPÁRRAGOS Y SETAS

Martes

Comida
ENSALADA DE TOMATE CON GARBANZOS

Cena
ESPÁRRAGOS A LA PARRILLA
DORADA AL PAPILLOTE

Miércoles

Comida
CREMA DE PUERROS CON PERA
RAPE AL PIMENTÓN

Cena
ESCALIVADA Y PATATA ASADA
COSTILLAS DE CORDERO CON GREMOLATA

Jueves

Comida

ESPAGUETIS CON PESTO DE PISTACHO

BONITO CON FRITADA

Cena

CREMA DE TOMATE

HAMBURGUESA VEGETAL

Viernes

Comida

GAZPACHO TORRES

BERENJENAS RELLENAS DE POLLO

Cena

ENSALADA DE BACALAO

Sábado

Comida

MACARRONES CON SETAS Y CHIPS DE KALE

SALTEADO DE SEPIA

Cena

SOPA DE CEBOLLA

TORTILLA VERDE

Domingo

Comida

TARTAR DE AGUACATE

PARRILLADA DE GAMBAS

Cena

PIZZA DE JAMÓN

Postre semanal

TARTA DE PIÑA Y YOGUR

Frutería

20 tomates	15 espárragos verdes	1 bolsa de rúcula
10 tomates cherris	9 ajos tiernos	1 kale
2 tomates de ensalada	2 aguacates	1 granada
3 berenjenas	8 champiñones	4 limones
3 pimientos rojos	120 g de setas	2 naranjas
3 pimientos verdes italianos	200 g de judías verdes	2 peras
2 calabacines	80 g de guisantes desgranados	1 pomelo
2 puerros	100 g de espinacas	30 g de almendras laminadas
3 zanahorias	80 g de berros	20 g de avellanas tostadas
6 cebollas tiernas	50 g de canónigos	30 g de nueces peladas
5 chalotas	2 escarolas	20 g de pistachos sin sal
1 apio	1 manojo de rabanitos	

Hierbas aromáticas frescas*

2 manojos de albahaca	Romero	* Las que encontremos; si no hay, se pueden sustituir por otras frescas o secas o prescindir de ellas.
Cebollino	Tomillo	
Orégano fresco	Salvia	
Perejil		

Panadería

Panecillos de hamburguesa	Pan de molde integral	Pan integral

Pescadería

240 g de bonito	300 g de gambas	1 sepia mediana
1 dorada	300 g de lomo de bacalao	

Carnicería y charcutería

250 g de contramuslos de pollo 6 chuletas de cordero 2 pechugas de pollo 2 salchichas de cerdo	1 trozo de butifarra negra 80 g de jamón 7 huevos 2 mozzarellas	Queso feta Queso fresco Queso mascarpone 200 g de queso parmesano

Supermercado

1 bote de alubias pintas cocidas 1 bote de garbanzos cocidos 1 lata de anchoas en aceite	1 lata de pimientos del piquillo Espaguetis integrales Macarrones integrales (para las semanas 1 y 3)	Copos de avena Levadura fresca Nata para cocinar

Opcional

Ajo negro	Anís estrellado	1 remolacha cocida

Para el caldo de verduras

4 zanahorias 2 puerros	1 chirivía 1 nabo	Medio apio

Para el tomate frito

10 tomates pera	1 zanahoria	

AHORRAMOS TIEMPO Y ENERGÍA

Si avanzamos estos procesos y nos organizamos bien, ahorraremos tiempo y energía. Todo lo que preparemos con antelación debe guardarse en envases bien cerrados en la nevera o el congelador si no lo vamos a usar en los próximos tres días.

◎ Preparar caldo de verduras (véase la receta en la página 50).

Lo vamos a usar en las recetas:

- Crema de berros y guisantes (comida del lunes)
- Crema de puerros con pera (comida del miércoles)
- Sopa de cebolla (cena del sábado)

Guardar el caldo de verduras en:
3 envases de 500 ml / 2 envases de 300 ml / 3 envases de 200 ml

◎ Preparar tomate frito (véase la receta en la página 49).

Lo vamos a usar en las recetas:

- Berenjenas rellenas de pollo (comida del viernes)
- Pizza de jamón (cena del domingo)

Guardar el tomate frito en cubitos del tamaño de una cucharada colmada y en un envase de unos 150 ml.

◎ Limpiar y escurrir a conciencia las escarolas y guardar las hojas limpias en la nevera en un recipiente con papel absorbente en la base y encima de las hojas.

Las vamos a usar en las recetas:

- Espárragos a la parrilla (cena del martes)
- Rape al pimentón (comida del miércoles)
- Ensalada de bacalao (cena del viernes)

◎ Al encender el horno para la escalivada de la cena del miércoles, aprovechamos para preparar:

- Berenjenas rellenas de pollo (comida del viernes)
- Chips de kale (comida del sábado)

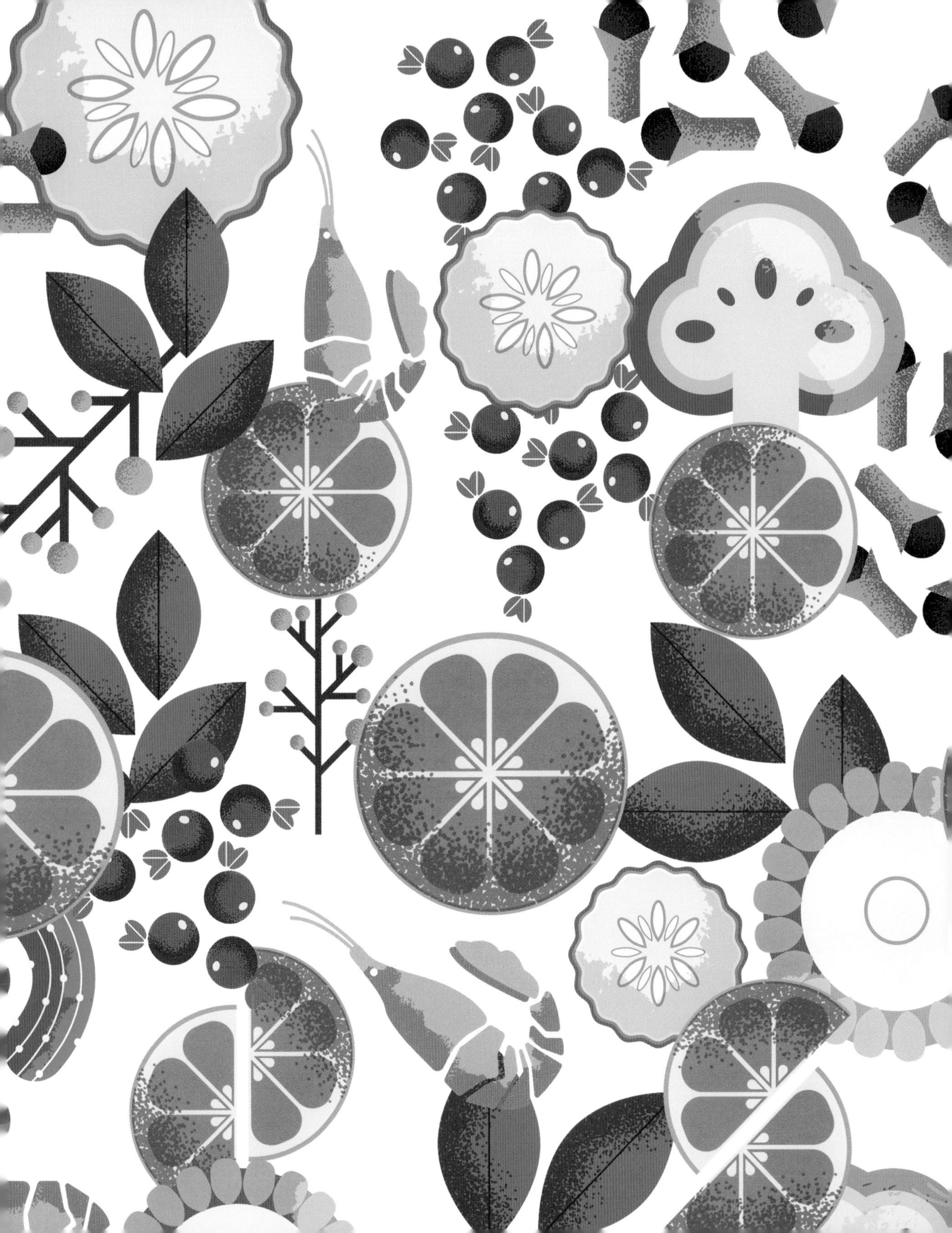

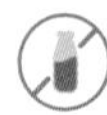

CREMA DE BERROS Y GUISANTES

Ingredientes

80 g de berros
80 g de guisantes
2 chalotas
200 ml de caldo de verduras (véase la página 50)
100 ml de vino blanco
20 g de harina
2 rodajas de butifarra negra
Aceite de oliva
Sal y pimienta

1. Picamos la chalota y la rehogamos en una cazuela con una cucharada de aceite de oliva. Cuando esté transparente, añadimos los guisantes, el vino blanco y el caldo de verduras y dejamos cocinar unos 4 o 5 minutos.

2. Retiramos del fuego y añadimos los berros bien limpios. Trituramos el conjunto con la batidora y pasamos la crema por un colador fino para retirar los trozos de piel o fibras que puedan quedar.

3. Calentamos un par de cucharadas de aceite y añadimos la harina para preparar un roux. Dejamos cocinar un par de minutos sin parar de remover. Añadimos la crema de berros y guisantes, mientras removemos para que se integre bien. Cuando empiece a espesar, retiramos el cazo del fuego.

4. Doramos la butifarra negra en una sartén y la desmenuzamos.

5. Servimos la crema de berros y guisantes con la butifarra negra. Terminamos el plato con un chorrito de aceite de oliva en crudo.

INFO. COMPLEMENTARIA

ALTERNATIVA VEGANA: Prescindimos de la butifarra negra en la decoración.

Los berros son muy ricos en minerales, destaca su aportación de potasio.

Los guisantes congelados son ideales para preparar cremas y están disponibles todo el año.

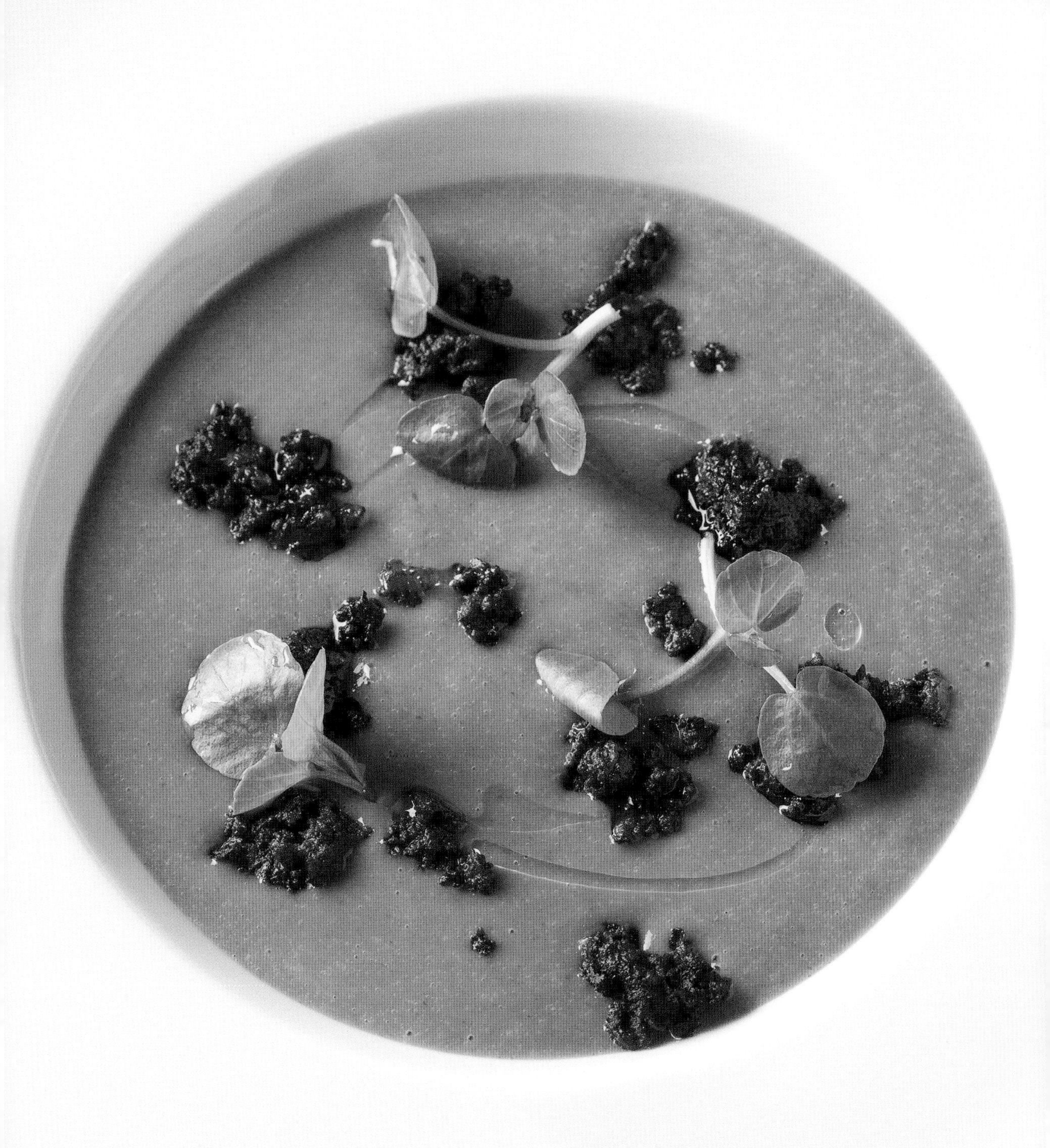

 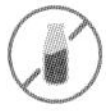

POLLO CON JUDÍAS VERDES Y FRUTOS SECOS

Ingredientes

2 pechugas de pollo
200 g de judías verdes
2 dientes de ajo
10 avellanas
30 ml de vino rancio
½ cucharadita de comino
Tomillo y romero
Limón
Aceite de oliva
Sal y pimienta

Papel film y bolsa con cierre hermético

INFO. COMPLEMENTARIA

ALTERNATIVA RÁPIDA:
Cocinamos la pechuga de pollo a la plancha o al vapor, procurando que no quede seca.

Podemos abrir las pechugas de pollo por la mitad y rellenarlas con hojas de espinacas y tomate seco antes de cocinarlas.

Esta técnica casera de cocina al vacío y a baja temperatura la podemos aplicar a pescados, otras carnes blancas magras y verduras.

1. Salpimentamos las pechugas de pollo enteras y las ponemos dentro de una bolsa con cierre hermético (cierre zip). Añadimos el tomillo y el romero (o nuestras hierbas aromáticas favoritas), unas gotas de zumo de limón y un chorro de aceite de oliva. Sacamos todo el aire de la bolsa y la cerramos.

ATENCIÓN: Para sacar el aire de la bolsa es suficiente con sumergirla hasta el cierre en un recipiente con agua, eso sí, procurando que no entre agua en la bolsa.

2. Después envolvemos bien la bolsa con film transparente para asegurarnos de que no entra agua. Ponemos el pollo envuelto en una olla con agua hirviendo. Bajamos el fuego al mínimo y dejamos que se cocine durante 30 minutos.

3. Limpiamos las judías tiernas y las cortamos en tiras. Las hervimos unos 3 o 4 minutos en una olla con agua y sal.

4. Preparamos un majado en el mortero con las avellanas, los dientes de ajo pelados, la sal y el comino. Cuando tengamos una pasta, añadimos el vino rancio y mezclamos bien.

5. Escurrimos las judías y las pasamos a una sartén con unas gotas de aceite, añadimos el majado y salteamos durante 1 o 2 minutos.

6. Retiramos el pollo del agua, abrimos el paquete y añadimos los jugos al salteado de judías. Cortamos la pechuga en rodajas.

7. Servimos el pollo encima del salteado y terminamos con unas hojas de perejil y un cordón de aceite de oliva.

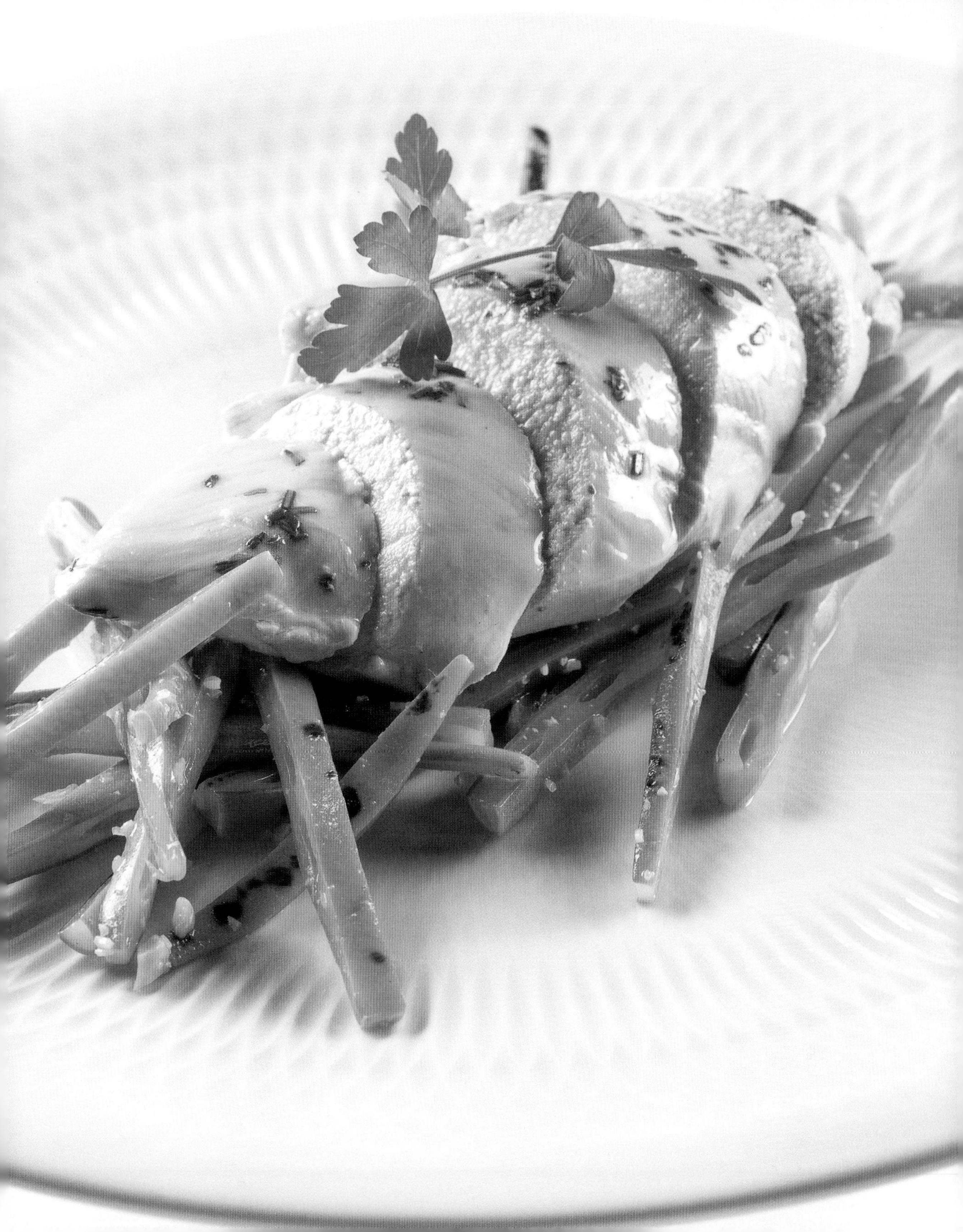

TOMATES RELLENOS DE AGUACATE Y QUESO

Ingredientes

4 tomates medianos
1 aguacate
½ cebolla tierna
80 g de queso feta
30 g de aceitunas de Kalamata
50 g de canónigos
Orégano fresco
Limón
Aceite de oliva
Sal y pimienta

INFO. COMPLEMENTARIA

El aguacate es una de las frutas más ricas en grasas, con un 14-15% de ácidos grasos monoinsaturados. Estas grasas son beneficiosas para la salud, ya que reducen el colesterol malo (LDL) y aumentan los niveles de colesterol bueno (HDL).

Si tenemos poco tiempo, podemos preparar una ensalada rápida con los tomates cortados en trozos regulares, cebolla, aguacate, queso feta y orégano.

Esta receta es perfecta para llevar a la oficina, incluso ya aliñada.

1. Cortamos la parte superior de los tomates y las reservamos porque las aprovecharemos más tarde. Después vaciamos los tomates, retirando las semillas con cuidado con ayuda de una cucharita. Ponemos los tomates vacíos boca abajo en una rejilla para que escurran toda el agua.

2. Para preparar el relleno, cortamos la parte blanca de la cebolla tierna en daditos y la reservamos en un bol. Retiramos la piel y el hueso del aguacate y lo cortamos en dados. Picamos también las aceitunas de Kalamata y desmigamos el queso feta. Incorporamos todos los ingredientes al bol con la cebolla y removemos bien.

3. Preparamos una vinagreta mezclando tres partes de aceite de oliva por una de zumo de limón, orégano picado al gusto, sal y pimienta. Aliñamos el relleno con parte de la vinagreta.

ATENCIÓN: Si no disponemos de orégano fresco, podemos usar orégano seco.

4. Rellenamos los tomates con la mezcla de queso y aguacate y volvemos a taparlos con la parte superior que hemos retirado al principio.

5. Distribuimos los canónigos en un plato llano y aliñamos con el resto de la vinagreta. Colocamos los tomates rellenos encima y decoramos con unas hojas de orégano u otra hierba aromática.

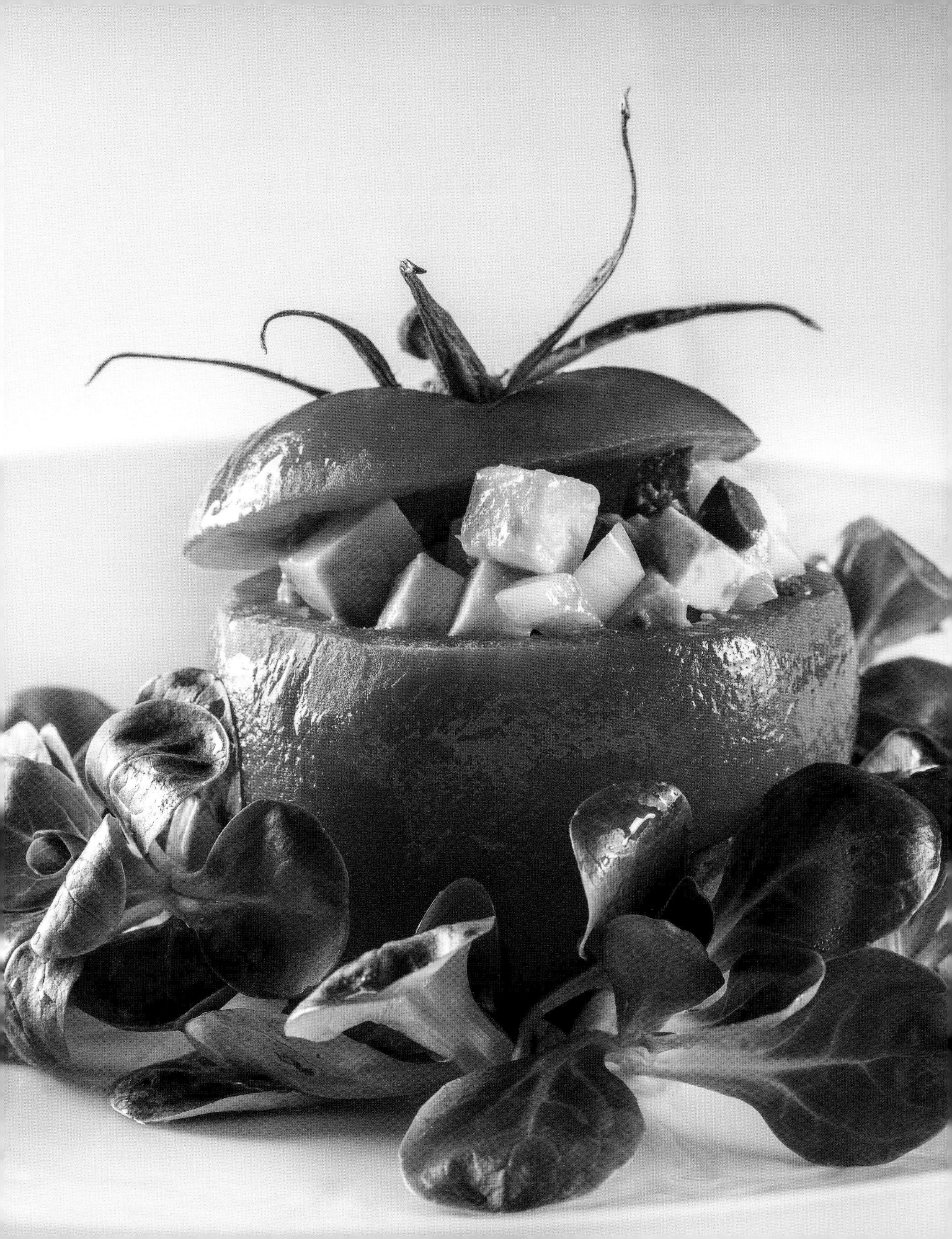

HUEVOS REVUELTOS CON ESPÁRRAGOS Y SETAS

Ingredientes

3 huevos
6 espárragos verdes
5 ajos tiernos
8 champiñones Portobello
60 ml de nata
Cebollino
2 rebanadas de pan de molde integral
Aceite de oliva
Sal y pimienta

INFO. COMPLEMENTARIA

Con esta técnica los huevos revueltos quedan muy cremosos. Es importante que no queden cuajados del todo, más bien con una consistencia espesa.

Es mucho mejor degustar este plato recién hecho.

Si no se encuentran champiñones Portobello, podemos sustituirlos por cualquier otra seta.

1. Limpiamos y cortamos los champiñones Portobello, los espárragos verdes y los ajos tiernos en trozos pequeños. Salteamos todas las verduras en una sartén con unas gotas de aceite de oliva, sal y pimienta. Cuando estén ligeramente doradas, las retiramos del fuego.

2. En un bol mezclamos los huevos con la nata y un poco de sal y pimienta. Cuando los huevos estén bien batidos, añadimos las verduras salteadas y mezclamos bien.

3. Colocamos el bol encima de una olla con 3 o 4 dedos de agua a punto de hervir. El bol no debe tocar el agua y el agua no debe hervir a borbotones. Vamos removiendo con una espátula o lengua mientras se cocinan los huevos al baño maría. Cuando los huevos empiecen a cuajar, retiramos del fuego.

4. Cortamos las rebanadas de pan en triángulos y los doramos por ambos lados en la sartén de saltear las verduras.

5. Servimos el revuelto acompañado con los triángulos de pan y con cebollino picado por encima.

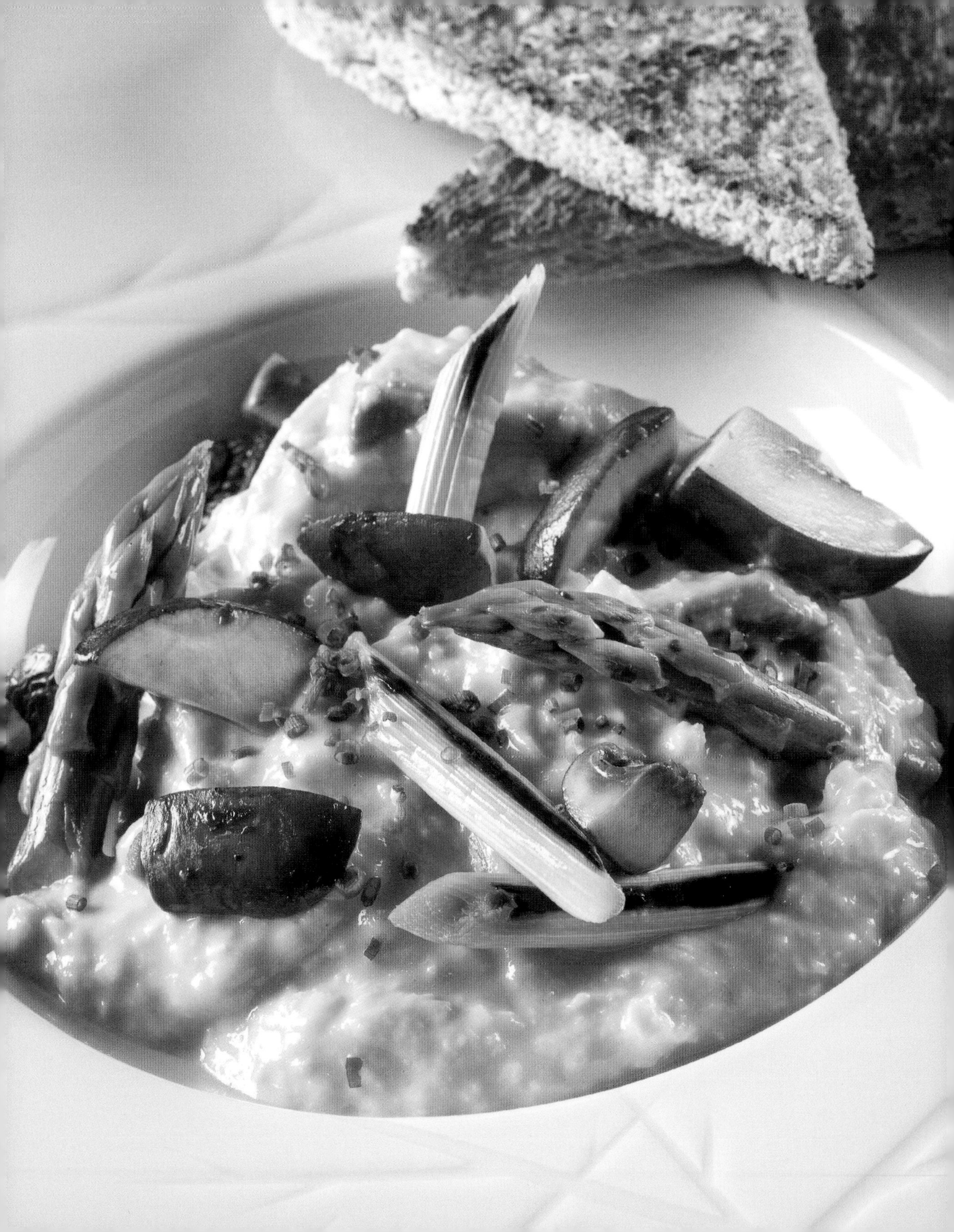

 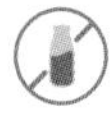

ENSALADA DE TOMATE CON GARBANZOS

Ingredientes

350 g de garbanzos cocidos
2 tomates de ensalada
1 cebolla tierna
1 cucharada de alcaparras
2 pepinillos
4 filetes de anchoa
1 cucharada de salsa Worcestershire (sin gluten)
Limón
Albahaca
Aceite de oliva
Sal y pimienta

INFO. COMPLEMENTARIA

Es importante que añadamos algún ingrediente rico en vitamina C en la misma comida. Así se absorbe mejor el hierro de las legumbres.

Esta receta es perfecta para llevar a la oficina ya aliñada desde casa. Gana en sabor.

ALTERNATIVA VEGANA: Podemos prescindir de las anchoas y sustituir la salsa Worcestershire por salsa de soja (tamari).

1. Lavamos y cortamos los tomates y la cebolla tierna en daditos. Reservamos la parte verde para el emplatado.

2. Mezclamos los garbanzos cocidos y bien escurridos con los dados de tomate y cebolla tierna. Añadimos la albahaca picada, los pepinillos cortados en trocitos, las alcaparras y los filetes de anchoa en trozos y mezclamos para que se integren todos los ingredientes.

3. Preparamos una vinagreta con la salsa Worcestershire, unas gotas de limón y el aceite de oliva. Aliñamos la ensalada y la servimos con la parte verde de la cebolla tierna cortada en aros por encima.

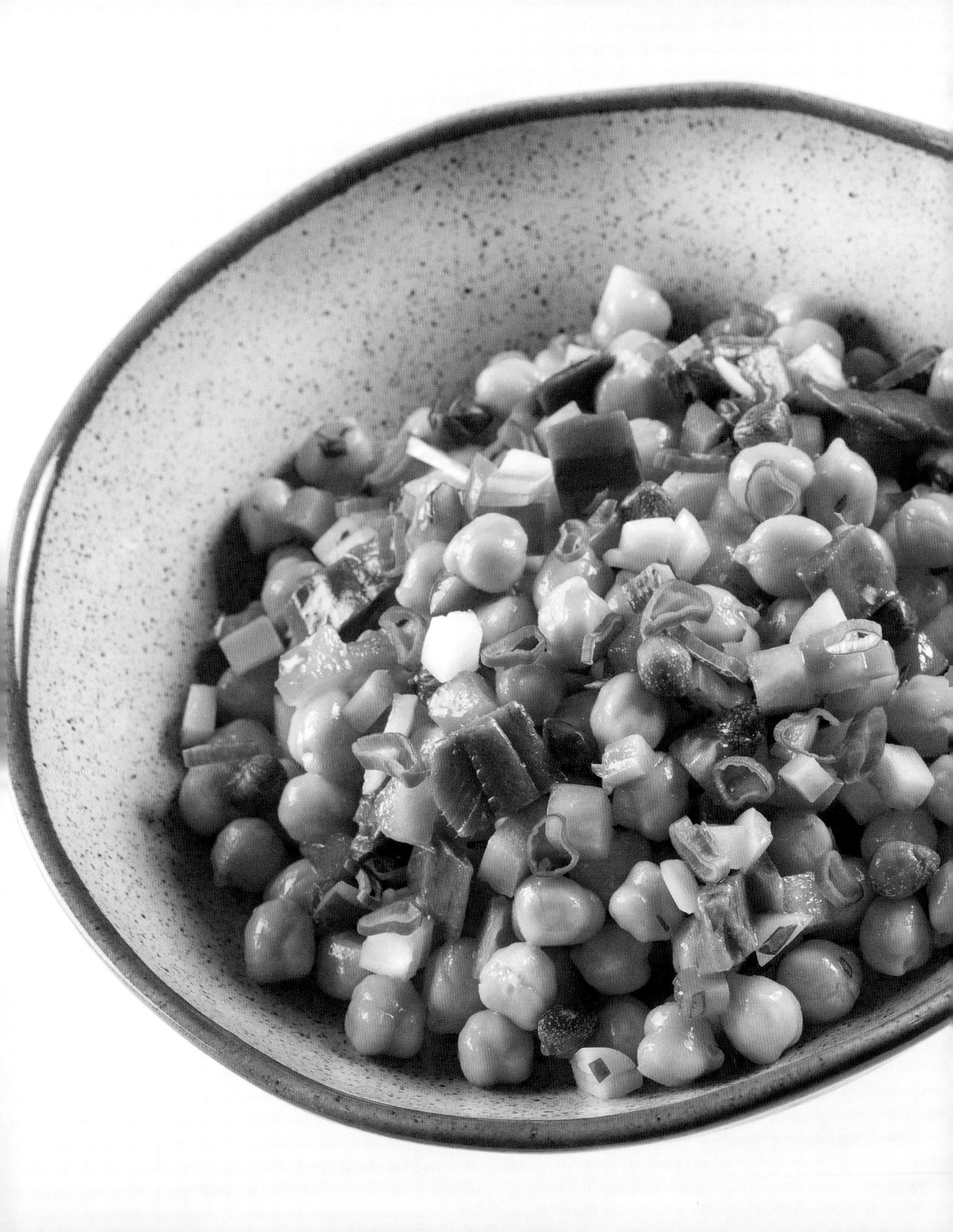

ESPÁRRAGOS A LA PARRILLA

Ingredientes

1 manojo de espárragos verdes
1 escarola
Rúcula
Encurtidos
Almendras laminadas
Aceite de oliva
Sal y pimienta

INFO. COMPLEMENTARIA

En primavera podemos preparar esta receta con espárragos blancos frescos. En este caso debemos escaldarlos unos minutos antes de ponerlos a la parrilla.

Podemos preparar la ensalada con escarola y rúcula o con las lechugas y hojas que prefiramos.

1. Limpiamos la escarola y descartamos las hojas exteriores más verdes. Reservamos las hojas de escarola limpias y la rúcula en un bol de agua con hielo para que se mantengan muy crujientes.

2. Preparamos la vinagreta. Para ello picamos los encurtidos en trozos pequeños y los ponemos en un bol junto con unas gotas del líquido de uno de ellos. Añadimos aceite de oliva, sal y pimienta y mezclamos bien.

3. Limpiamos los espárragos y los marcamos en la parrilla con unas gotas de aceite de oliva, sal y pimienta durante unos 5 o 6 minutos.

ATENCIÓN: Para limpiar los espárragos es suficiente con cogerlos por los dos extremos y partirlos. Así se desecha la parte seca y fibrosa del espárrago.

4. Escurrimos bien la ensalada y la aliñamos con la vinagreta.

5. Servimos los espárragos a la parrilla con la ensalada a un lado y unas almendras laminadas por encima.

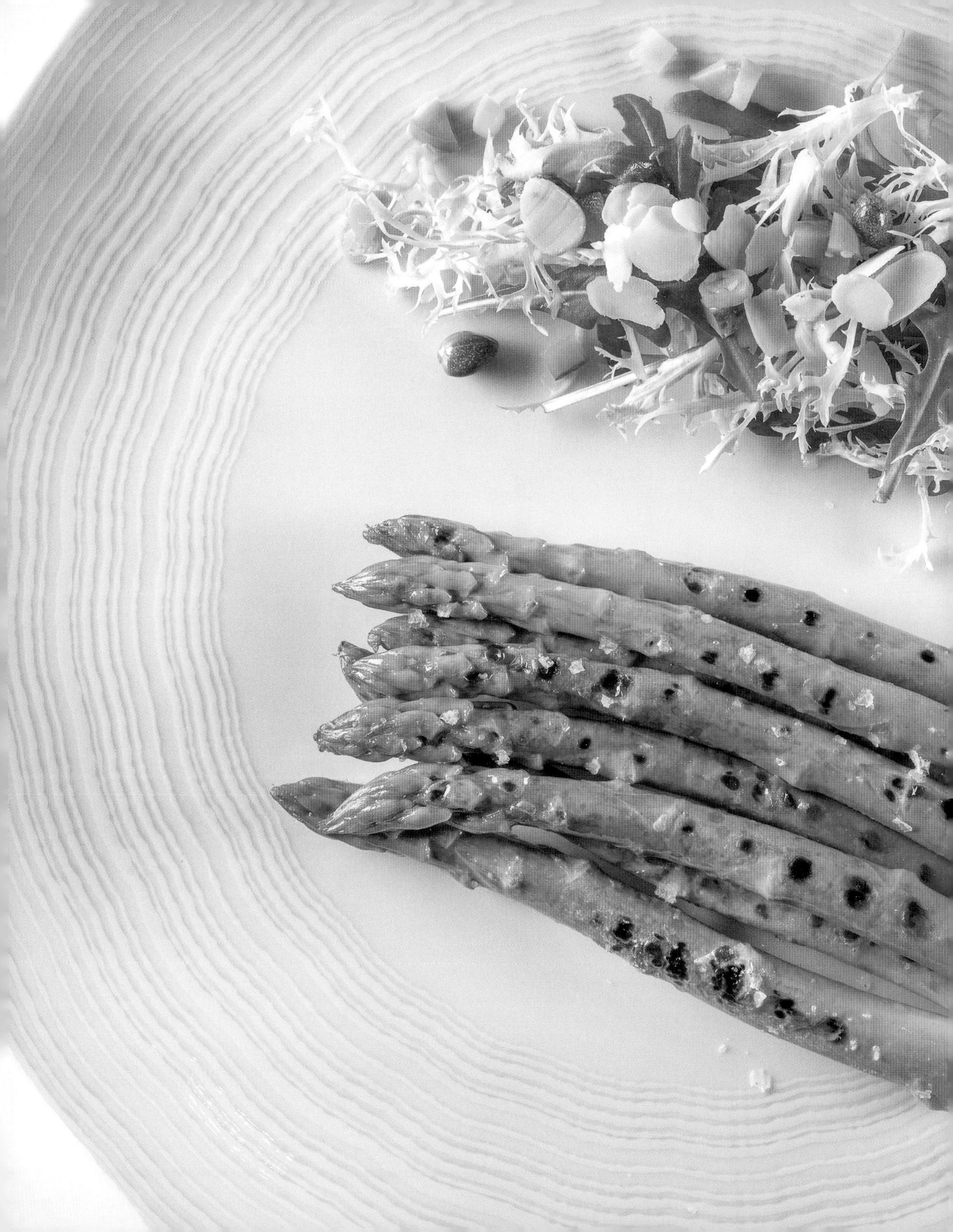

DORADA A LA PAPILLOTE

Ingredientes

1 dorada
2 tomates
1 cebolla tierna
2 lonchas de jamón
½ guindilla
2 cucharadas de vino blanco
Aceite de oliva
Sal y pimienta

INFO. COMPLEMENTARIA

La dorada se distingue de los otros pescados por la franja dorada que tiene entre los dos ojos.

La espina y la cabeza del pescado pueden servirnos para preparar fumet.

Una vez preparado el papillote se puede cocinar al horno o también en el microondas a máxima potencia o sobre una sartén caliente.

1. En la pescadería, pedimos que nos corten la dorada en dos filetes y que retiren la espina.

2. En casa, precalentamos el horno a 200 °C con calor arriba y abajo y la función de ventilador, si la tiene.

3. Cortamos los tomates en rodajas finas y la cebolla tierna en juliana, reservando la parte verde para la presentación.

4. Preparamos un trozo grande de papel sulfurizado y ponemos las rodajas de tomate y la cebolla en el centro, dejando suficiente margen de papel para poderlo cerrar después.

5. Ponemos uno de los filetes de dorada encima de las verduras con la piel hacia abajo, salpimentamos y cubrimos con las lonchas de jamón. Colocamos el otro filete salpimentado encima del jamón, con la piel hacia arriba.

6. Picamos la guindilla y la repartimos por encima del pescado, regamos con el vino blanco, añadimos un chorro de aceite de oliva y cerramos con cuidado el papel. Hay que doblar bien las junturas para que no se escape el vapor de agua.

7. Ponemos el paquete en una bandeja de horno y lo horneamos durante 12 minutos.

8. Cortamos la parte verde de la cebolla tierna en aros muy finos.

9. Servimos la dorada en el mismo paquete abierto y con los aros de cebolla tierna repartidos por encima.

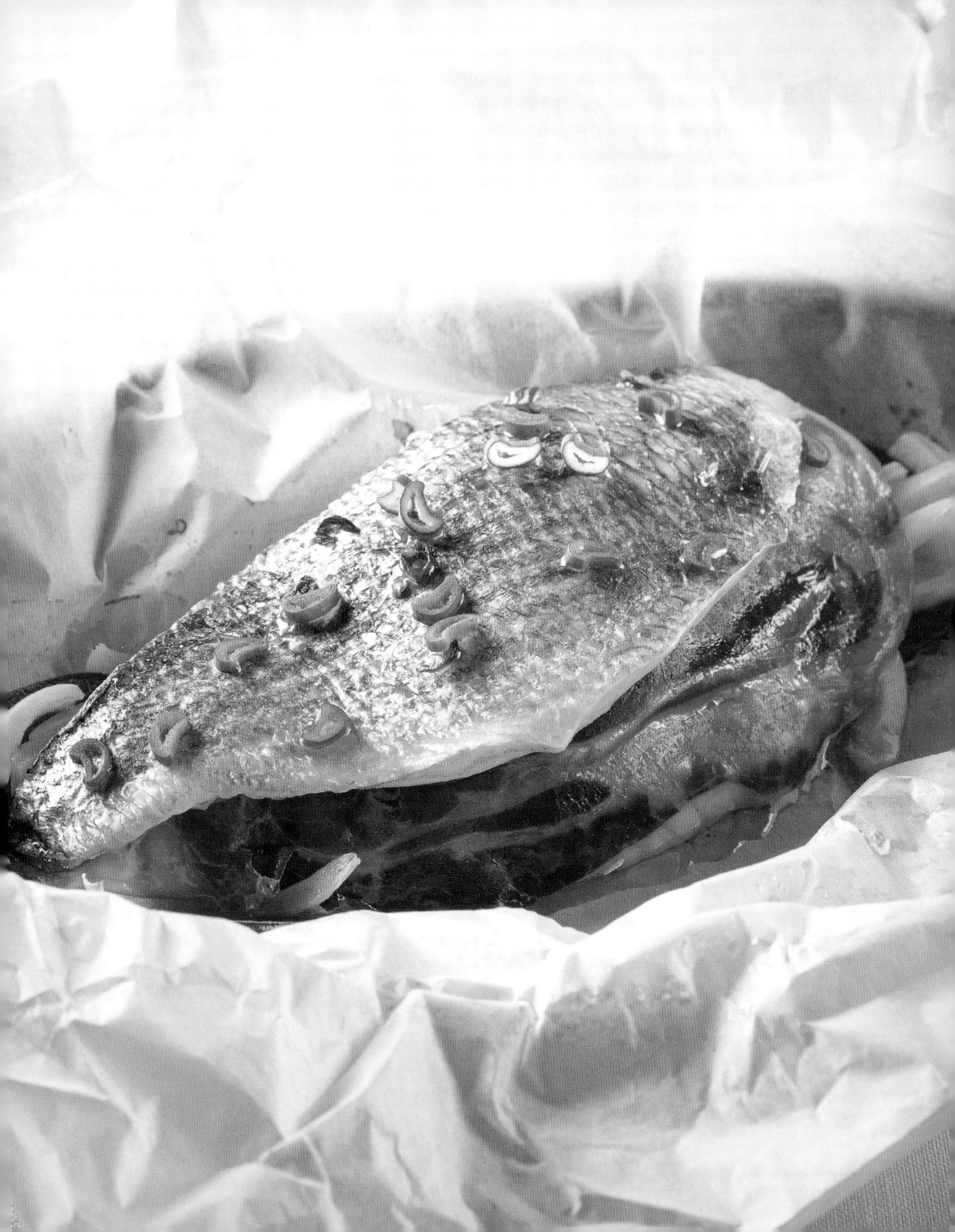

CREMA DE PUERROS CON PERA

Ingredientes

2 patatas
2 peras
1 puerro
1 cebolla tierna
500 ml de caldo de verduras (véase la página 50)
50 g de jamón
Limón
Aceite de oliva
Sal y pimienta

INFO. COMPLEMENTARIA

Un truco para limpiar bien el puerro es hacer unos cortes por la mitad a lo largo en la parte superior y ponerlo boca abajo en un recipiente con agua durante unos minutos.

Esta crema no es apta para congelar, ya que contiene patata. Por eso, si sobra, se recomienda consumirla antes de tres días.

ALTERNATIVA VEGANA: Sustituimos el jamón por unas nueces troceadas.

1. Limpiamos bien el puerro bajo el grifo para retirar la posible tierra que pueda haber entre las hojas. Cortamos el puerro y la cebolla en juliana.

2. Rehogamos el puerro y la cebolla en una olla con un poco de aceite de oliva. Cuando se haya ablandado, añadimos las patatas peladas y chascadas en trozos pequeños. Cubrimos con el caldo de verduras y dejamos cocinar durante unos 25 minutos o hasta que la patata esté cocida.

3. Pelamos las peras, retiramos las semillas y las cortamos en trozos. Cortamos media pera en daditos y los reservamos para decorar el plato. Añadimos el resto de la pera a la olla cuando falten 5 minutos para acabar la cocción.

4. Trituramos la crema de patata, puerro y peras con aceite de oliva y un poco de nuez moscada. Después pasamos la crema por un colador para eliminar las fibras.

5. Salteamos los dados de pera en una sartén con un poco de aceite de oliva.

6. Servimos la crema con los trocitos de pera que hemos reservado y los daditos de jamón.

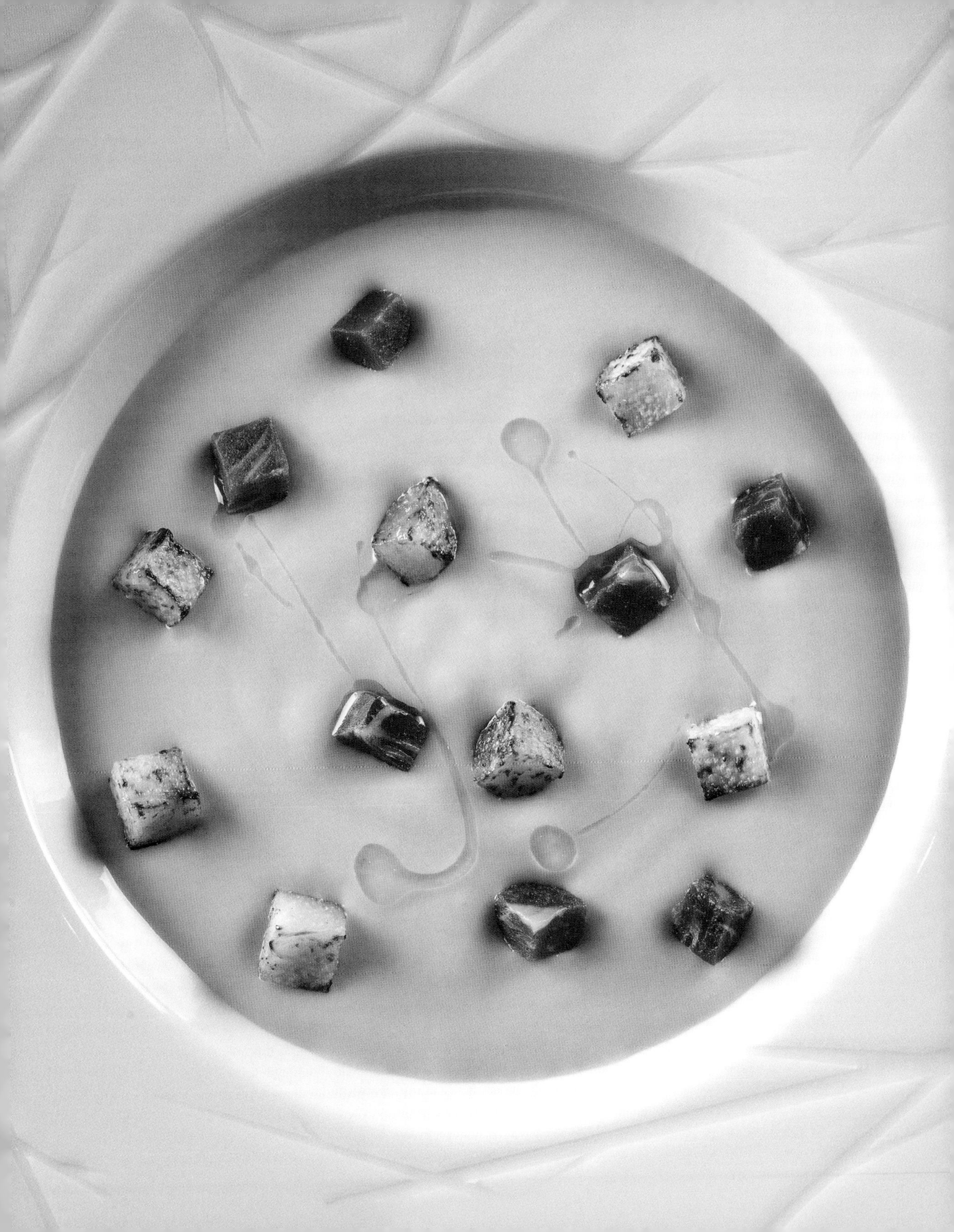

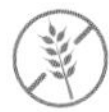 

RAPE AL PIMENTÓN

Ingredientes

250 g de lomo de rape
1 cucharada de sal
3 cucharadas de pimentón de la Vera
1 hoja de laurel
1 escarola
8 rabanitos
3 pimientos del piquillo
4 piparras
Aceite de oliva
Vinagre de Jerez
Sal y pimienta en grano

INFO. COMPLEMENTARIA

El rape es un pescado blanco. La diferencia entre un pescado blanco y uno azul reside solo en la cantidad de grasa que contiene. El tipo de grasa cardiosaludable que aporta el pescado es el mismo en blancos y azules.

Es importante no sobrecocinar el pescado, ya que enseguida se queda seco. Está en su punto cuando el interior alcanza una temperatura de entre 55 y 60 °C.

En verano, se puede servir el rape frío junto con la ensalada y un vaso de gazpacho.

1. Pedimos en la pescadería que nos preparen el rape en una sola pieza limpia de telillas.

2. Mezclamos la sal con el pimentón y el aceite de oliva hasta formar una pasta. Embadurnamos el rape con esta pasta de pimentón y lo envolvemos con film transparente bien prieto. Dejamos marinar el rape en la nevera durante 1 hora.

3. Preparamos una vaporera. Ponemos un poco de agua con unos granos de pimienta y una hoja de laurel en una olla y la calentamos. Cuando empiece a hervir, bajamos el fuego y colocamos la vaporera encima de la olla.

4. Desenrollamos el rape y lo colocamos en la vaporera. Tapamos y dejamos cocinar durante unos 15 o 20 minutos.

5. Preparamos una ensalada con la escarola, los rabanitos y las piparras en rodajas y los pimientos del piquillo en daditos. Aliñamos con aceite de oliva, vinagre de Jerez y un poco de sal.

6. Una vez cocido el rape, lo cortamos en rodajas y lo servimos junto con la ensalada.

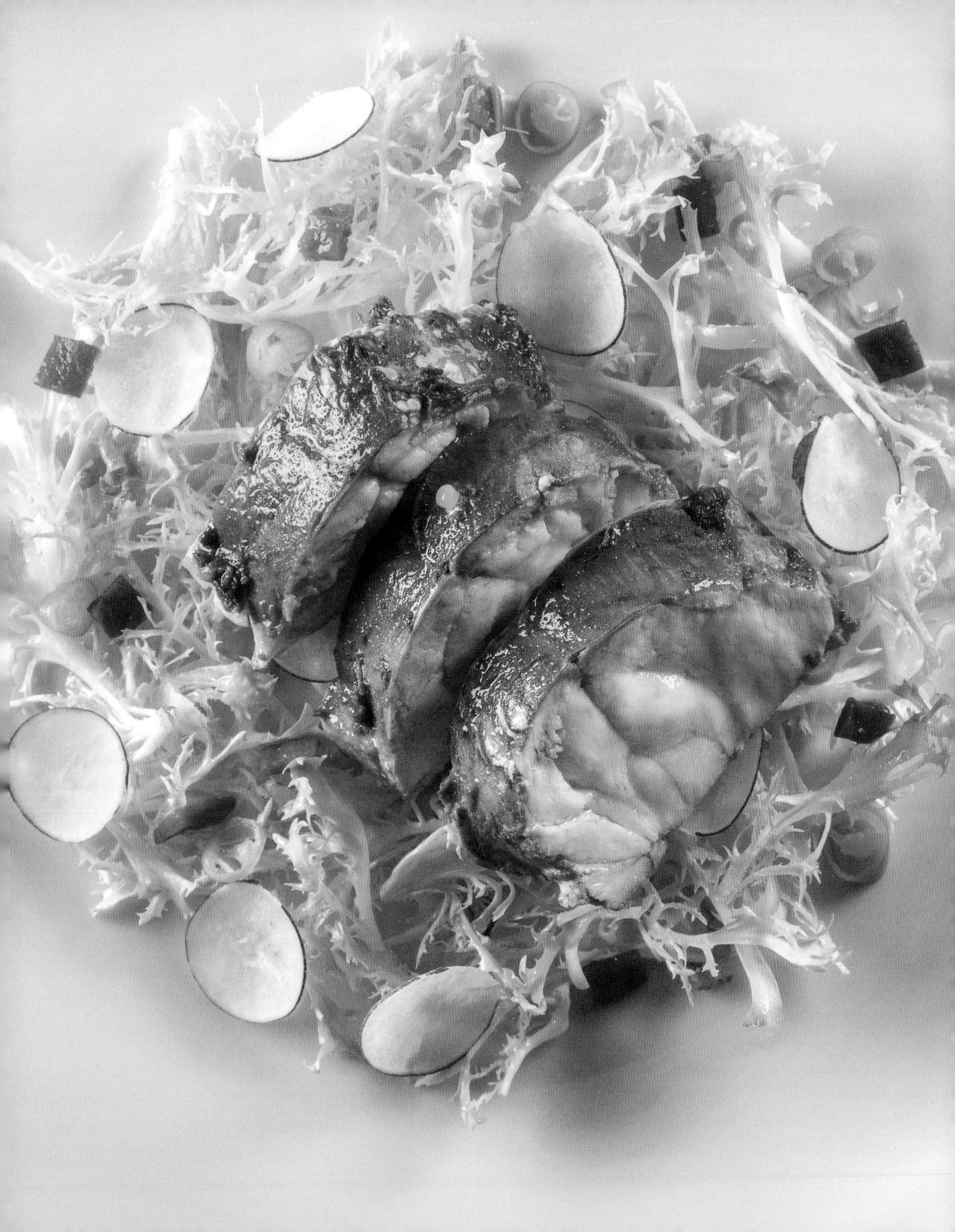

ESCALIVADA Y PATATA ASADA

Ingredientes

2 patatas grandes
2 pimientos rojos
1 berenjena grande
1 cebolla
2 tomates
Cebollino
1 cucharada de vinagre de Jerez
Aceite de oliva
Sal

INFO. COMPLEMENTARIA

La escalivada se puede comer tanto caliente, como templada o incluso fría.

Es preferible escoger pimientos grandes y carnosos para esta receta.

La patata asada, hervida o al vapor mantiene mucho mejor sus propiedades que las patatas fritas.

1. Precalentamos el horno a 180 °C con calor arriba y abajo y la función de ventilador, si la tiene.

2. Limpiamos y secamos bien todas las verduras. Después las untamos con unas gotas de aceite de oliva.

3. Envolvemos las patatas y la cebolla, todas por separado, con papel de horno. Las colocamos en una bandeja apta para horno junto con los pimientos, los tomates y la berenjena.

4. Horneamos las verduras durante unos 40 minutos, dándoles la vuelta a media cocción. Retiramos los pimientos, los tomates y la berenjena y los ponemos en un bol tapado con film transparente. Dejamos las patatas y las cebollas unos 15 minutos más en el horno.

5. Cuando estén las verduras cocinadas y se hayan enfriado un poco, retiramos la piel y cortamos las berenjenas, los pimientos y la cebolla en tiras.

6. Cortamos la parte superior de las patatas y las vaciamos ligeramente para hacer un hueco.

ATENCIÓN: La patata que vamos retirando se puede aprovechar para hacer un puré.

7. Retiramos la piel del tomate y ponemos la pulpa cortada en trozos en un bol. Añadimos el vinagre de Jerez, tres cucharadas de aceite de oliva, cebollino picado y una pizca de sal. Mezclamos bien.

8. Rellenamos la patata asada con las verduras y aliñamos con la vinagreta de tomate.

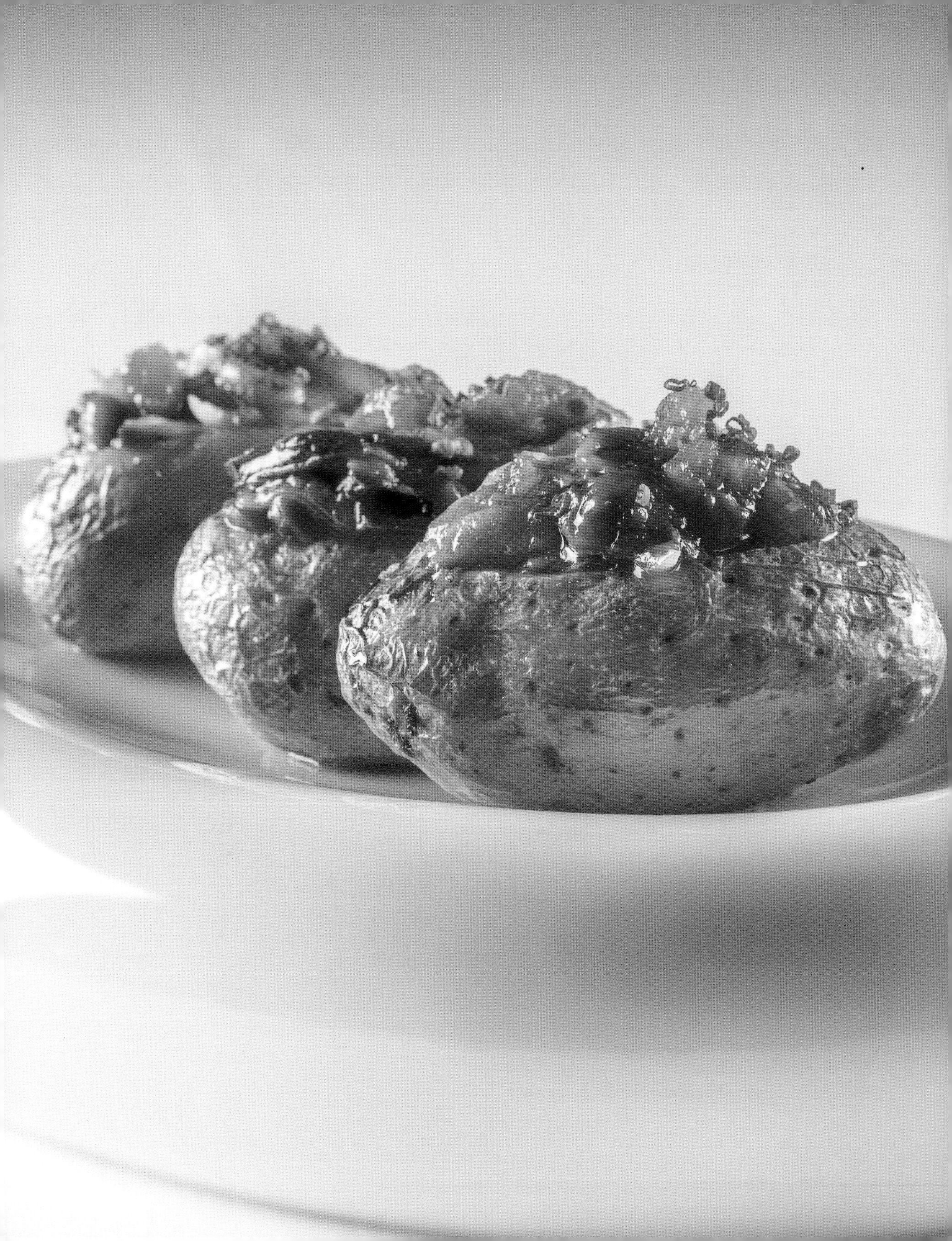

 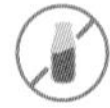

COSTILLAS DE CORDERO CON GREMOLATA

Ingredientes

6 costillas de cordero
½ naranja
½ limón
1 diente de ajo
Romero
Salvia
Tomillo
Cebollino
Aceite de oliva
Sal y pimienta

INFO. COMPLEMENTARIA

El consumo de carne roja grasa, como la de cordero, debe ser excepcional.

Podemos adaptar la receta de la gremolata a las hierbas aromáticas frescas que tengamos en casa. Las aromáticas son fáciles de cultivar en tiestos para tenerlas disponibles y frescas todo el año.

Si vamos a usar la piel de los cítricos, deberemos comprarlos de cultivo ecológico y limpiarlos bien antes de usarlos.

1. Para la gremolata, pelamos el diente de ajo y lo machacamos en un mortero con una pizca de sal.

2. Limpiamos bien la naranja y el limón y rallamos la mitad de su piel en el mortero.

ATENCIÓN: Al rallar la piel de los cítricos hemos de procurar no llegar a la parte blanca, que es amarga.

3. Picamos las hierbas aromáticas y las añadimos al mortero junto con un chorro de aceite de oliva y unas gotas de zumo de limón. Mezclamos bien.

4. Salpimentamos las costillas de cordero y las pintamos con un poco de gremolata. Doramos las costillas en la parrilla.

5. Emplatamos las costillas de cordero con el resto de la gremolata por encima.

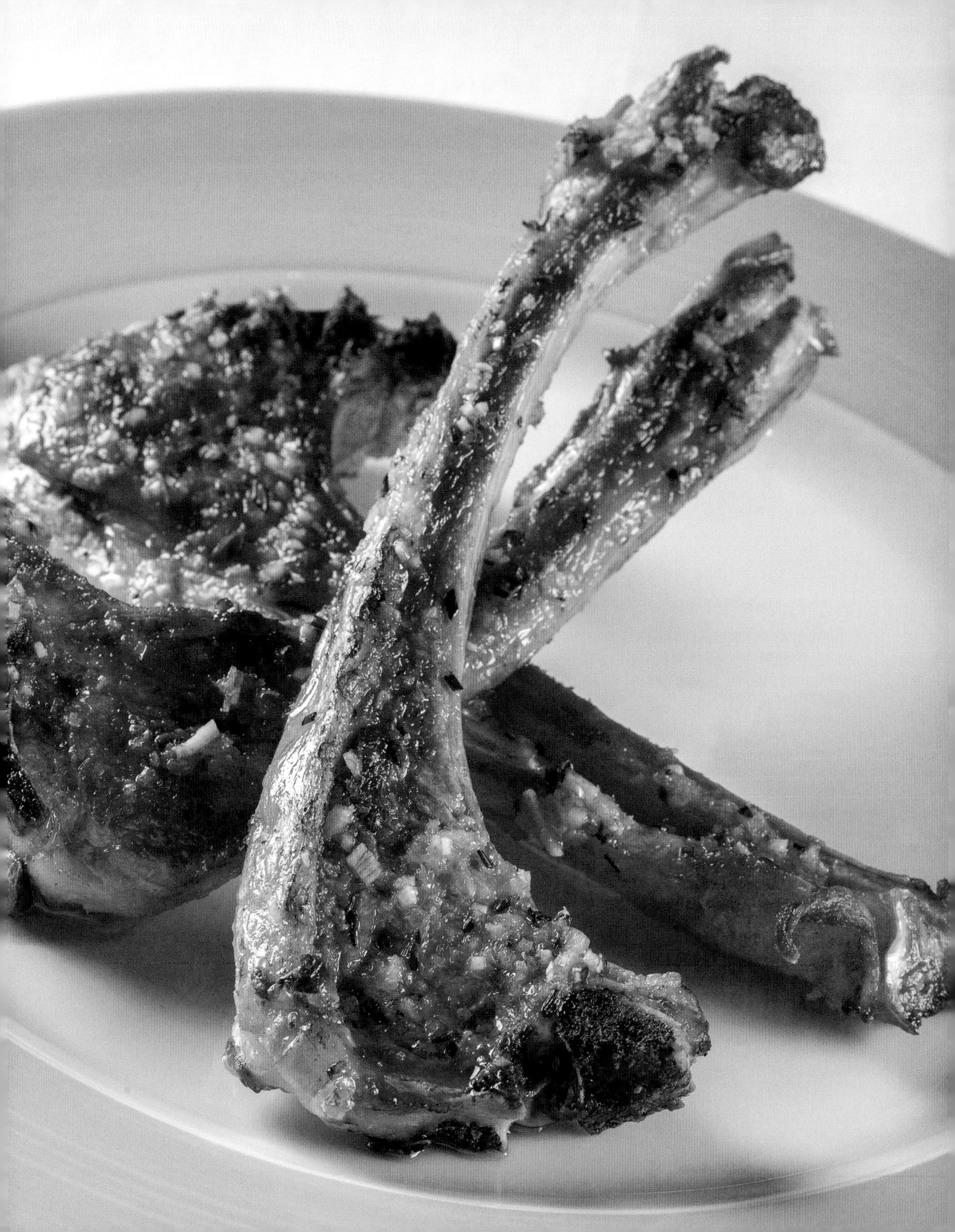

ESPAGUETIS CON PESTO DE PISTACHO

Ingredientes

160 g de espaguetis integrales
50 g de albahaca
1 diente de ajo
20 g de pistachos sin sal
60 g de parmesano
100 ml de aceite de oliva virgen extra
4 tomates cherris
Sal

INFO. COMPLEMENTARIA

La pasta hay que dejarla al dente. De esta forma, el almidón llega más entero al sistema digestivo y se evita una subida repentina de la glucosa.

Para este pesto usamos pistachos que no sean tostados con sal. Si no los encontramos, los podemos sustituir por piñones o nueces.

Se puede utilizar cualquier pasta, pero en Italia el pesto normalmente acompaña a pastas largas y finas, como los espaguetis.

1. Para preparar la salsa, pelamos el diente de ajo y lo frotamos en el vaso de la batidora para que deje el aroma.

2. Añadimos la albahaca cortada en trozos grandes, los pistachos, el queso parmesano rallado, el aceite de oliva y un chorro de agua bien fría. Trituramos con la batidora hasta que se forme una pasta.

ATENCIÓN: El agua fría ayuda a que ligue toda la salsa.

3. Hervimos los espaguetis en abundante agua con sal durante el tiempo que indique el fabricante.

4. Al final de la cocción de la pasta, ponemos una buena cucharada de pesto en una sartén junto con un poco del agua de cocción de la pasta y removemos bien.

5. Escurrimos la pasta, la ponemos en la sartén con el pesto y mezclamos bien.

6. Disponemos la pasta en un plato hondo con un poco más de pesto por encima, los tomates cherris cortados en cuartos, unas lascas de parmesano y unas hojas de albahaca para decorar.

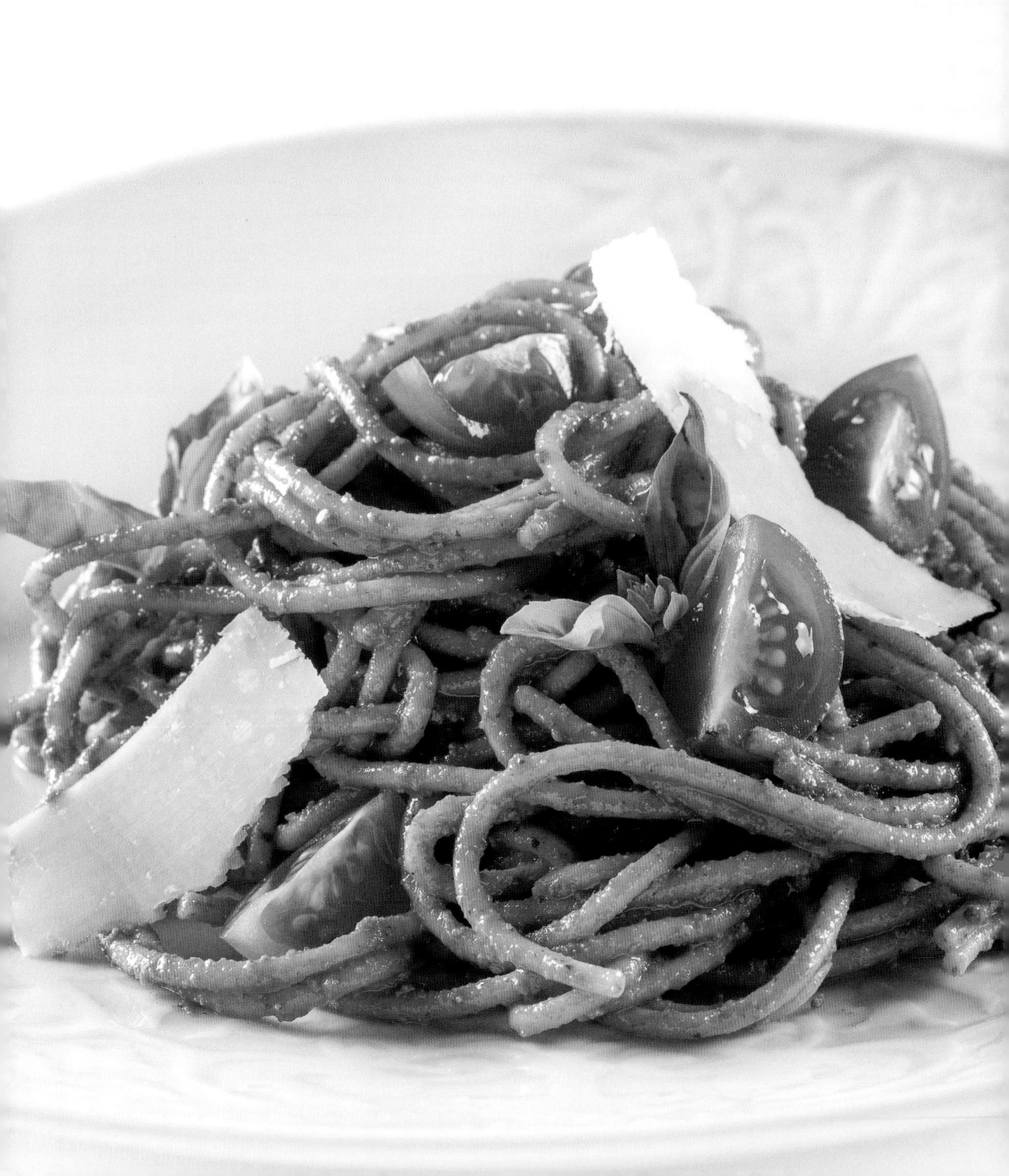

BONITO CON FRITADA

 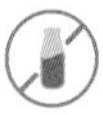

Ingredientes

240 g de bonito en filetes
1 pimiento verde italiano
1 pimiento rojo pequeño
2 tomates maduros
½ cebolla fresca
2 dientes de ajo
1 guindilla
1 hoja de laurel
80 ml de vino blanco
1 cucharada de vinagre de Jerez
Perejil
Aceite de oliva
Sal y pimienta

INFO. COMPLEMENTARIA

Si no hay bonito en el mercado, podemos preparar esta receta con otro pescado azul, como caballa o jurel.

Si nos sobra fritada, la podemos congelar perfectamente en un envase o bolsa apta para el congelador.

1. Cortamos la cebolla tierna, los pimientos y el ajo en juliana. Calentamos una sartén con un poco de aceite de oliva y salteamos las verduras junto con el laurel y la guindilla. Al cabo de unos 5 minutos, o cuando las verduras estén un poco doradas, añadimos el vino blanco y bajamos el fuego. Dejamos cocer lentamente durante unos minutos.

2. Partimos los tomates en dados pequeños. Reservamos el tomate hasta el final de la receta.

3. Salpimentamos los filetes de bonito y los doramos en una sartén con unas gotas de aceite de oliva.

ATENCIÓN: El bonito muy hecho queda demasiado seco; hay que dejarlo jugoso y con el centro ligeramente rosado.

4. Añadimos los dados de tomate al sofrito de verduras, retiramos del fuego y agregamos el vinagre de Jerez.

5. Servimos el bonito fileteado junto con la fritada y un poco de perejil picado por encima.

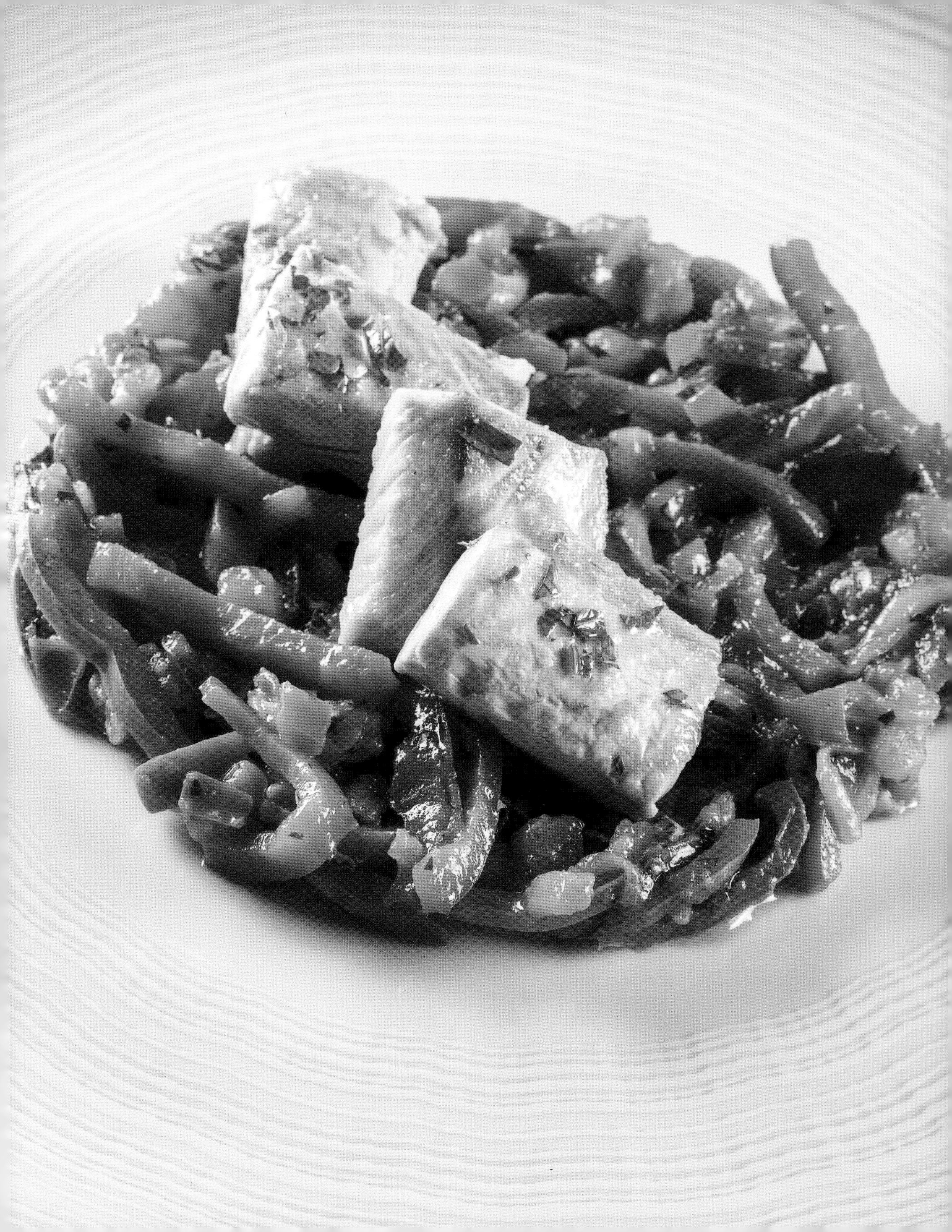

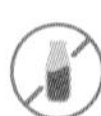 

CREMA DE TOMATE

Ingredientes

5 tomates maduros
2 chalotas o ½ cebolla
2 dientes de ajo
10 hojas de albahaca fresca
Piñones
Bolitas de mozzarella
Aceite de oliva virgen extra
Sal y pimienta

INFO. COMPLEMENTARIA

Esta crema también está deliciosa si se toma fría.

El ajo, la cebolla y el tomate sofritos en aceite de oliva aumentan algunas de sus propiedades. El cuerpo absorbe mejor algunos componentes de las verduras, como los carotenos y los polifenoles, en forma de sofrito que en crudo.

ALTERNATIVA SIN LACTOSA: Se puede sustituir la mozzarella por algunos piñones más.

1. Cortamos las chalotas o la cebolla y los dientes de ajo pelados en juliana. Y cortamos los tomates en cuartos.

2. Sofreímos la chalota y el ajo en una sartén con un poco de aceite de oliva. Cuando empiecen a ablandarse, añadimos las hojas de albahaca y los tomates cortados en cuartos y salpimentamos. Dejamos cocinar suavemente unos minutos.

3. Retiramos las hojas de albahaca cuando el sofrito esté a punto. Trituramos con la batidora el sofrito de tomate junto con cuatro cucharadas de aceite de oliva hasta obtener una crema fina.

4. Servimos la crema en un plato hondo con las bolitas de mozzarella, los piñones y unas hojas de albahaca fresca por encima.

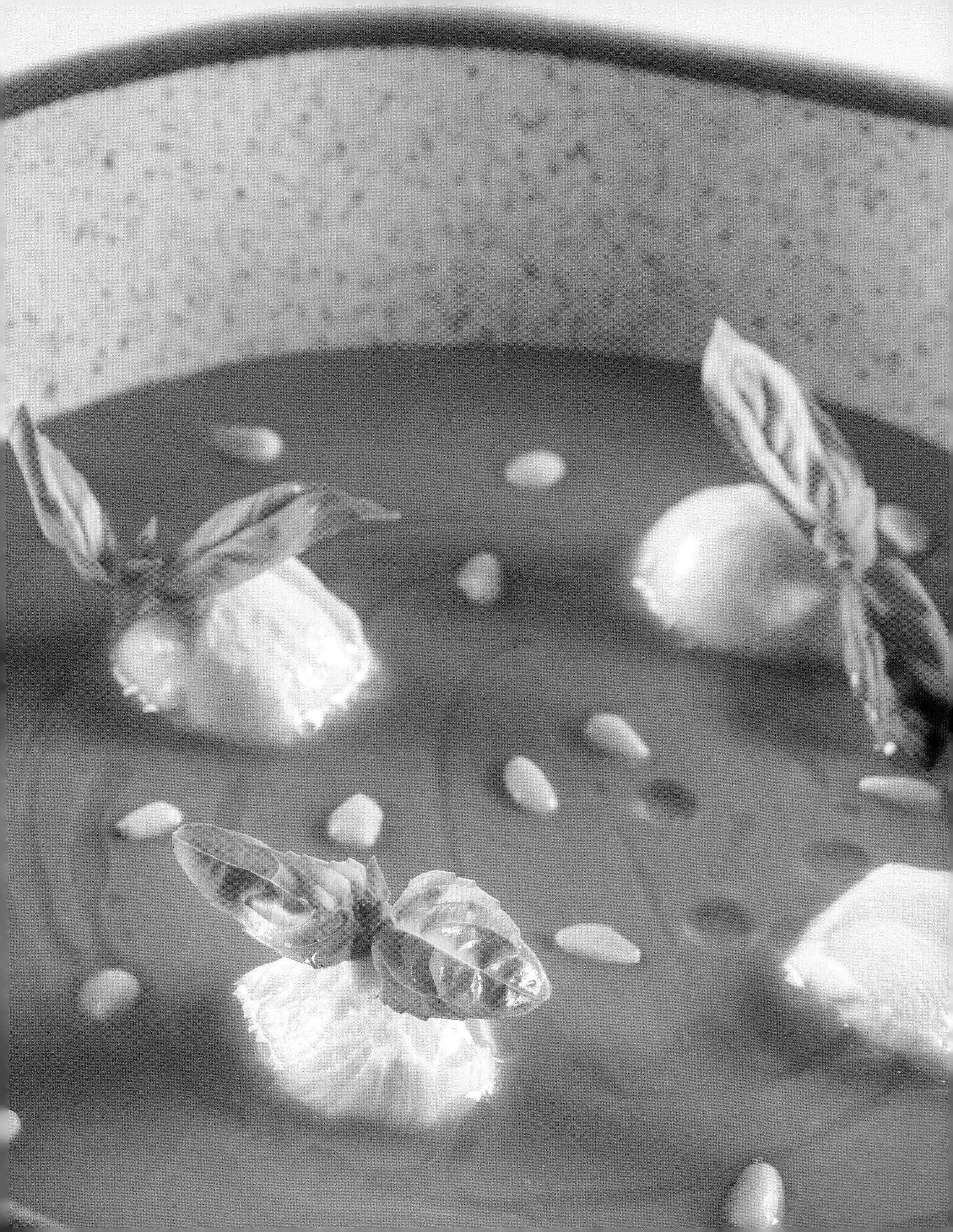

HAMBURGUESA VEGETAL

Ingredientes

300 g de alubias pintas cocidas
½ cebolla
½ puerro
½ zanahoria
40 g de queso fresco
1 cucharada de salsa de soja
Jengibre
4 cucharadas de copos de avena
2 panecillos
Hojas de lechuga
Pepinillos
Aceite de oliva
Sal y pimienta

1. Limpiamos y cortamos el puerro, la cebolla y la zanahoria en *brunoise*, es decir, en dados muy pequeños. Rehogamos las verduras en una sartén con un poco de aceite de oliva hasta que estén bien tiernas.

2. Ponemos las alubias cocidas en un bol con el queso fresco y lo machacamos todo junto con un tenedor o con un pasapurés manual. Añadimos las verduras salteadas, la salsa de soja y el jengibre y mezclamos bien hasta tener una masa homogénea.

3. Formamos las hamburguesas con las manos ligeramente aceitadas para que no se peguen. Rebozamos las hamburguesas con los copos de avena y las doramos por las dos caras en una sartén con unas gotas de aceite.

4. Abrimos los panecillos por la mitad y los tostamos.

5. Servimos las hamburguesas en los panecillos con unas hojas de lechuga aliñadas con sal y aceite y los pepinillos cortados en láminas.

INFO. COMPLEMENTARIA

Las proteínas de las legumbres y las de los cereales como la avena se complementan y forman una proteína completa con todos los aminoácidos esenciales.

Se puede servir la hamburguesa sin el pan y con una ensalada al lado.

Se puede aprovechar para preparar más hamburguesas y congelarlas bien envueltas con film. Después solo hay que descongelarlas y dorarlas en la sartén.

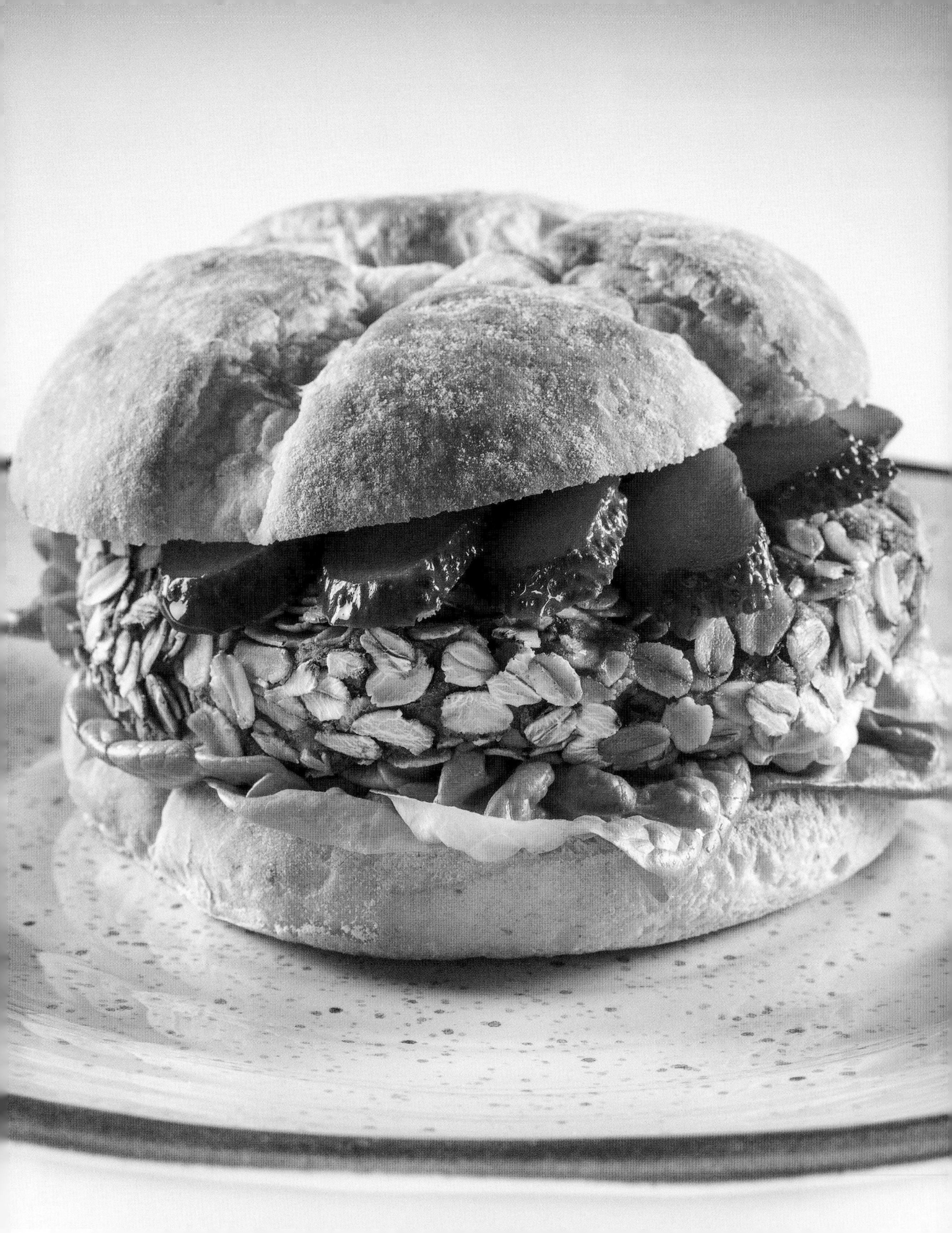

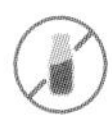 

GAZPACHO TORRES

Ingredientes

4 tomates maduros
1 remolacha cocida (opcional)
¼ de pimiento rojo
¼ de pimiento verde
½ cebolla tierna
1 pepino pequeño
1 diente de ajo
1 rebanada de pan
50 ml de vinagre de Jerez
1 cucharada de mayonesa
Sal y pimienta

INFO. COMPLEMENTARIA

El gazpacho tiene que estar bien frío, por eso debemos reservarlo en la nevera hasta justo antes de servirlo.

La mayonesa, que se compone básicamente de aceite y huevo, ayuda a emulsionar y ligar el gazpacho. Así no se separa la parte líquida de la parte sólida.

ALTERNATIVA VEGANA: Sustituimos la mayonesa por un buen chorro de aceite de oliva virgen extra.

1. Si disponemos de tiempo, un par de horas antes de comer limpiamos y cortamos todos los vegetales en trozos regulares y los ponemos junto con la miga de pan, un vaso de agua mineral, el vinagre y un poco de sal en un bol tapado en la nevera. Reservamos un trozo de pimiento, cebolla y pepino para decorar el plato.

2. Al cabo de dos horas, trituramos los vegetales con una batidora o un robot de cocina hasta tener una sopa líquida.

3. Colamos el gazpacho para retirar las fibras y semillas que pueda haber. Añadimos una cucharada de mayonesa al gazpacho colado y volvemos a triturar para que emulsione bien.

4. Servimos con un poco de picadillo de pimiento, cebolla y pepino.

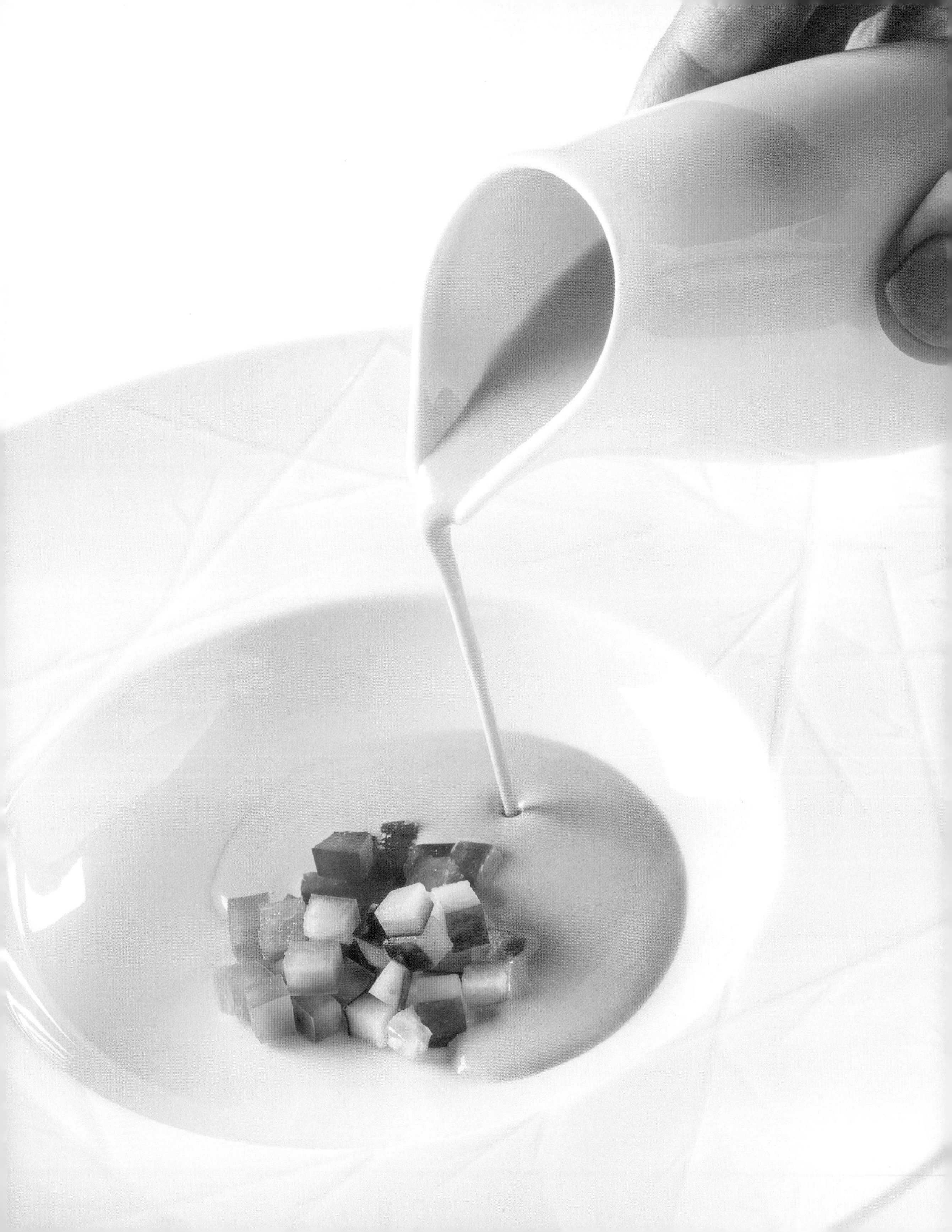

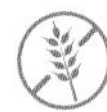

BERENJENAS RELLENAS DE POLLO

Ingredientes

250 g de contramuslos de pollo sin hueso
2 berenjenas pequeñas
1 cebolla
1 diente de ajo
1 zanahoria
150 g de tomate frito casero (véase la página 49)
1 cucharadita de pimentón dulce
10 ml de brandi
Parmesano rallado
Aceite de oliva
Sal y pimienta

INFO. COMPLEMENTARIA

La parte del contramuslo de pollo tiene algo más de grasa que la pechuga, pero es mucho más tierna y sabrosa. Conviene retirar el exceso de grasa antes de picar la carne.

Si queremos ahorrar tiempo, podemos picar las verduras todas juntas con una picadora manual o con el accesorio picador de la batidora.

Si comemos en la oficina y esta cuenta con un microondas con grill, es preferible llevarse el queso aparte y gratinar la berenjena en el momento.

1. Precalentamos el horno a 180 °C con calor arriba y abajo y la función de ventilador, si la tiene.

2. Limpiamos y cortamos las berenjenas por la mitad. Hacemos unos cortes en la pulpa en forma de rejilla, sin llegar a tocar la piel.

3. Salpimentamos las mitades de berenjena y aliñamos con un poco de aceite de oliva. Las asamos en el horno durante unos 30 minutos. Después retiramos la pulpa de la berenjena con una cuchara con cuidado para dejar la piel entera. Reservamos la pulpa.

4. Cortamos el pollo en trozos lo más pequeños posible. Picamos el ajo, la cebolla y la zanahoria.

5. Calentamos una sartén con aceite de oliva y doramos el pollo. Cuando esté bien dorado, retiramos la carne y añadimos la cebolla, el ajo y la zanahoria Rehogamos las verduras. En cuanto la cebolla esté transparente, añadimos el brandi y dejamos que se evapore el alcohol. Entonces agregamos la carne de pollo, el tomate frito y la pulpa de la berenjena. Dejamos reducir el sofrito hasta que esté casi seco.

6. Rellenamos las mitades de berenjena con el sofrito de pollo y verduras. Las cubrimos con el queso rallado y las ponemos de nuevo en el horno con la función grill encendida hasta que estén bien gratinadas.

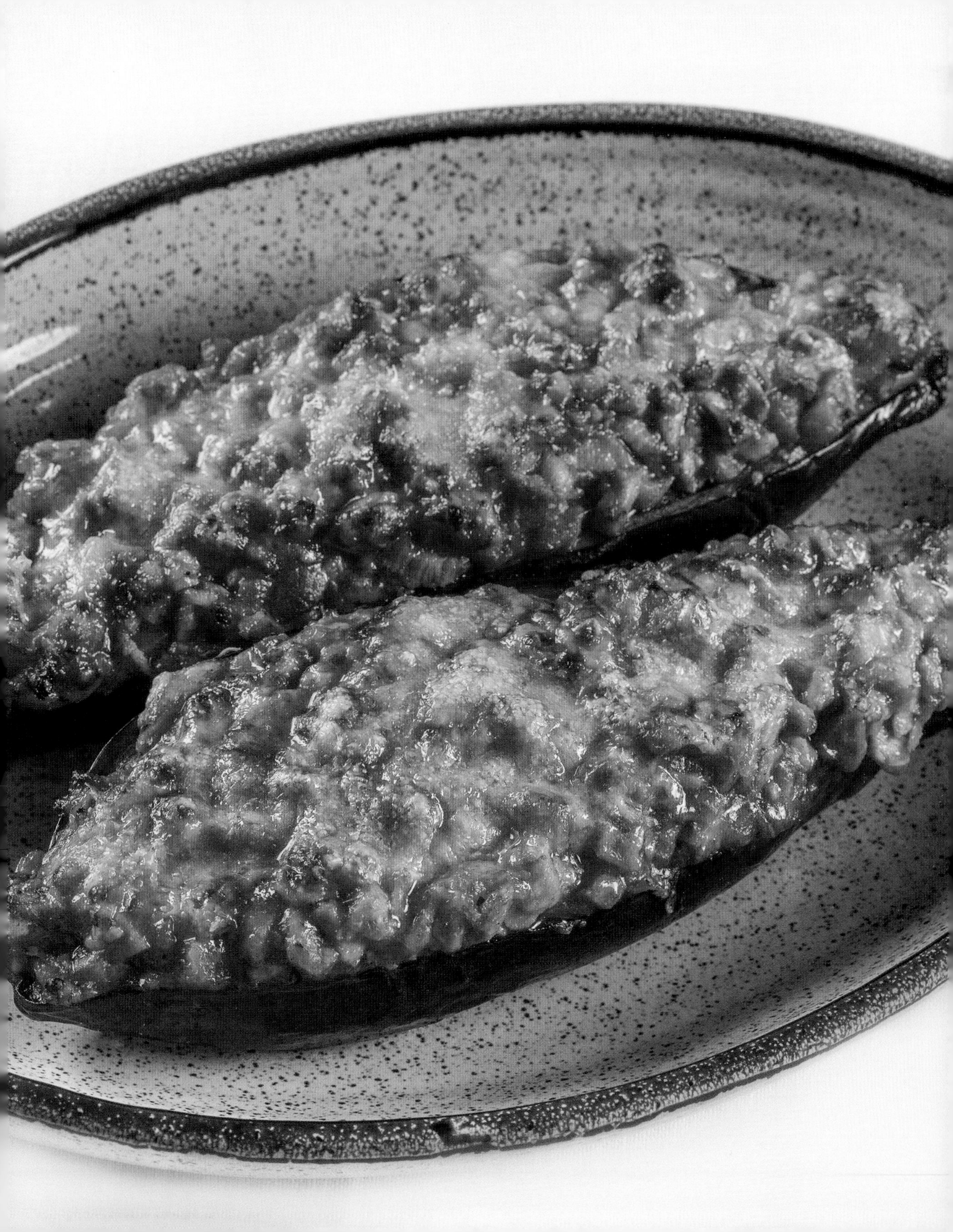

ENSALADA DE BACALAO

 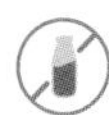

Ingredientes

300 g de lomo de bacalao
1 escarola pequeña
1 pomelo
½ granada
30 g de nueces
1 naranja
½ limón
1 diente de ajo
1 hoja de laurel
Aceite de oliva
Sal y pimienta

INFO. COMPLEMENTARIA

Es posible que sobre parte de la vinagreta. En ese caso, la conservaremos en un recipiente cerrado en la nevera. La podemos usar para todo tipo de platos de verdura, pescado y ensaladas.

ALTERNATIVA LIGERA: Podemos cocinar el bacalao al vapor durante unos seis minutos.

1. Retiramos las hojas más verdes de la escarola. Enjuagamos varias veces las hojas de escarola y las dejamos unos minutos en agua con hielo.

2. Calentamos ligeramente unos 100 ml de aceite de oliva en un cazo. Añadimos la hoja de laurel, unos granos de pimienta negra y un diente de ajo. Incorporamos el lomo de bacalao y tapamos el cazo. Dejamos que el bacalao se confite durante 6 minutos sin que el aceite llegue a hervir.

3. Una vez cocido el bacalao, lo retiramos del fuego, le quitamos la piel y separamos las láminas de su carne.

4. Pelamos el pomelo, procurando dejar el mínimo de piel blanca. Reservamos los gajos más limpios de pomelo. Repetimos el mismo proceso con la naranja.

5. Para hacer la vinagreta, exprimimos el resto de la naranja, el pomelo y medio limón. Mezclamos este zumo con el triple de cantidad de aceite de oliva virgen extra y un poco de sal.

6. Escurrimos muy bien la escarola y la colocamos en la base del plato. Distribuimos por encima los gajos de pomelo y naranja, las nueces troceadas, los granos de granada y el bacalao. Aliñamos todo el conjunto con la vinagreta de cítricos y terminamos con un poco de cebollino picado.

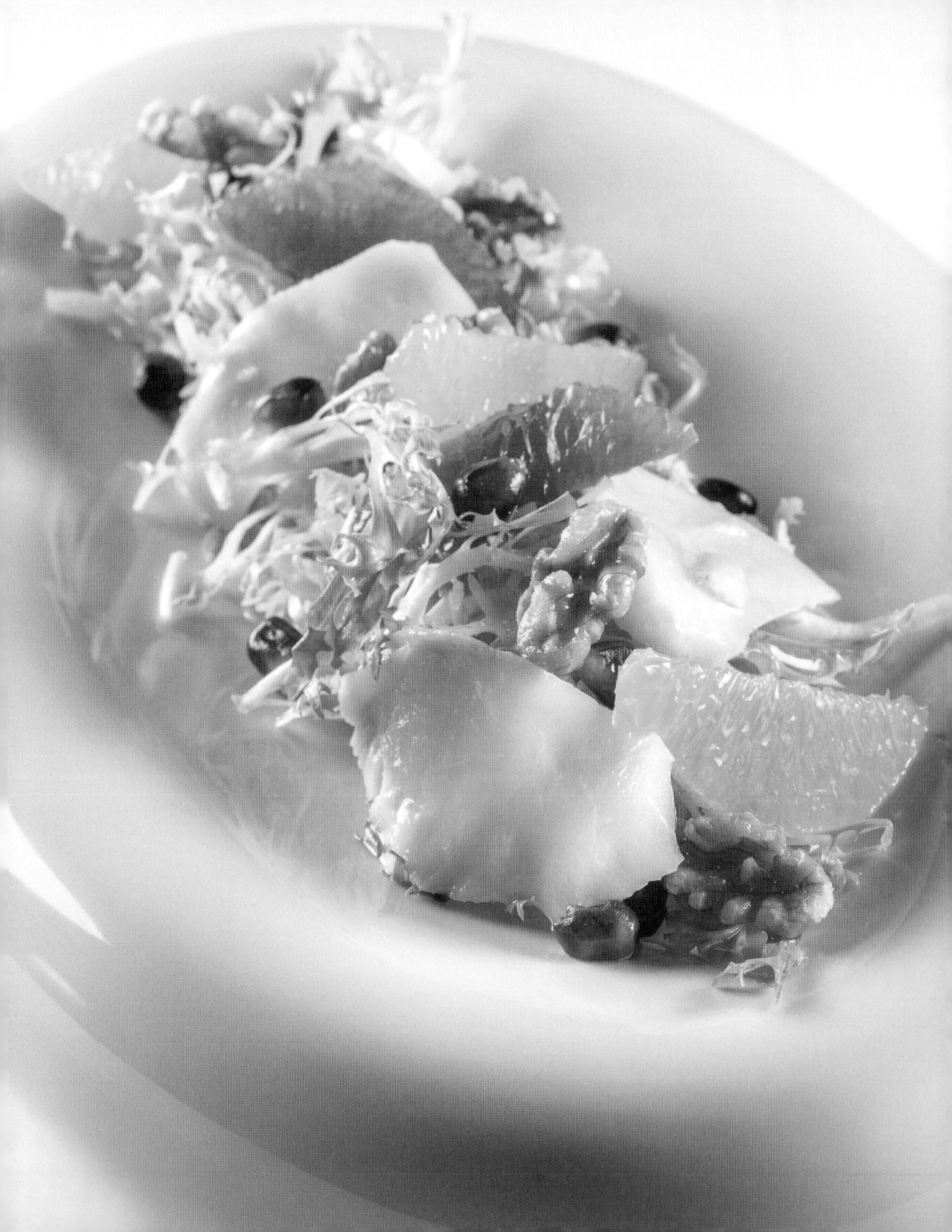

MACARRONES CON SETAS Y CHIPS DE KALE

Ingredientes

160 g de macarrones integrales
120 g de setas (según temporada)
1 cebolla tierna
1 diente de ajo
6 hojas de kale
1 cucharadita de vinagre de Jerez
Queso parmesano (opcional)
Aceite de oliva
Sal y pimienta

INFO. COMPLEMENTARIA

Las chips de kale también se pueden preparar en el microondas. Para ello debemos estirar bien las hojas de kale aliñadas en un plato plano y cocinarlas en el microondas a máxima potencia durante 2 o 3 minutos. Es recomendable ir revisando y moviendo un poco las hojas a partir de 1 minuto.

La kale es un tipo de col rizada. Si no se encuentra, se puede hacer el mismo proceso con col rizada o con otras hojas, como espinacas o acelgas.

En otoño prepararemos este plato con setas silvestres. Fuera de temporada se pueden usar las setas de cultivo que se encuentren en el mercado.

1. Precalentamos el horno a 220 °C con calor arriba y abajo y la función ventilador, si la tiene.

2. Limpiamos y secamos bien las hojas de kale y las rompemos en trozos grandes, retirando el nervio central. Las aliñamos con sal y unas gotas de aceite de oliva, las colocamos en una fuente para horno y las horneamos hasta que estén bien crujientes, unos 7 u 8 minutos.

ATENCIÓN: Podemos hacer las chips de kale con anterioridad, cualquier día que usemos el horno. Una vez frías, las guardamos en un bote bien cerrado en un lugar fresco y seco.

3. Limpiamos bien las setas con un trapo húmedo o bien debajo del grifo, según el tipo de seta. Cortamos las setas más grandes en trozos.

4. Picamos la cebolla tierna y el ajo en trozos pequeños. Salteamos el ajo y la cebolla en una sartén con un poco de aceite de oliva. Cuando la cebolla se haya ablandado, añadimos las setas limpias y salpimentamos. Dejamos cocinar unos 5 minutos hasta que las setas estén cocidas. Retiramos del fuego y añadimos un poco de vinagre de Jerez.

5. Hervimos los macarrones en abundante agua con sal durante el tiempo que indique el fabricante.

6. Escurrimos la pasta, dejando una parte de agua de cocción, y la mezclamos con el salteado de setas y un poco de queso parmesano rallado (opcional). Servimos en un plato con las chips de kale por encima.

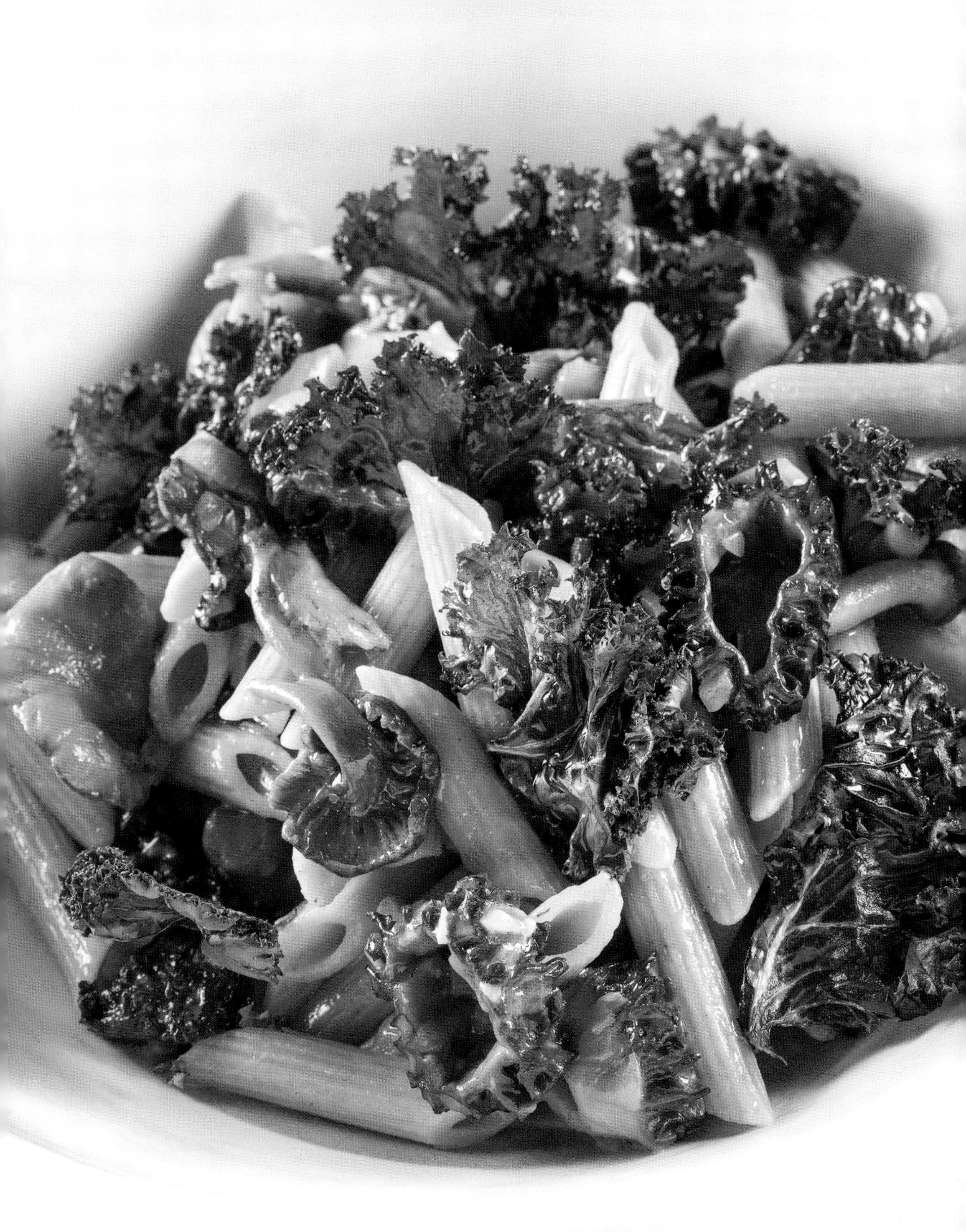

SALTEADO DE SEPIA

 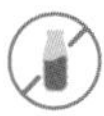

Ingredientes

1 sepia mediana (250 g)
2 salchichas de cerdo
4 ajos tiernos
2 dientes de ajo
½ limón
Perejil
Aceite de oliva
Sal y pimienta

INFO. COMPLEMENTARIA

Acompañamos los dos platos con una fuente de ensalada verde para compartir.

El aceite de ajo se conserva bien durante varios días en la nevera. Lo podemos usar en salteados de carne, pescado o verduras.

La carne de las salchichas ya viene sazonada y la sepia contiene sal, por eso solo rectificamos de sal al final si es necesario.

1. Trituramos los ajos pelados con un poco de aceite de oliva suave para obtener un aceite de ajo.

2. Preparamos los ingredientes del salteado. Primero, limpiamos los ajos tiernos y los cortamos en trozos regulares.

3. Retiramos las patas de la sepia y cortamos el cuerpo en tiras lo más finas posible. Las patas las podemos congelar bien envueltas para usarlas en otras recetas.

4. Quitamos la piel de las salchichas y separamos trozos pequeños de la carne.

5. Calentamos una sartén con un poco de aceite de oliva. Añadimos la salchicha y dejamos que se dore bien. Agregamos los ajos tiernos y seguimos salteando. Finalmente, incorporamos la sepia cortada en tiras y continuamos salteando un par de minutos más.

6. Fuera del fuego, añadimos una cucharada de aceite de ajo y unas gotas de zumo de limón al salteado. Rectificamos de sal si es necesario.

7. Servimos con perejil picado por encima.

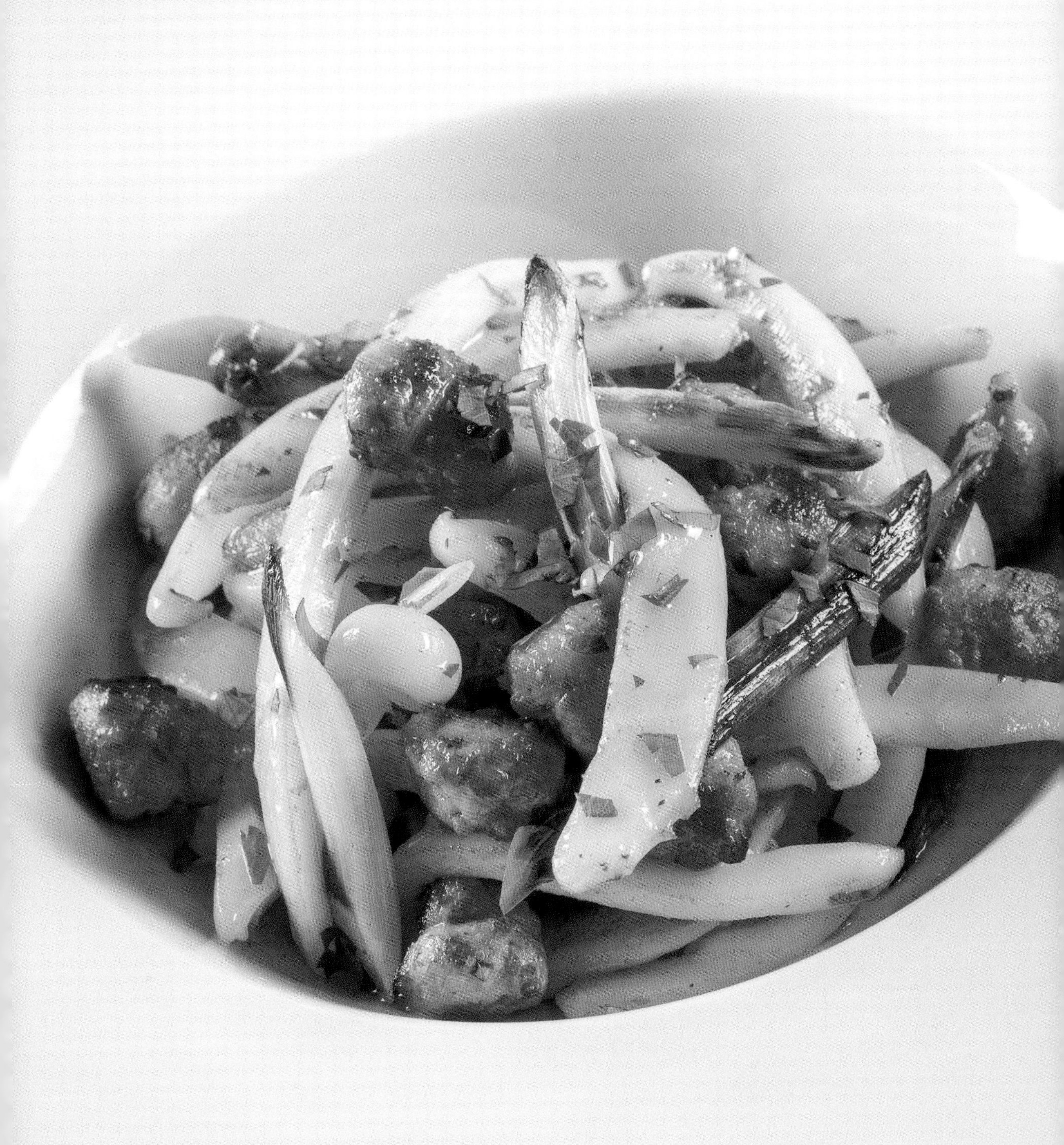

SOPA DE CEBOLLA

Ingredientes

2 cebollas grandes
2 dientes de ajo
1 rama de apio
500 ml de caldo de verduras (véase la página 50)
60 g de queso mascarpone o nata
1 rebanada pequeña de pan integral
Aceite de oliva
Sal y pimienta

INFO. COMPLEMENTARIA

Para esta receta es ideal la cebolla de Fuentes de Ebro, con Denominación de Origen Protegida. Es una cebolla suave, poco picante y de gran tamaño.

Si no nos gusta el sabor potente del apio, podemos sustituirlo por un poco de bulbo de hinojo.

ALTERNATIVA SIN GLUTEN: Se puede sustituir el pan de trigo por pan de maíz para la guarnición.

1. Cortamos las cebollas y el ajo en juliana. A continuación, los rehogamos en una cazuela con un poco de aceite de oliva, sal y pimienta hasta que se ablanden y la cebolla empiece a transparentar.

2. Añadimos el apio cortado en rodajas y el caldo de verduras a la olla. Dejamos que hierva, bajamos un poco el fuego y dejamos cocinar unos 15 minutos.

3. Trituramos la sopa con la batidora hasta que esté bien fina. Añadimos el queso o la nata y volvemos a batir para que se mezcle bien.

4. Cortamos el pan en dados y lo tostamos en una sartén con unas gotas de aceite de oliva. Echamos el pan tostado por encima justo antes de servir la sopa de cebolla.

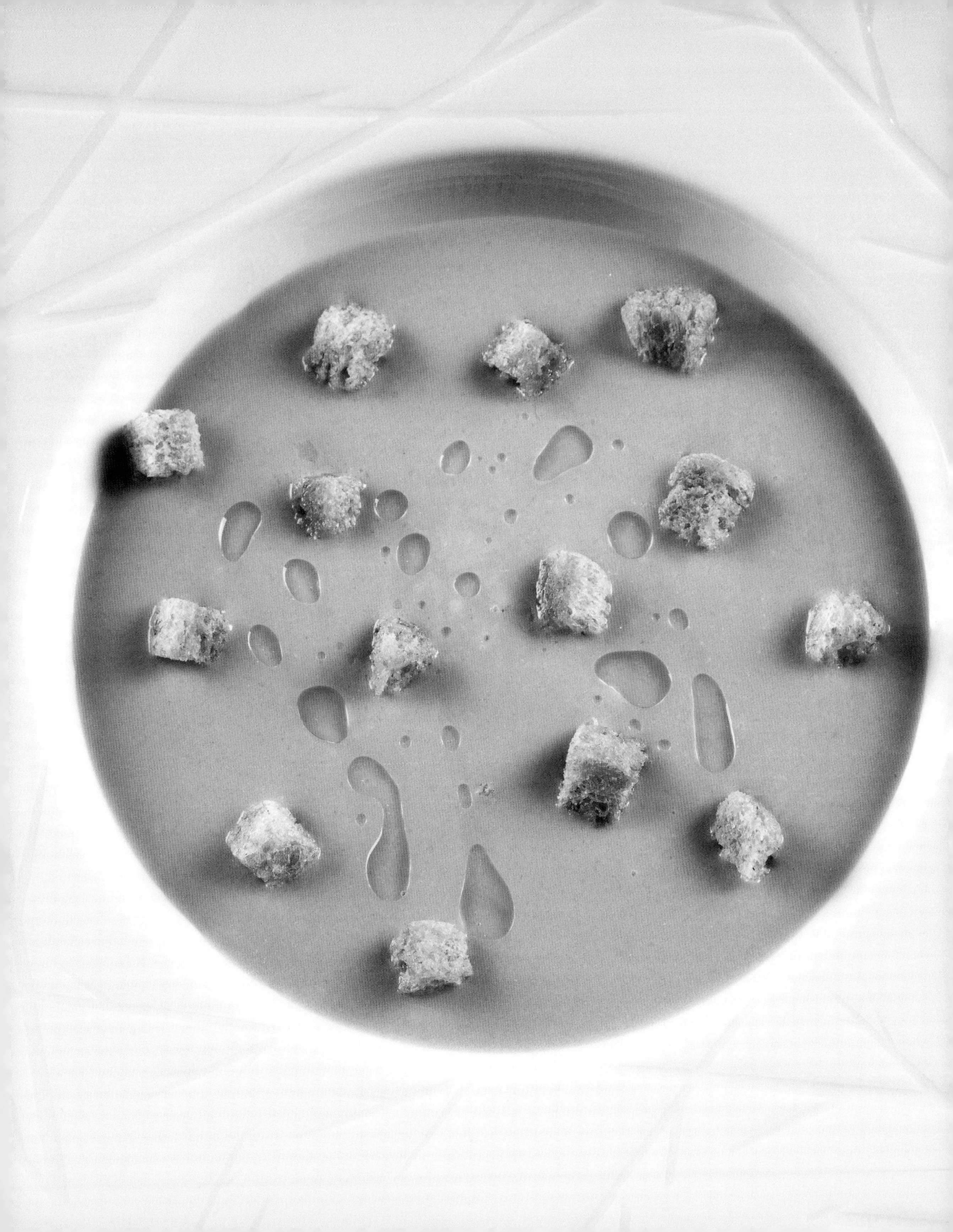

TORTILLA VERDE

Ingredientes

4 huevos
100 g de espinacas
8 espárragos verdes
1 calabacín pequeño
1 pimiento verde italiano
Aceite de oliva
Sal y pimienta

INFO. COMPLEMENTARIA

El grado de cocción de la tortilla va a gustos. Pero recordemos que, si la dejamos poco cuajada, hay que consumirla enseguida.

Esta tortilla se puede comer fría, por eso es perfecta para llevar a la oficina.

ALTERNATIVA LIGERA: Podemos cocinar las verduras en el microondas durante 5 minutos

1. Cortamos el pimiento, el calabacín y los espárragos verdes en trozos pequeños. Sofreímos las verduras salpimentadas en una sartén antiadherente con un poco de aceite de oliva.

2. Ponemos las espinacas limpias en el vaso de la batidora con los huevos y un poco de sal. Trituramos bien.

3. Mezclamos en un bol el huevo y las espinacas con las verduras pochadas.

4. Vertemos la mezcla de la tortilla en la sartén antiadherente con unas gotas de aceite de oliva. Dejamos cocinar suavemente hasta que empiece a cuajar. Le damos la vuelta a la tortilla y la cocinamos unos minutos más.

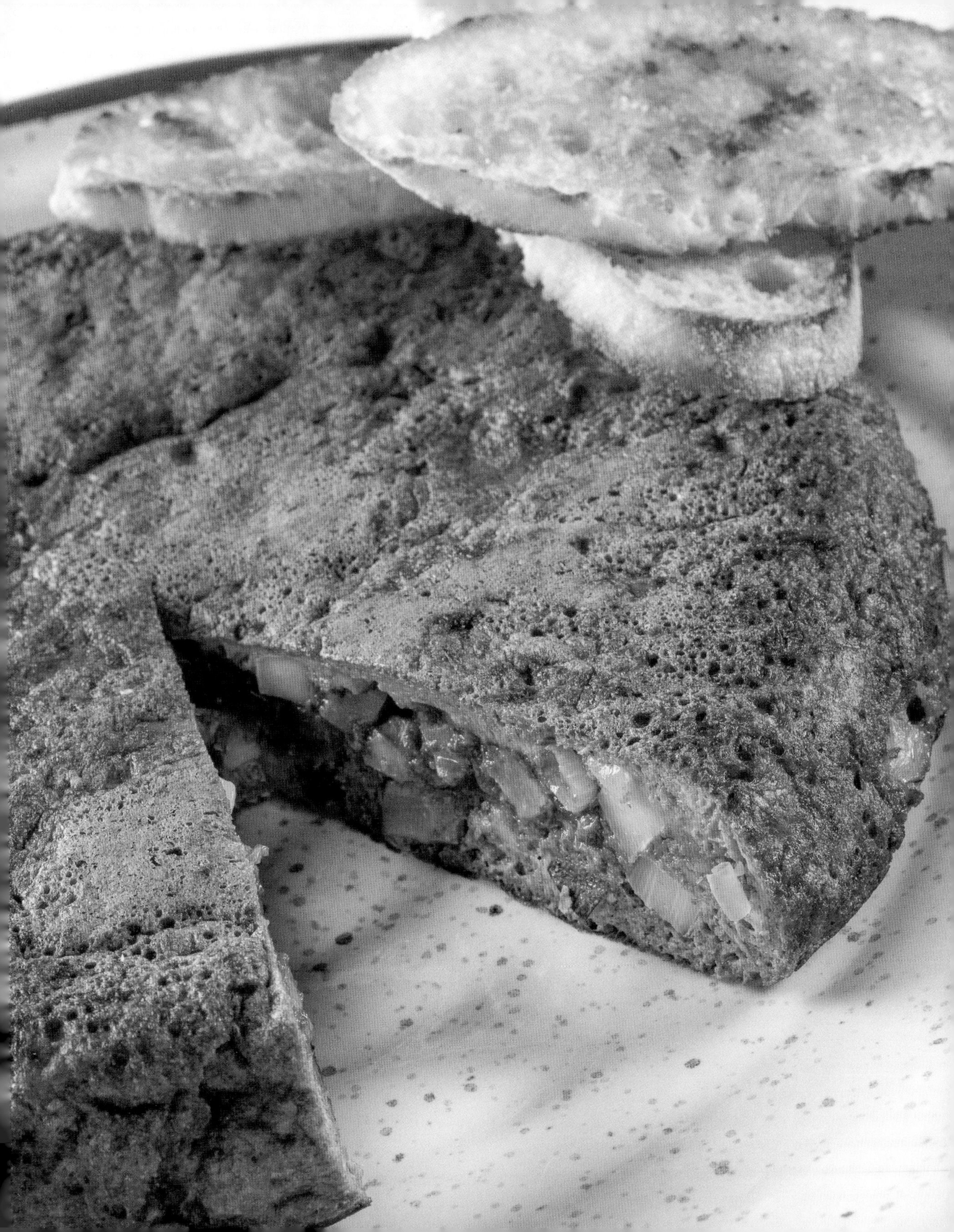

TARTAR DE AGUACATE

Ingredientes

1 aguacate
3 pimientos del piquillo
2 tomates
1 chalota
8 alcaparras
2 dientes de ajo negro (opcional)
Limón
Brotes de ensalada
Vinagre de Jerez
(véase la página 49)
Aceite picante
Aceite de oliva
Sal y pimienta

1. Escaldamos los tomates unos segundos en agua hirviendo y los enfriamos enseguida en agua con hielo. Retiramos la piel de los tomates, los partimos en cuartos, retiramos las semillas y cortamos la pulpa en daditos.

2. Cortamos los pimientos del piquillo en dados del mismo tamaño que los tomates. Mezclamos los tomates con los pimientos del piquillo y añadimos el ajo negro picado (opcional). Aliñamos con aceite de oliva, sal y pimienta.

3. Cortamos el aguacate por la mitad a lo largo y retiramos el hueso con cuidado. Separamos la carne de la piel y la cortamos en trozos pequeños. Picamos finamente la chalota.

4. En un bol mezclamos el aguacate con la chalota picada, las alcaparras, un poco de aceite picante, sal y unas gotas de zumo de limón. Removemos bien todo para que se integren los sabores.

5. En un plato colocamos primero el tartar de tomate y piquillos y encima el de aguacate. Decoramos con unos brotes y un chorrito de aceite de oliva.

INFO. COMPLEMENTARIA

El ajo negro se consigue fermentando cabezas de ajo. Con la fermentación, el poder antioxidante del ajo se multiplica por cinco.

Los pimientos del piquillo son un tipo de conserva saludable. Pueden sustituirse por pimiento asado en casa.

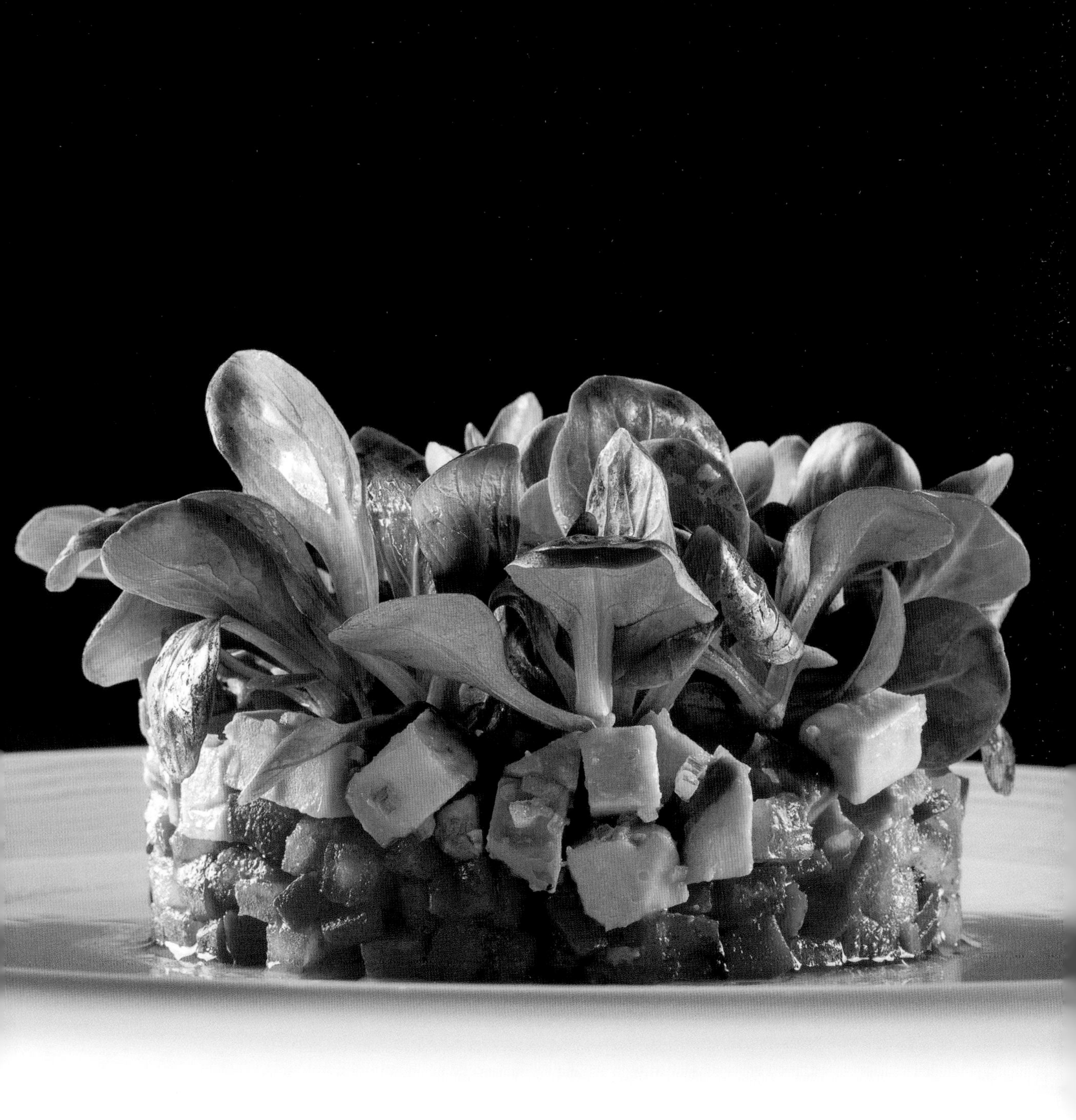

PARRILLADA DE GAMBAS

Ingredientes

300 g de gambas
Sal gorda
Tomillo fresco
Aceite de ajo (véase la receta «Salteado de sepia» de la página 104)
Perejil

Para la ensalada

1 calabacín pequeño
1 zanahoria
Rúcula (al gusto)
15 g de piñones
Limón
Aceite de oliva
Sal y pimienta

1. Cortamos los bigotes y las patas de las gambas.

2. Picamos el perejil y lo mezclamos con el aceite de ajo.

3. Calentamos una sartén o una plancha grande con un buen puñado de sal gorda y las ramas de tomillo. Cuando esté bien caliente, colocamos las gambas encima y dejamos que se cocinen por los dos lados.

4. Al final de la cocción repartimos el aceite de ajo y perejil por encima de las gambas y retiramos del fuego.

5. Para la ensalada, hacemos tiras de calabacín y zanahoria con ayuda de un pelador de patatas. Ponemos los vegetales en un bol junto con la rúcula y los piñones. Aliñamos la ensalada con unas gotas de limón, aceite de oliva virgen extra, sal y pimienta.

6. Servimos las gambas recién sacadas del fuego con la ensalada como guarnición.

INFO. COMPLEMENTARIA

Si tenemos problemas de colesterol, podemos sustituir las gambas por un pescado blanco entero, como dorada o lubina, cocinado a la parrilla.

El fuego debe estar bien fuerte para cocinar las gambas; en caso contrario, pueden quedar pastosas.

La gamba roja es propia de la costa mediterránea, siendo las de Palamós y las de Dénia las más reconocidas. En la costa atlántica de Huelva se encuentra la gamba blanca. Las dos son adecuadas para esta receta.

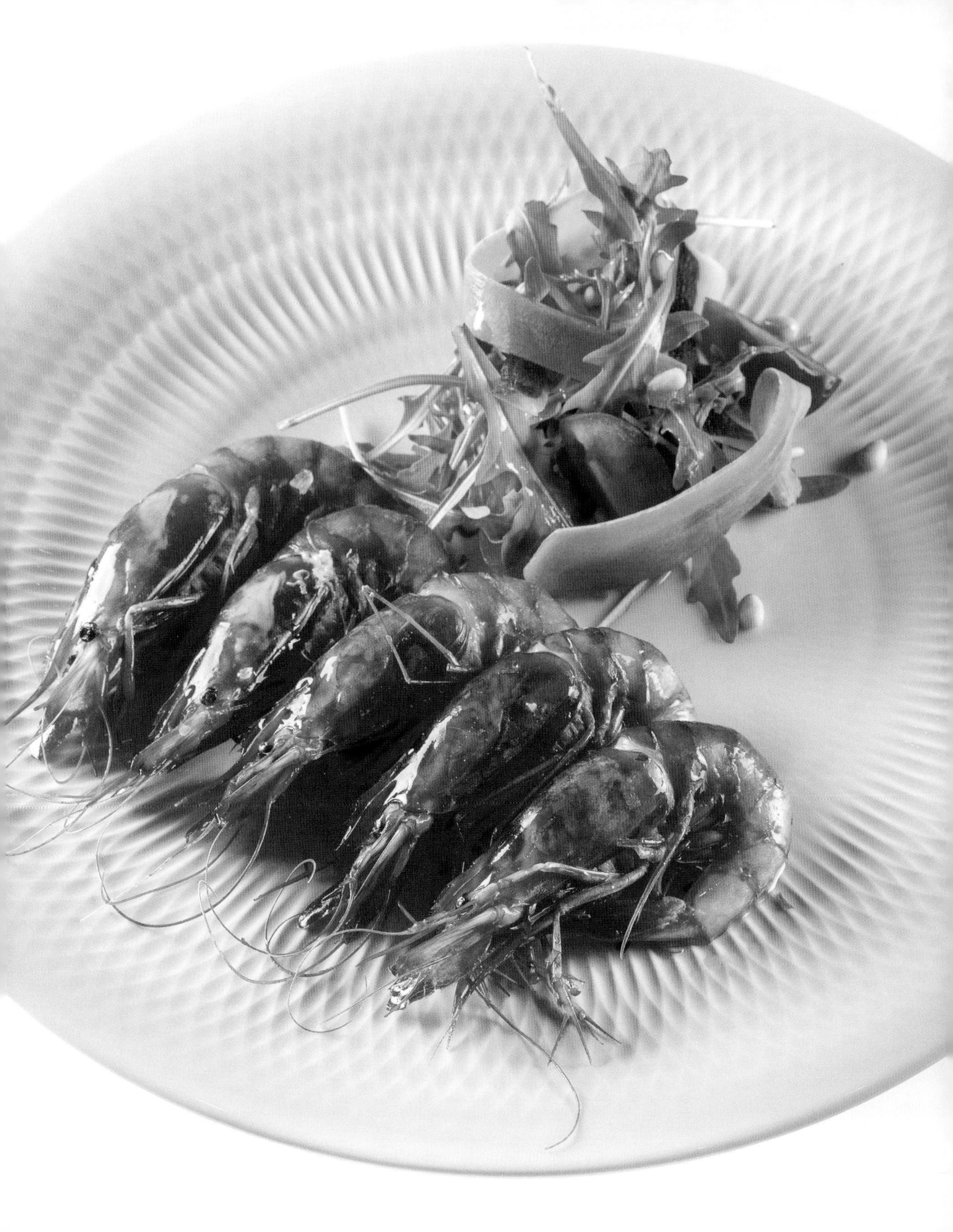

PIZZA DE JAMÓN

Ingredientes

Para la masa:

250 g de harina integral
180 ml de agua
2 cucharadas de aceite de oliva
8 g de levadura
1 cucharada de orégano seco
1 cucharadita de sal

Para la pizza:

2 cucharadas de tomate frito casero (véase la página 49)
2 lonchas de jamón
1 mozzarella
6 tomates cherris
4 hojas de albahaca (opcional)
Queso parmesano rallado

INFO. COMPLEMENTARIA

La harina integral es la que se obtiene al moler todo el grano. A la hora de comprar, conviene comprobar en la etiqueta que no se trata de una mezcla de harina refinada y salvado de trigo.

Si se dispone de poco tiempo, se puede utilizar una masa de pizza fresca comprada; las hay de buena calidad.

ALTERNATIVA VEGETARIANA: Sustituimos el jamón por rúcula y piñones.

La masa:

1. Ponemos la harina en un bol en forma de volcán. Mezclamos la levadura fresca con un poco del agua. Vertemos la levadura en el interior del volcán de harina, junto con el resto del agua, la sal, el orégano y el aceite de oliva. Mezclamos bien con los dedos hasta que se integren todos los ingredientes.

2. Depositamos el contenido del bol en la encimera y amasamos con cuidado hasta obtener una masa fina y sedosa. Engrasamos un bol limpio con aceite de oliva, ponemos la masa dentro y tapamos con film transparente. Dejamos fermentar durante 1 hora o 1 y media, hasta que haya cogido volumen.

3. Espolvoreamos la encimera con harina, sacamos la masa del bol y la estiramos hasta conseguir una masa fina. La colocamos encima de un papel de horno.

La pizza:

1. Precalentamos el horno a 220 °C con calor solo por abajo y la función ventilador si está disponible.

2. Extendemos el tomate frito por la masa sin llegar a los bordes. Rompemos la mozzarella en trozos y la repartimos por toda la masa.

3. Cortamos los tomates cherris por la mitad. Distribuimos los tomates por toda la pizza, espolvoreamos el parmesano rallado por encima y la metemos en la parte inferior del horno, sobre la rejilla. La horneamos durante 8 o 10 minutos. En los últimos minutos, cambiamos la función del horno y le ponemos calor por arriba y por abajo.

4. Retiramos la pizza del horno y la servimos con el jamón en crudo y, si tenemos, unas hojas de albahaca por encima.

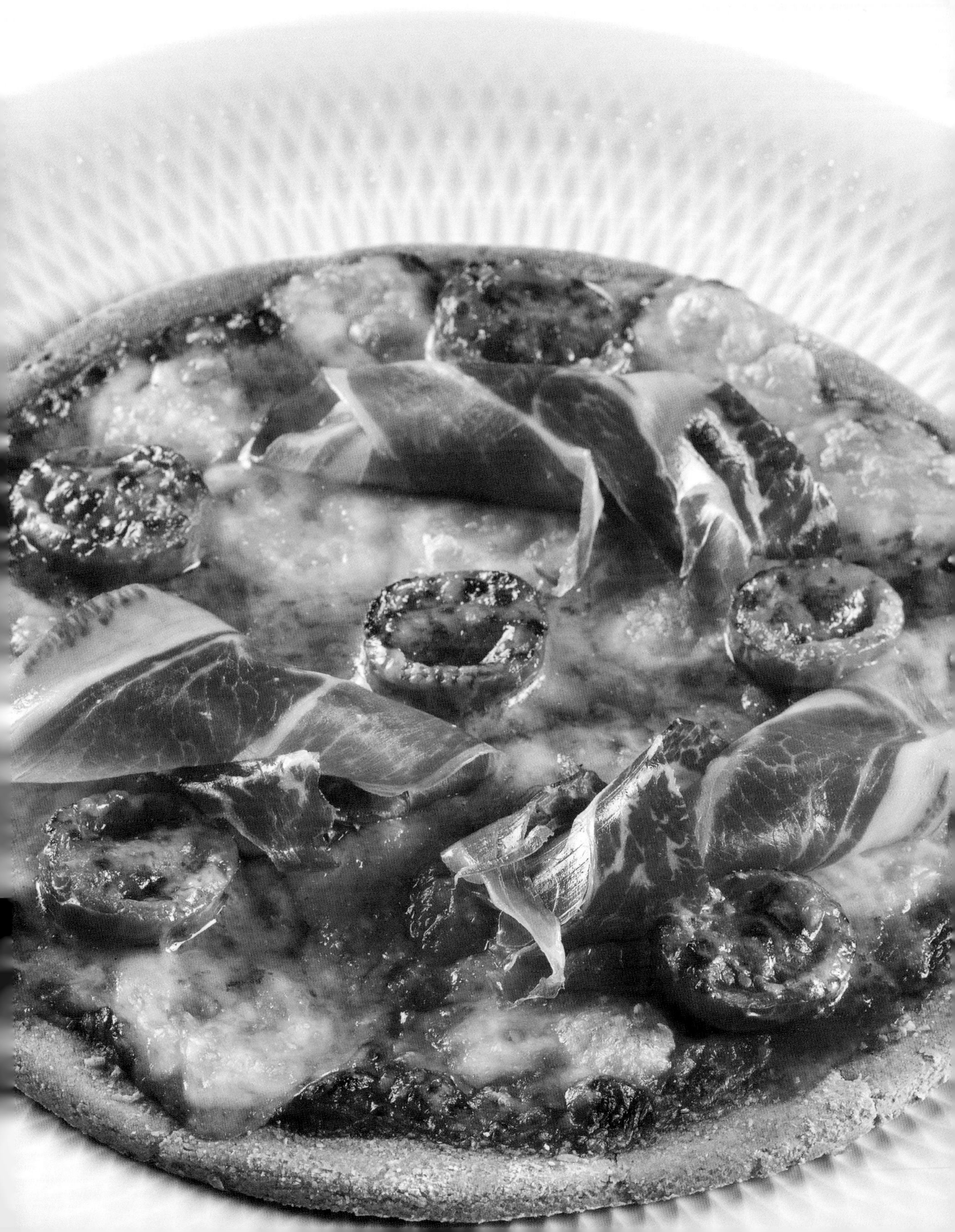

TARTA DE PIÑA Y YOGUR

Ingredientes

1 piña
3 yogures naturales
100 g de nata para montar
2 huevos
4 hojas de gelatina
300 g de dátiles
200 g de nueces
100 g de coco rallado
Miel
Limón
Aceite de coco o de girasol
Hierbabuena

INFO. COMPLEMENTARIA

Los dátiles pueden sustituir parcial o totalmente el azúcar en muchos postres.

El aceite de coco se puede encontrar en grandes superficies y en tiendas de productos dietéticos. Este aceite es sólido en frío.

Se puede sustituir la piña de esta receta por frutos rojos, fresas, melocotón, ciruelas o las frutas que prefiramos.

1. Una hora antes de cocinar, ponemos los dátiles en un bol con agua para que se hidraten.

2. Para la base de la tarta, trituramos en un robot los dátiles escurridos junto con las nueces y el coco rallado. Cubrimos la base de un molde de tarta desmontable con papel de horno y encima repartimos la mezcla de frutos secos, apretando bien para que quede compacta.

3. Ponemos las hojas de gelatina en remojo con agua fría durante unos 5 minutos.

4. Calentamos un poco de nata en un cazo y añadimos la gelatina. Mezclamos bien para que se funda.

5. Separamos las claras de los huevos y las montamos con unas varillas hasta que estén bien firmes. Montamos también la nata restante con un par de cucharadas de miel.

ATENCIÓN: Para montar la nata, tiene que estar muy fría.

6. Mezclamos en un bol el yogur con la gelatina diluida, la nata montada y las claras a punto de nieve con movimientos envolventes. Añadimos un poco de ralladura de limón a la mousse. Vertemos la mezcla en el molde de tarta y dejamos enfriar en la nevera durante 3 horas.

7. Cortamos la piña en láminas y la salteamos unos minutos en una sartén con unas gotas de aceite de coco o de girasol y un poco de miel. Distribuimos la piña salteada por encima de la tarta fría, la desmoldamos con cuidado y la decoramos con unas hojas de hierbabuena.

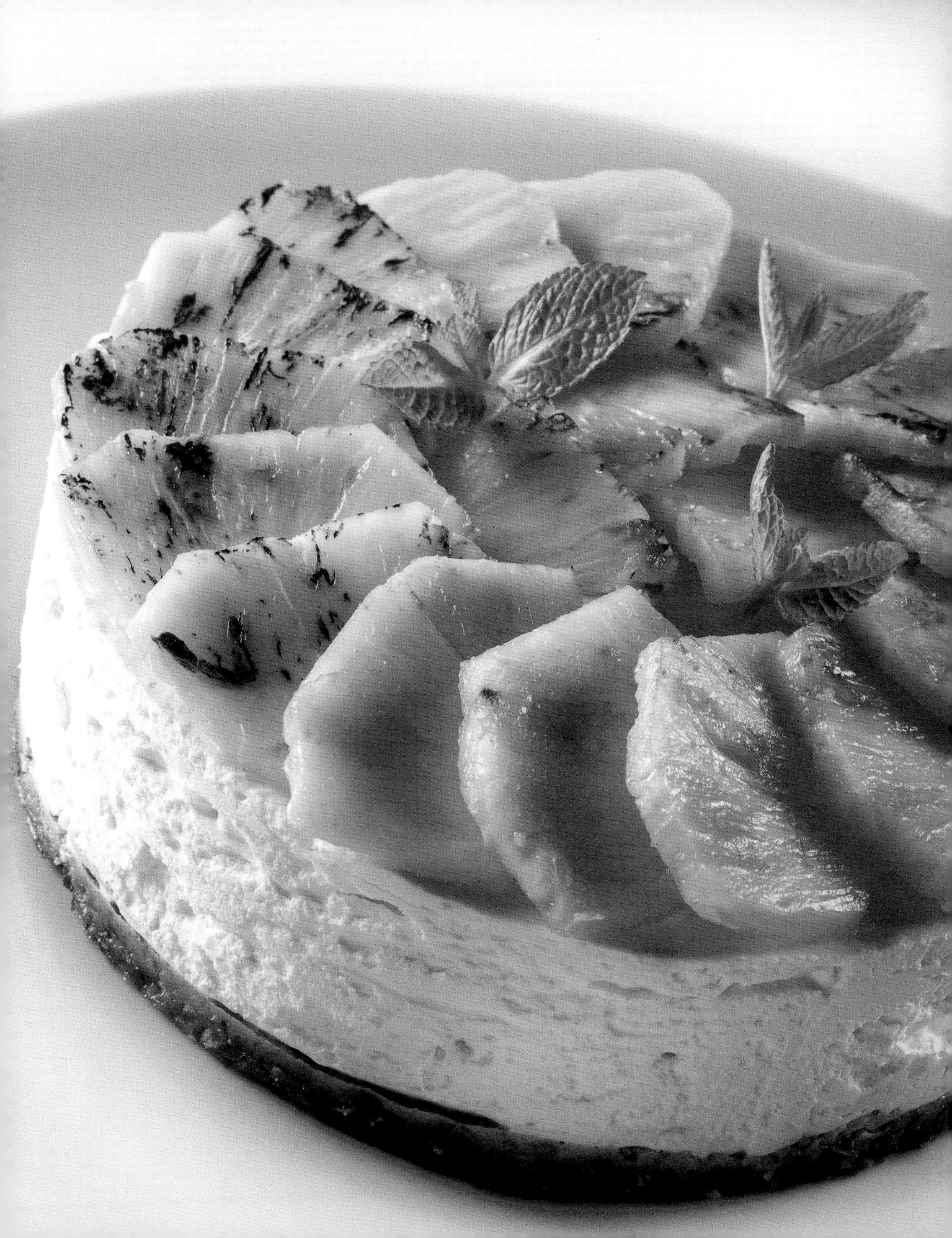

¿Qué comeré esta semana?

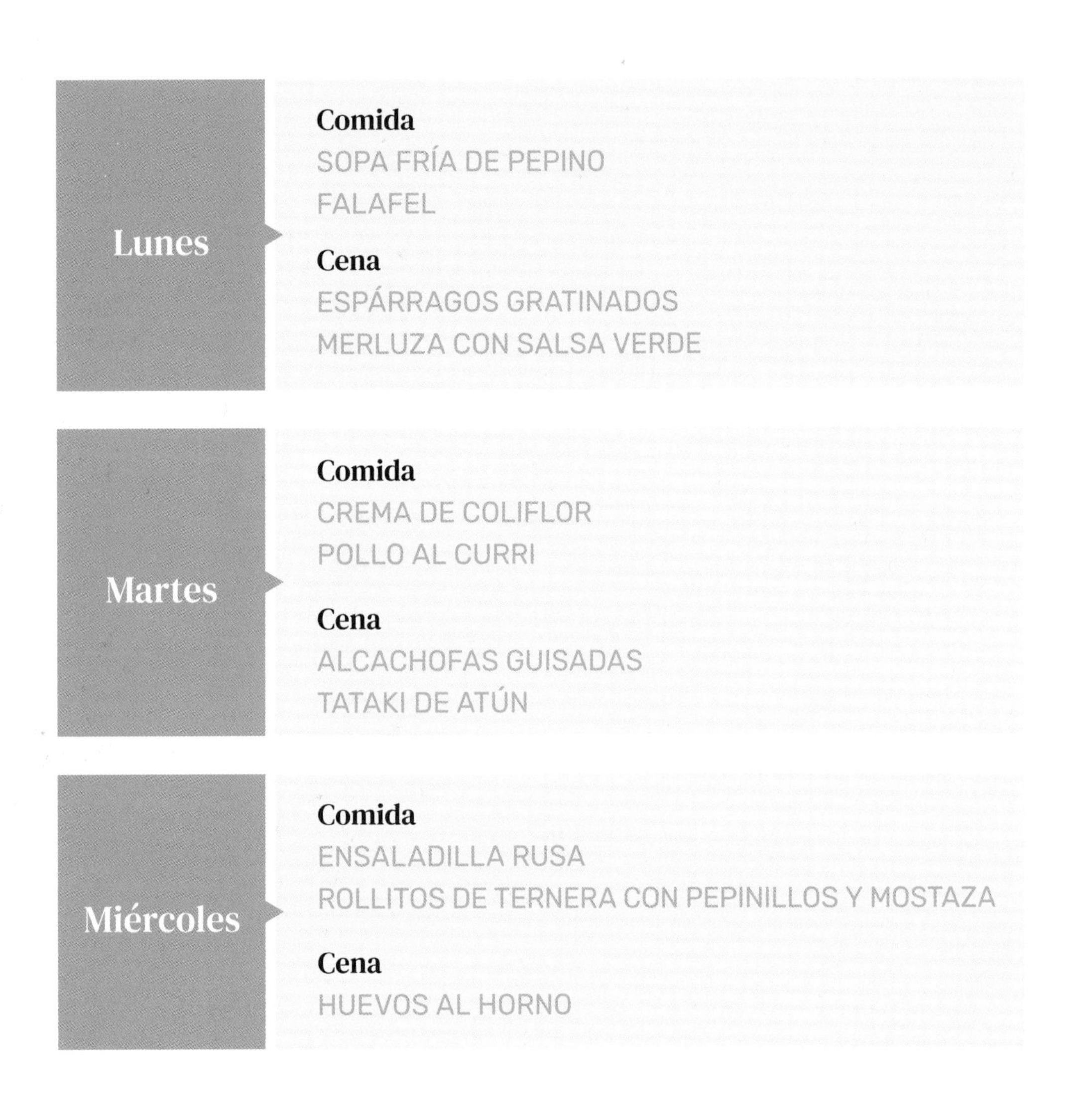

Lunes

Comida
SOPA FRÍA DE PEPINO
FALAFEL

Cena
ESPÁRRAGOS GRATINADOS
MERLUZA CON SALSA VERDE

Martes

Comida
CREMA DE COLIFLOR
POLLO AL CURRI

Cena
ALCACHOFAS GUISADAS
TATAKI DE ATÚN

Miércoles

Comida
ENSALADILLA RUSA
ROLLITOS DE TERNERA CON PEPINILLOS Y MOSTAZA

Cena
HUEVOS AL HORNO

Jueves

Comida
GARBANZOS A LA MEDITERRÁNEA

Cena
GRATÉN DE VERDURAS VEGANO
SALMÓN CON SALTEADO DE QUINOA

Viernes

Comida
ENSALADA DE CALABAZA ASADA
PESCADO A LA SIDRA

Cena
SOPA MINESTRONE

Sábado

Comida
ENSALADA WALDORF
ALITAS DE POLLO CON MOSTAZA

Cena
HAMBURGUESA DE AVENA Y VERDURAS

Domingo

Comida
ARROZ CALDOSO DE RAPE

Cena
CREMA DE ZANAHORIA ASADA
TORTILLA DE PATATAS ASADAS

Postre semanal
FLAN DE PLÁTANO ASADO

Frutería

9 tomates
8 tomates cherris
4 berenjenas
4 pimientos rojos
2 pimientos verdes
4 calabacines
2 puerros
3 pepinos
6 alcachofas
1 coliflor
1 nabo

½ apio
½ calabaza
10 zanahorias
3 cebollas tiernas
3 chalotas
4 ajos tiernos
18 champiñones normales y Portobello
100 g de setas al gusto
150 g de judías verdes
100 g de guisantes desgranados

2 cogollos de lechuga y 1 lechuga (o bien 4 cogollos de lechuga)
100 g de espinacas
1 bolsa de rúcula
6 rabanitos
4 limones y 1 lima (o 5 limones)
3 manzanas verdes
30 g de nueces peladas
50 g de pipas de calabaza

Hierbas aromáticas frescas*

Brotes
Cebollino
Hierbabuena

Perejil
Romero

* Las que encontremos; si no hay, se pueden sustituir por otras frescas o secas o prescindir de ellas.

Panadería

Pan de molde integral

Pescadería

200 g de atún
250 g de merluza
250 g de filete de pescado blanco

150 g de rape
300 g de salmón
6 chipirones

100 g de chirlas (opcional)
6 gambas o langostinos

Carnicería y charcutería

200 g de filetes de ternera

6 alitas de pollo

50 g de beicon

2 contramuslos de pollo

1 docena de huevos

6 huevos de codorniz

50 g de jamón

40 g de jamón de pato

80 g de queso azul

60 g de queso crema

80 g de queso feta

Supermercado

1 bote de aceitunas sin hueso

1 bote de alubias cocidas

1 bote de garbanzos cocidos

1 paquete de garbanzos secos

1 lata de anchoas en aceite

1 lata grande de espárragos

1 lata de pimientos del piquillo

1 l de bebida de arroz

1 yogur natural

200 ml de leche de coco

500 ml de leche evaporada

Arroz basmati (para las semanas 2 y 3)

Quinoa (para las semanas 2 y 4)

Harina de garbanzo

Tahina

Sidra natural

Para el caldo de pescado

2 kg de cabezas de pescado o pescado para sopa

3 zanahorias

1 puerro

1 rama de apio

Para el caldo de pollo

2 carcasas de pollo

1 muslo de pollo

½ pie de cerdo

2 huesos de jamón

2 zanahorias

1 puerro

1 rama de apio

AHORRAMOS TIEMPO Y ENERGÍA

Si avanzamos estos procesos y nos organizamos bien, ahorraremos tiempo y energía. Todo lo que preparemos con antelación debe guardarse en envases bien cerrados en la nevera o el congelador si no lo vamos a usar en los siguientes tres días.

◎ Preparar caldo de pescado (véase la receta en la página 50).

Lo vamos a usar en las recetas:

- Merluza con salsa verde (cena del lunes)
- Pescado a la sidra (comida del viernes)
- Arroz caldoso de rape (comida del domingo)

Guardar el caldo de verduras en:
Mínimo 2 envases de 500 ml / Mínimo 1 envase de 200 ml / Varios cubitos

◎ Preparar caldo de pollo (véase la receta en la página 51).

Lo vamos a usar en las recetas:

- Pollo al curri (cena del martes)

Guardar el caldo de pollo en:
Envases de 500 ml / Envases de 200 ml / Varios cubitos

◎ Preparar un sofrito básico con 4 cebollas, 2 pimientos rojos y 2 pimientos verdes.

Lo vamos a usar en las recetas:

- Pollo al curri (cena del martes)
- Huevos al horno (cena del miércoles)
- Garbanzos a la mediterránea (comida del jueves)
- Hamburguesa de avena y verduras (cena del sábado)

◎ Al encender el horno para la ensalada de calabaza asada (comida del viernes), aprovechamos para preparar:

- Alitas al horno (comida del sábado)
- Asar 5 zanahorias y 1 puerro para la crema de zanahoria (cena del domingo)
- Asar 2 patatas y 1 pimiento rojo para la tortilla de patatas (cena del domingo)

SOPA FRÍA DE PEPINO

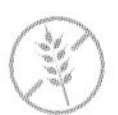 

Ingredientes

3 pepinos
1 diente de ajo
2 chalotas
2 manzanas verdes
1 yogur natural
1 cucharadita de comino
3 cucharadas de vinagre de manzana
Hierbabuena
Aceite de oliva
Sal y pimienta

1. Empezamos picando la chalota y el ajo. Después los doramos en una sartén con un poco de aceite de oliva y los retiramos cuando empiecen a coger color.

2. Pelamos los pepinos, los cortamos por la mitad a lo largo y retiramos las semillas con una cucharita. Reservamos un cuarto de un pepino para la guarnición; el resto lo cortamos en trozos grandes.

3. Pelamos, descorazonamos y cortamos la manzana en trozos de un tamaño similar al de los pepinos.

4. Ponemos en el vaso de la batidora el sofrito de ajo y chalota, los pepinos, la manzana, el yogur, el vinagre, el comino y las hojas de menta, y sazonamos con sal, pimienta y aceite de oliva. Trituramos bien hasta obtener una crema fina.

5. Cortamos el trozo de pepino que habíamos reservado en dados pequeños.

6. Servimos la sopa con el pepino en dados, unas hojas de hierbabuena picadas y un cordón de aceite de oliva.

INFO. COMPLEMENTARIA

El pepino es un alimento muy diurético que ayuda a regular la retención de líquidos.

Para esta sopa usamos siempre yogur natural sin azucarar, a poder ser, cremoso.

ALTERNATIVA VEGANA Y SIN LACTOSA: Sustituimos el yogur por un yogur de soja sin azúcar.

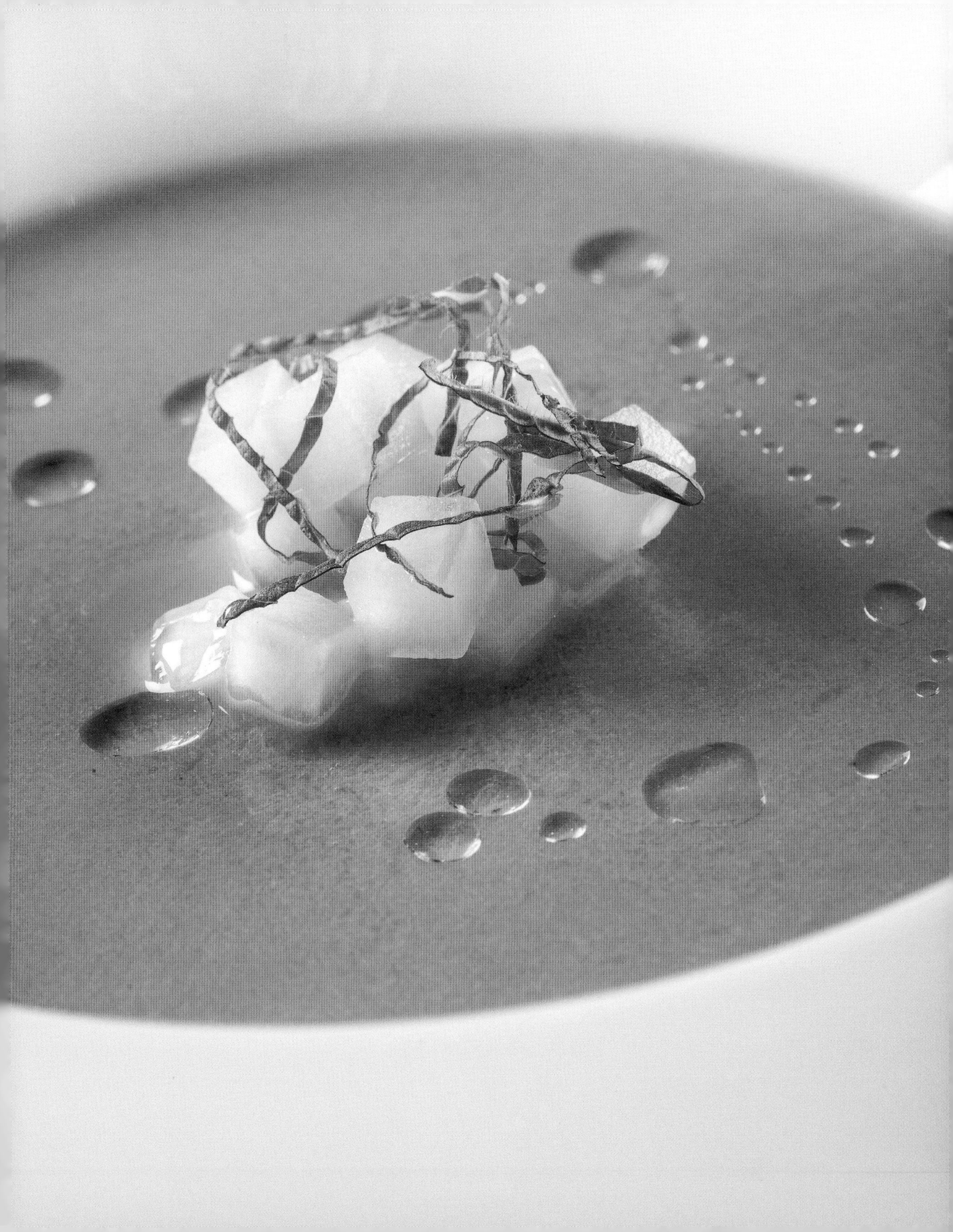

FALAFEL

 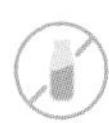 

Ingredientes

240 g de garbanzos remojados
1 huevo
2 dientes de ajo
¼ de cebolla
1 cucharadita de comino
1 cucharadita de semillas de coriandro
1 cucharadita de semillas de anís
½ limón
Harina de garbanzo
Tahina
Hierbabuena
Aceite de oliva
Sal y pimienta

1. El primer paso es poner en remojo los garbanzos. Los ponemos en un bol amplio y los cubrimos con abundante agua. Dejamos que se hidraten durante un mínimo de 10 horas.

ATENCIÓN: Para remojar legumbres, conviene ponerlas en agua la noche anterior.

2. Una vez remojados los garbanzos, los trituramos con un robot de cocina junto con el ajo pelado, la cebolla y las especias. La mezcla quedará granulosa; no es necesario que quede una masa fina.

3. Añadimos un huevo a la mezcla de garbanzos y removemos bien para que se integre.

4. Cogemos porciones de esta masa, del tamaño de una croqueta, y le damos forma alargada. Rebozamos los falafels con la harina de garbanzo.

5. Calentamos una buena cantidad de aceite de oliva en un cazo o una sartén honda. Freímos los falafels en tandas, procurando que queden bien dorados por todas partes. Después los escurrimos en un plato con papel absorbente.

6. Preparamos la salsa mezclando la tahina con el zumo de medio limón, sal, pimienta y un chorrito de agua para aligerar. Finalmente picamos la hierbabuena y mezclamos con la salsa.

7. Servimos los falafels con la salsa aparte.

INFO. COMPLEMENTARIA

Podemos variar nuestros falafels introduciendo otras especias y hierbas como comino, curri, orégano, etc.

Si se desea una fritura ligera, hay que utilizar una buena cantidad de aceite, para que envuelva el alimento, y freír en pequeñas tandas, para que no baje la temperatura. De esta forma, la fritura absorbe menos aceite.

La tahina es una pasta de sésamo, una semilla especialmente rica en calcio.

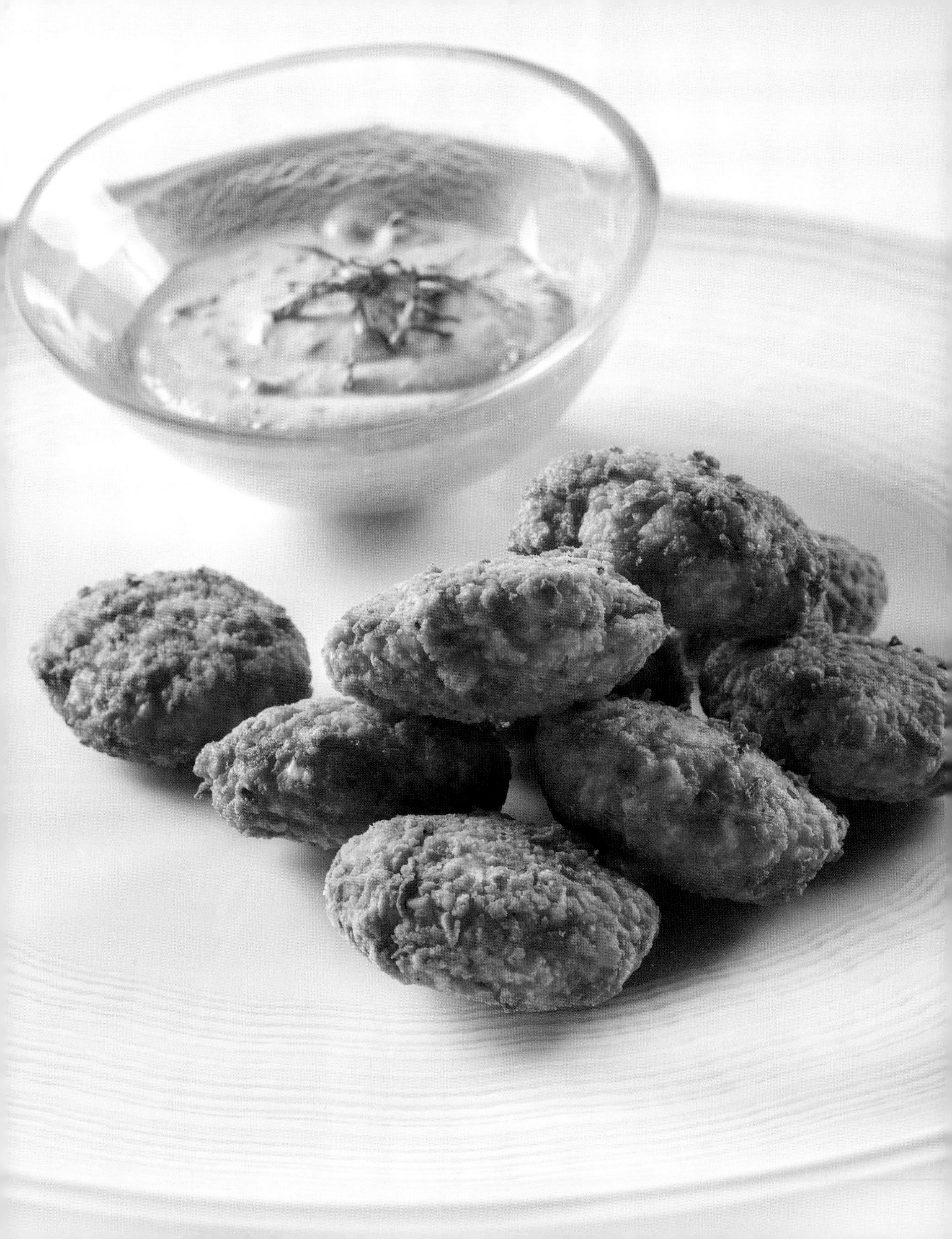

ESPÁRRAGOS GRATINADOS

Ingredientes

1 lata de espárragos gruesos
½ cebolla
50 g de harina
60 g de aceite de oliva
450 ml de leche evaporada
6 hebras de azafrán
1 yema de huevo
Cebollino
Sal y pimienta

INFO. COMPLEMENTARIA

El agua de conserva de los espárragos puede utilizarse como caldo. Nos puede servir para preparar salsas y sopas.

La leche evaporada es más ligera que la nata y ayuda a dar untuosidad a las recetas.

ALTERNATIVA VEGANA: Podemos usar una bebida vegetal de avena o arroz en lugar de leche evaporada. Prescindimos de la yema de huevo.

1. Encendemos el horno con la función grill.

2. Extraemos los espárragos de la lata o del bote y reservamos todo el líquido. Secamos los espárragos entre dos trozos de papel de cocina o con ayuda de un paño limpio.

3. Ponemos a calentar la leche evaporada con el líquido de los espárragos y el azafrán. El total de líquido debe ser 600 ml y no debe hervir, solo calentarse.

4. Picamos la cebolla muy fina y la rehogamos en un cazo con el aceite de oliva. Debemos cocinarla hasta que empiece a transparentar.

5. Añadimos la harina al sofrito de cebolla y removemos bien mientras se cocina durante 2 minutos.

6. Incorporamos la mezcla caliente de leche y agua de los espárragos. Removemos con unas varillas hasta que espese. Salpimentamos la bechamel y la retiramos del fuego. Una vez fuera del fuego, añadimos la yema de huevo y mezclamos bien.

7. Colocamos los espárragos en una bandeja para horno y los cubrimos con la bechamel. Los horneamos con el grill bien caliente hasta que se dore la superficie, unos 5 minutos.

8. Servimos los espárragos gratinados con cebollino picado por encima.

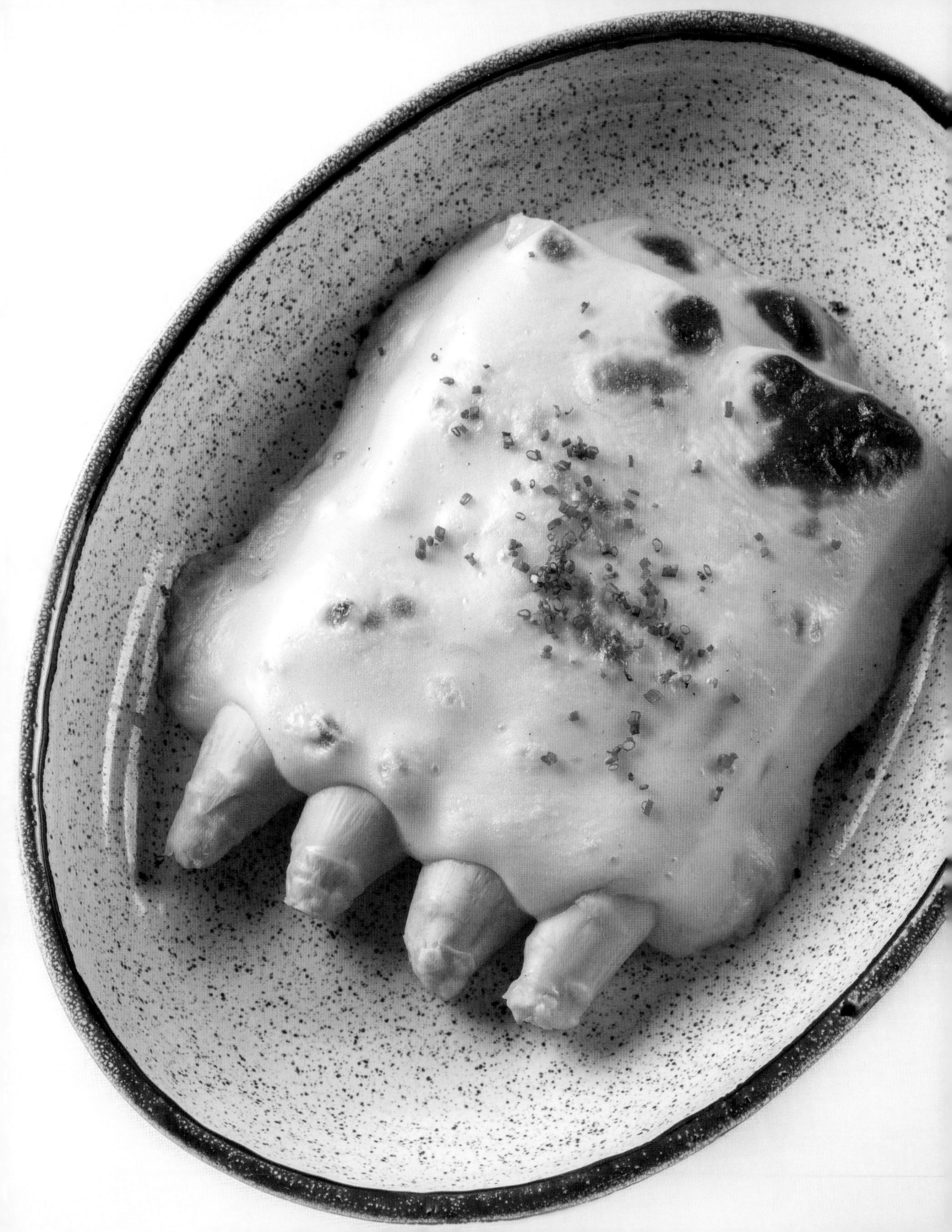

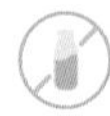

MERLUZA CON SALSA VERDE

Ingredientes

250 g de merluza (2 filetes)
50 g de jamón
100 g de espinacas
1 chalota
8 tomates cherris
2 cucharadas de harina
500 ml de caldo de pescado
(véase la receta de la página 50)
1 hoja de laurel
Aceite de oliva
Sal y pimienta

INFO. COMPLEMENTARIA

ALTERNATIVA SIN GLUTEN: Sustituimos la harina por maicena.

Para evitar riesgo de infección por anisakis, debemos asegurarnos de que la merluza está perfectamente cocinada.

Las espinacas y otras verduras de hoja son especialmente ricas en vitamina K, que contribuye a la correcta coagulación de la sangre y la salud de los huesos.

1. Para preparar la salsa, ponemos a calentar el caldo de pescado y picamos la chalota lo más fina posible.

2. Vertemos tres cucharadas de aceite de oliva en un cazo y lo ponemos al fuego. Añadimos la chalota y dejamos rehogar hasta que transparente. Agregamos la harina y removemos bien para que se cocine de forma uniforme durante un par de minutos. Incorporamos el caldo caliente sin dejar de remover y dejamos en el fuego hasta que espese.

ATENCIÓN: Si dejamos de removerse pueden formar grumos o pegarse la salsa en la base.

3. Fuera del fuego, añadimos las espinacas limpias y esperamos a que se ablanden con el mismo calor. Después trituramos bien con la batidora y rectificamos de sal y pimienta.

4. Preparamos la vaporera con una olla con agua, unos granos de pimienta negra y una hoja de laurel. Cuando empiece a hervir, bajamos el fuego y colocamos la vaporera encima con un trozo de papel sulfurizado.

5. Salpimentamos los filetes limpios de merluza. Los colocamos en la vaporera, añadimos un chorro de aceite de oliva, tapamos la vaporera y dejamos cocinar unos 4 minutos, dependiendo del grosor.

6. Repartimos un poco de salsa verde en el plato, encima colocamos la merluza y la cubrimos con una loncha de jamón. Finalmente decoramos con los tomates cherris y un chorrito de aceite de oliva en crudo.

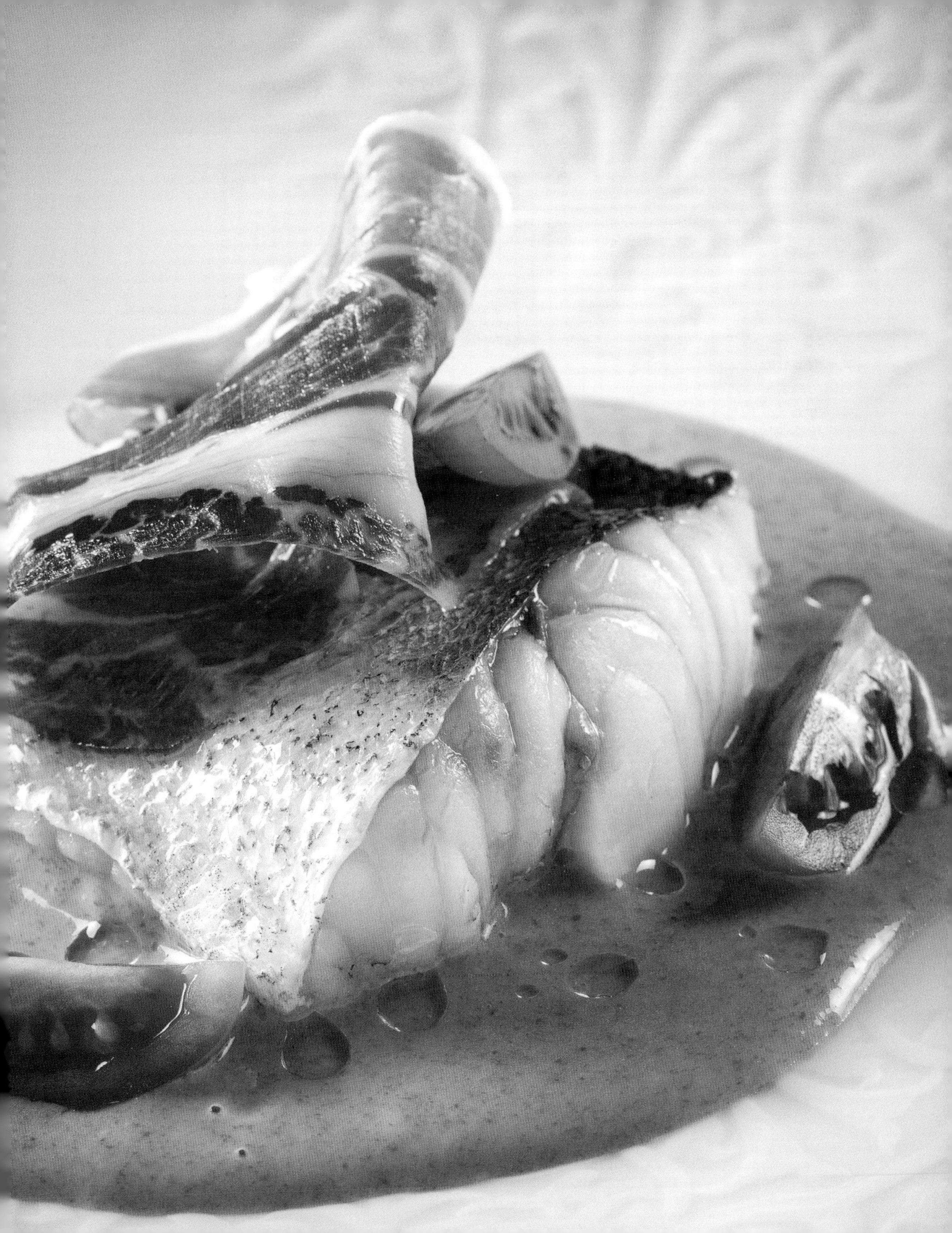

CREMA DE COLIFLOR

Ingredientes

½ coliflor verde
1 cebolla tierna
200 ml de caldo de verduras (véase la página 50)
200 ml de leche evaporada
1 lima
Cebollino
Aceite de oliva
Sal y pimienta

INFO. COMPLEMENTARIA

Las coliflores y los brócolis se pueden comer perfectamente en crudo si no nos resultan indigestas.

La leche evaporada resulta más ligera que la nata ya que contiene más proporción de agua.

La diferencia entre la parte blanca y la verde de la coliflor depende solo de si le ha dado el sol o no.

1. Calentamos en un cazo el caldo y la leche evaporada.

2. Limpiamos y cortamos la cebolla tierna en juliana. La rehogamos en una olla con un poco de aceite de oliva, vigilando que no coja mucho color.

3. Retiramos la parte exterior de la coliflor verde y la reservamos para el final. Cortamos la parte interior más blanca en trozos grandes.

4. Añadimos la coliflor troceada a la olla con la cebolla y cubrimos con el caldo y la leche calientes. Salpimentamos y dejamos cocinar durante unos 20 minutos, hasta que la coliflor esté bien tierna.

5. Una vez cocida, trituramos todo el contenido de la olla con una batidora. Añadimos después unas gotas de zumo de lima y la ralladura de su piel. Rectificamos de sal y pimienta si es necesario.

6. Servimos la crema caliente o tibia. Rallamos la coliflor que hemos reservado en crudo por encima de la crema. Aliñamos con un poco de sal y terminamos el plato con cebollino picado.

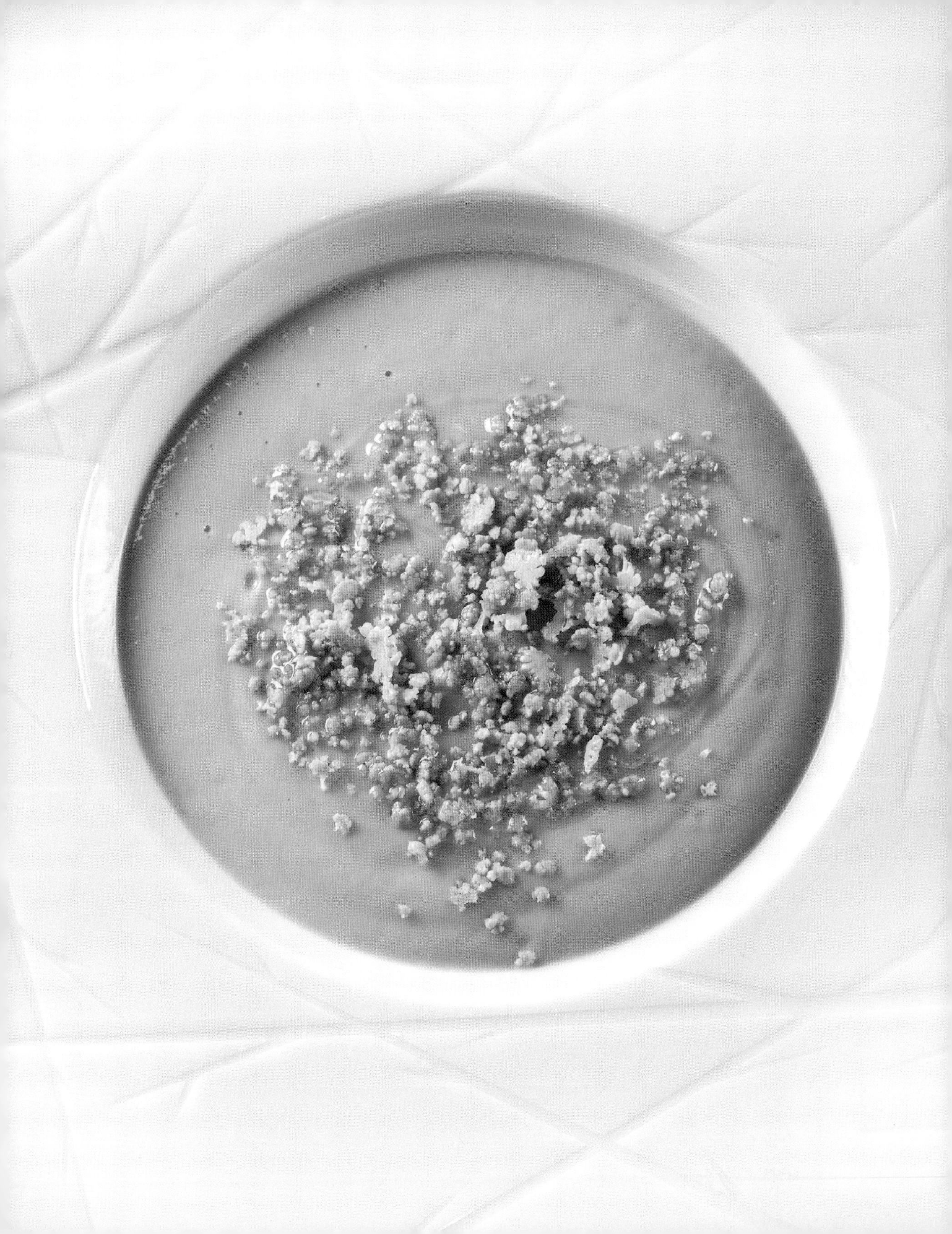

POLLO AL CURRI

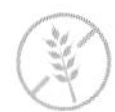 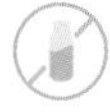

Ingredientes

2 contramuslos de pollo
1 cebolla pequeña
½ pimiento verde
½ pimiento rojo
20 g de jengibre
200 ml de caldo de pollo
(véase la página 51)
200 ml de leche de coco
1 cucharada de curri
Limón
1 diente de ajo
150 g de arroz jazmín
Aceite de oliva
Sal y pimienta

INFO. COMPLEMENTARIA

Siempre que sea posible, es preferible comprar pollo de corral. Se cría de forma sostenible y con un proceso de engorde más lento que da como resultado una carne más sabrosa.

La leche de coco es rica en grasas saturadas de origen vegetal. Por eso este plato resulta un poco más calórico.

Si no nos gusta el sabor de la leche de coco o queremos aligerar el plato, podemos usar leche evaporada.

1. Para preparar el arroz de guarnición, ponemos el arroz en un colador y lo lavamos bien bajo el grifo. Pelamos y cortamos el diente de ajo en láminas y lo doramos en una cazuela con un par de cucharadas de aceite de oliva. Antes de que se dore demasiado, añadimos el arroz bien escurrido y el doble de volumen de agua que de arroz. Salpimentamos y dejamos cocinar hasta que el arroz haya absorbido toda el agua.

ATENCIÓN: Si tenemos el sofrito hecho con antelación, doramos unos segundos el jengibre y la piel de limón al retirar el pollo, añadimos el sofrito de cebolla y pimiento y seguimos con la receta.

2. Cortamos los contramuslos de pollo en dados grandes, salpimentamos y doramos el pollo en una sartén grande con un poco de aceite de oliva. Cuando esté dorado, retiramos y reservamos

3. Picamos la cebolla, el jengibre y los pimientos en dados pequeños. Los salteamos en la misma sartén en la que hemos dorado el pollo junto con una piel de limón.

4. Cuando las verduras se hayan ablandado, añadimos el curri, damos un par de vueltas y agregamos el caldo. Volvemos a añadir el pollo a la sartén y dejamos que se cocine unos 10 minutos.

5. Antes de retirar del fuego, añadimos la leche de coco y dejamos reducir un poco.

6. Servimos el guiso de pollo con el arroz blanco al lado.

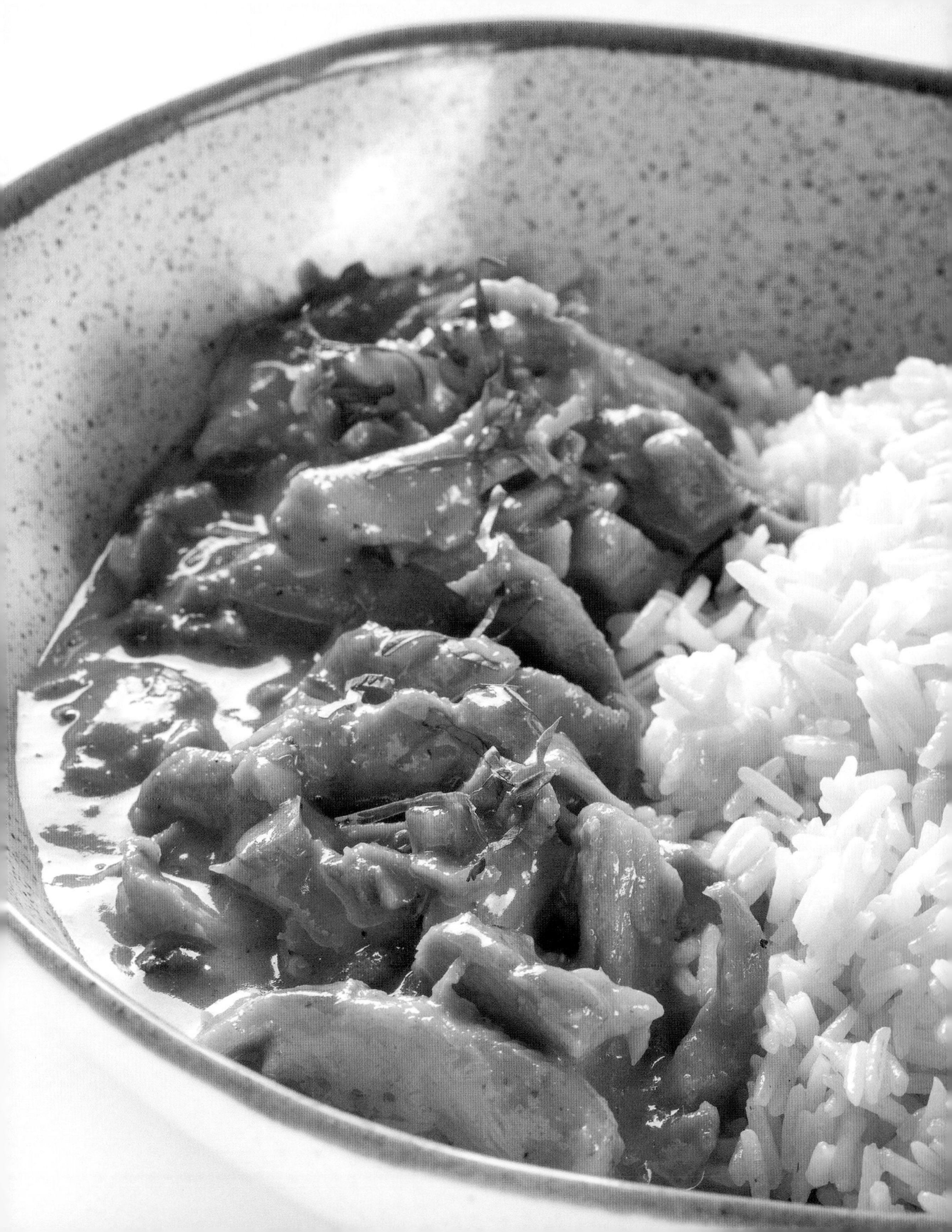

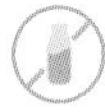

ALCACHOFAS GUISADAS

Ingredientes

6 alcachofas
1 cebolla tierna
1 tomate
50 g de beicon ibérico
300 ml de caldo de verduras (véase la página 50)
Limón
Aceite de oliva
Sal y pimienta

INFO. COMPLEMENTARIA

Las alcachofas contienen un tipo de hidratos de carbono que se transforman en fructosa dentro del organismo. Por eso la alcachofa es ideal para las personas que padecen diabetes.

El consumo de carnes procesadas como el beicon debe ser muy moderado. Cuando optemos por ellas, como en esta receta, es mejor que sea ibérica y de buena calidad.

ALTERNATIVA VEGANA: Podemos sustituir el beicon por un diente de ajo para dar sabor al guiso.

1. Limpiamos las alcachofas, retirando las hojas exteriores hasta que aparezcan las más blancas. Cortamos las alcachofas por donde las hojas cambian de color. Retiramos la parte exterior del tallo, manteniendo el centro unido a la alcachofa. Después cortamos en cuartos y retiramos los pelillos del interior si los tiene.

2. A medida que limpiamos las alcachofas, las reservamos en un bol con agua y unas ramas de perejil para evitar que se oxiden.

3. Cortamos la parte blanca de la cebolla tierna en juliana y reservamos la parte verde para el emplatado.

4. Cortamos el beicon en tiras y lo salteamos en una cazuela con unas gotas de aceite. Cuando esté dorado, añadimos la cebolla tierna y las alcachofas bien escurridas.

5. Salteamos durante 1 minuto y añadimos el caldo de verduras. Dejamos que se cocine y reduzca un poco.

6. Mientras tanto, pelamos el tomate, retiramos las semillas y picamos la pulpa en daditos.

7. Retiramos el guiso de alcachofas del fuego y añadimos el tomate en crudo, un chorro de zumo de limón y la parte verde de la cebolla tierna en aros.

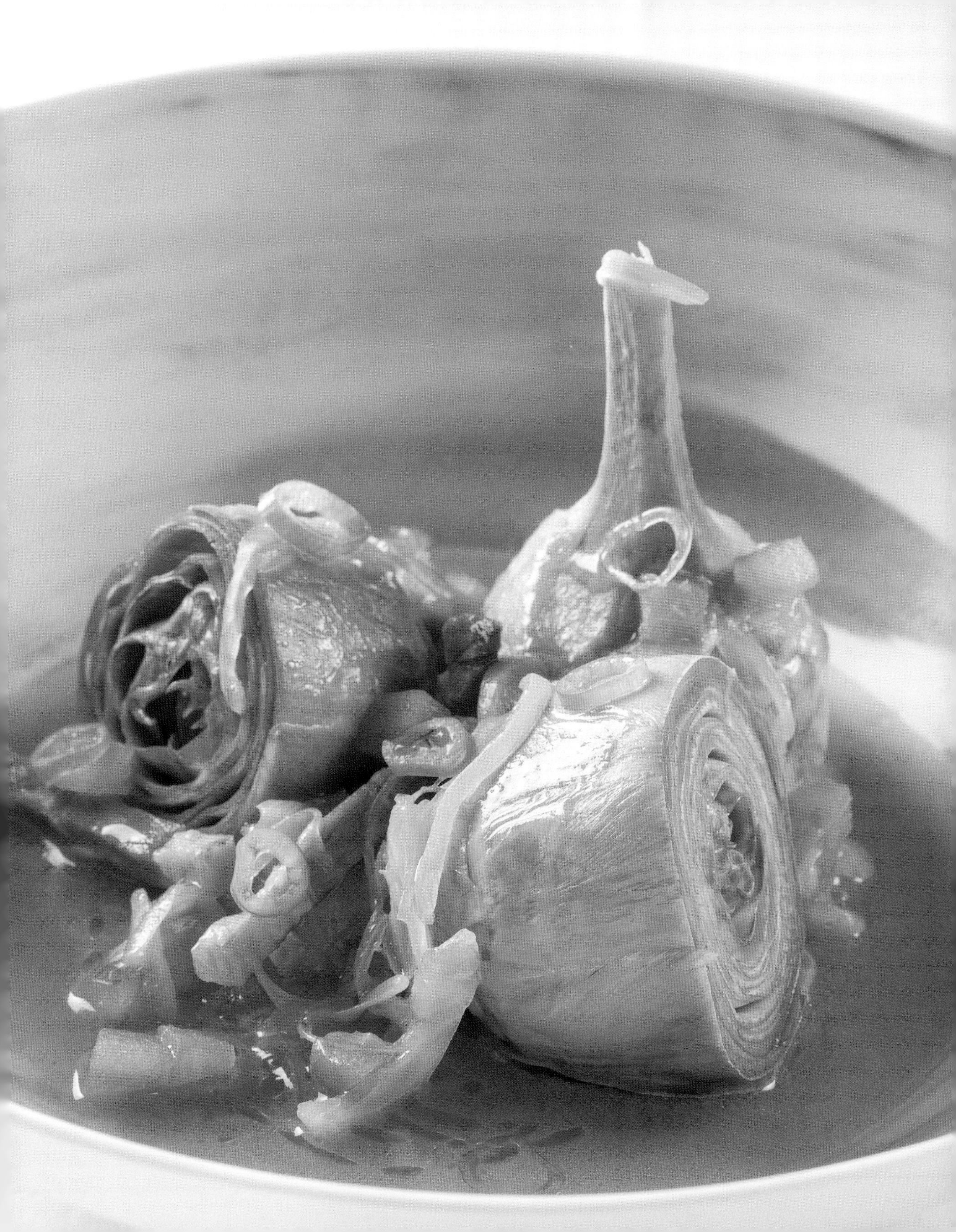

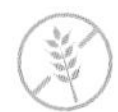 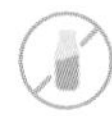

TATAKI DE ATÚN

Ingredientes

200 g de lomo de atún
2 tomates maduros
1 cebolla tierna
1 cucharada de alcaparras
5 cucharadas de salsa de soja (tamari)
1 cucharada de aceite de sésamo
1 trozo de jengibre
1 limón
Hierbas aromáticas frescas
Aceite de oliva
Sal y pimienta

INFO. COMPLEMENTARIA

También podemos preparar esta receta con bonito.

Si queremos un sabor más intenso, podemos dejar el atún en la marinada durante unas horas.

Para un acabado más original, podemos rebozar el atún con sésamo negro y blanco.

1. Mezclamos en un bol la salsa de soja, el aceite de sésamo, el jengibre rallado, el zumo de medio limón y un par de cucharadas de aceite de oliva.

2. Cortamos el atún en dos porciones iguales, si puede ser, en forma de lingote. Sumergimos el atún en el bol con la marinada y lo dejamos unos minutos mientras preparamos la guarnición.

3. Cortamos la cebolla tierna en daditos pequeños. Picamos también el tomate pelado y las alcaparras. Mezclamos las verduras picadas con hierbas aromáticas al gusto y las aliñamos con zumo y ralladura de limón, aceite de oliva, sal y pimienta.

4. Sacamos el atún de la marinada y lo marcamos en una sartén antiadherente muy caliente. Debemos marcarlo por todos los lados, dejando el centro rosado.

5. Retiramos el atún de la sartén y lo cortamos en rodajas. Servimos el atún con las verduras picadas y aliñadas.

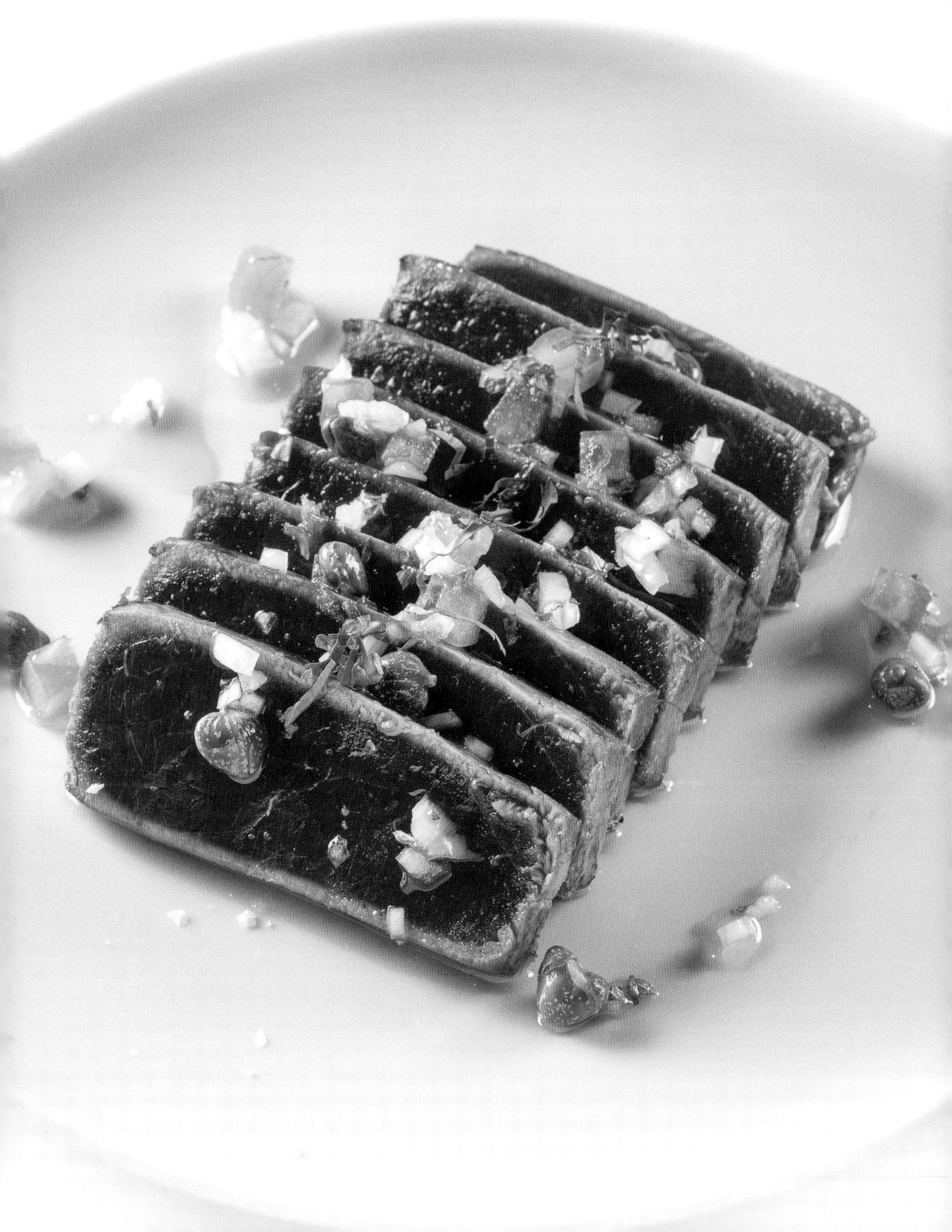

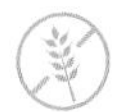 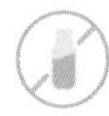

ENSALADILLA RUSA

Ingredientes

2 patatas
1 zanahoria
100 g de judías verdes finas
100 g de guisantes
1 lata de caballa en conserva
1 cucharadita de alcaparras
Aceitunas sin hueso
Cebollino
Sal

Mayonesa

1 huevo
2 pimientos del piquillo
150 ml de aceite de girasol
Limón
Sal y pimienta

INFO. COMPLEMENTARIA

En verano podemos sustituir el huevo de la mayonesa por leche, para evitar el peligro de salmonelosis.

Al cocinar las patatas enteras con la piel, estas mantienen mejor sus propiedades y no pierden almidón.

ALTERNATIVA VEGETARIANA: Eliminamos la caballa en aceite.

1. Limpiamos bien las patatas y la zanahoria y las cocinamos enteras en una olla con abundante agua y sal hasta que estén cocidas.

2. Limpiamos y cortamos las judías verdes en trocitos pequeños. Escaldamos las judías y los guisantes durante unos minutos.

3. Cuando las patatas y la zanahoria estén cocidas y se hayan enfriado un poco, retiramos la piel y las cortamos en daditos. Mezclamos con las judías y los guisantes, las aceitunas cortadas en rodajas, las alcaparras y la caballa escurrida y desmigada.

4. Preparamos la mayonesa poniendo el huevo, los pimientos, unas gotas de limón, sal, pimienta y parte del aceite en el vaso de la batidora. Situamos la batidora en el fondo del vaso y, sin mover, empezamos a batir lentamente. Cuando empiece a ligar la mezcla, vamos añadiendo poco a poco el resto del aceite hasta obtener una mayonesa compacta y homogénea.

5. Mezclamos las verduras de la ensaladilla con la mayonesa y removemos con cuidado. Reservamos la ensaladilla en la nevera hasta el momento de servir.

6. Emplatamos la ensaladilla con un poco de cebollino picado por encima.

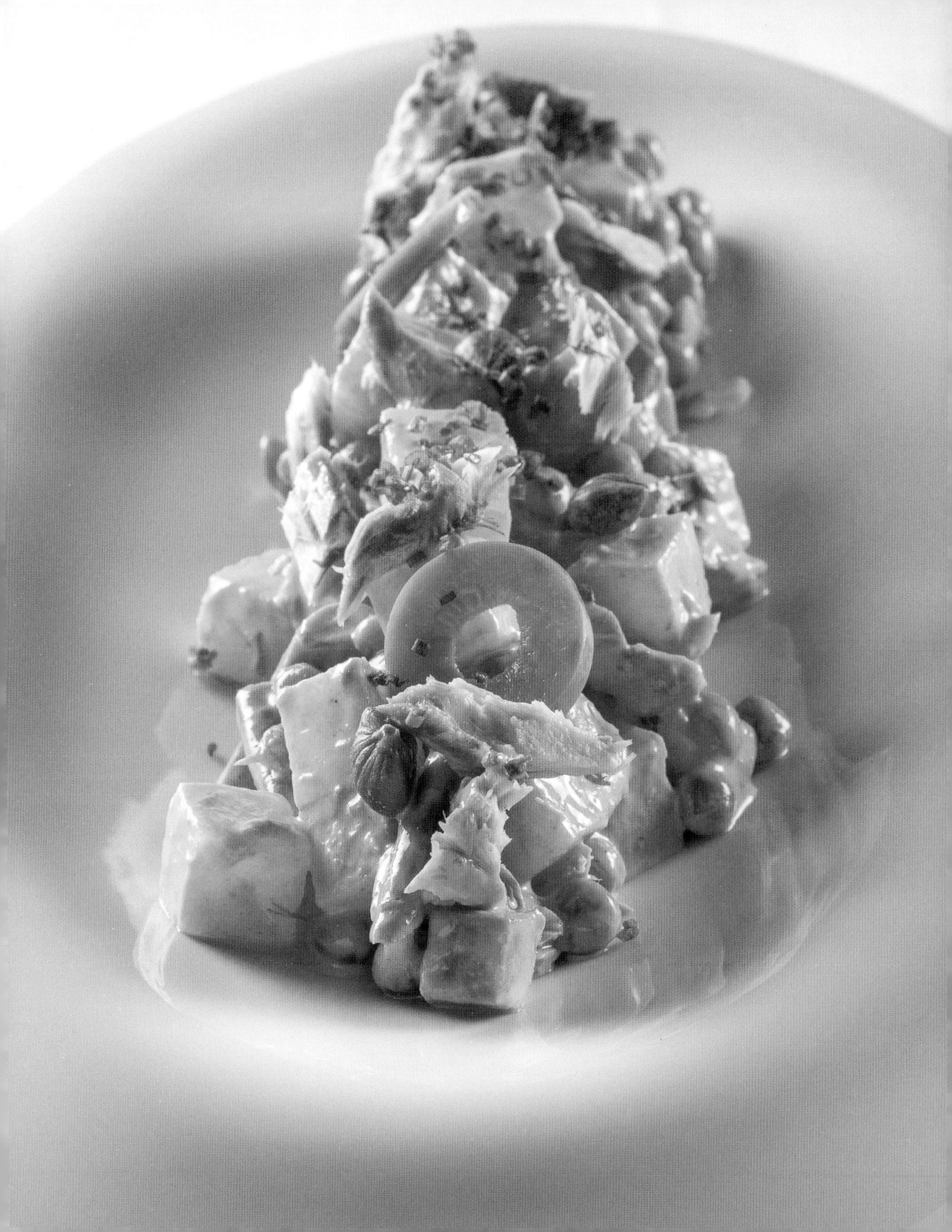

ROLLITOS DE TERNERA CON PEPINILLOS Y MOSTAZA

Ingredientes

2 filetes finos de ternera
2 pepinillos encurtidos grandes
2 dientes de ajo
1 cucharada de alcaparras
1 cucharada de mostaza de Dijon
2 cucharadas de miel
1 cucharada de salsa de soja (tamari)
Romero
Lima
100 g de setas
Aceite de oliva
Sal y pimienta

INFO. COMPLEMENTARIA

Estos rollitos también se pueden cocinar a la brasa.

Los cortes de la culata, tapa y babilla de ternera son ideales para cocinar a la plancha.

1. Pelamos el diente de ajo. Lo ponemos en un mortero junto con las alcaparras y machacamos bien hasta conseguir una pasta. Añadimos la mostaza, la miel, la soja y unas gotas de zumo de lima y mezclamos bien.

2. Salpimentamos los filetes de ternera y untamos una de sus caras con la pasta del mortero. En el centro colocamos los pepinillos cortados en bastones y un poco de romero. Enrollamos el filete y lo aseguramos con un palillo.

3. Doramos los rollitos a la plancha con unas gotas de aceite, dándoles la vuelta progresivamente para que se cocinen por todos los lados.

4. Cortamos las setas por la mitad. Una vez retirados los rollitos de la plancha, añadimos las setas y las doramos por ambos lados.

5. Retiramos el palillo y servimos los rollitos cortados por la mitad junto con las setas a la plancha.

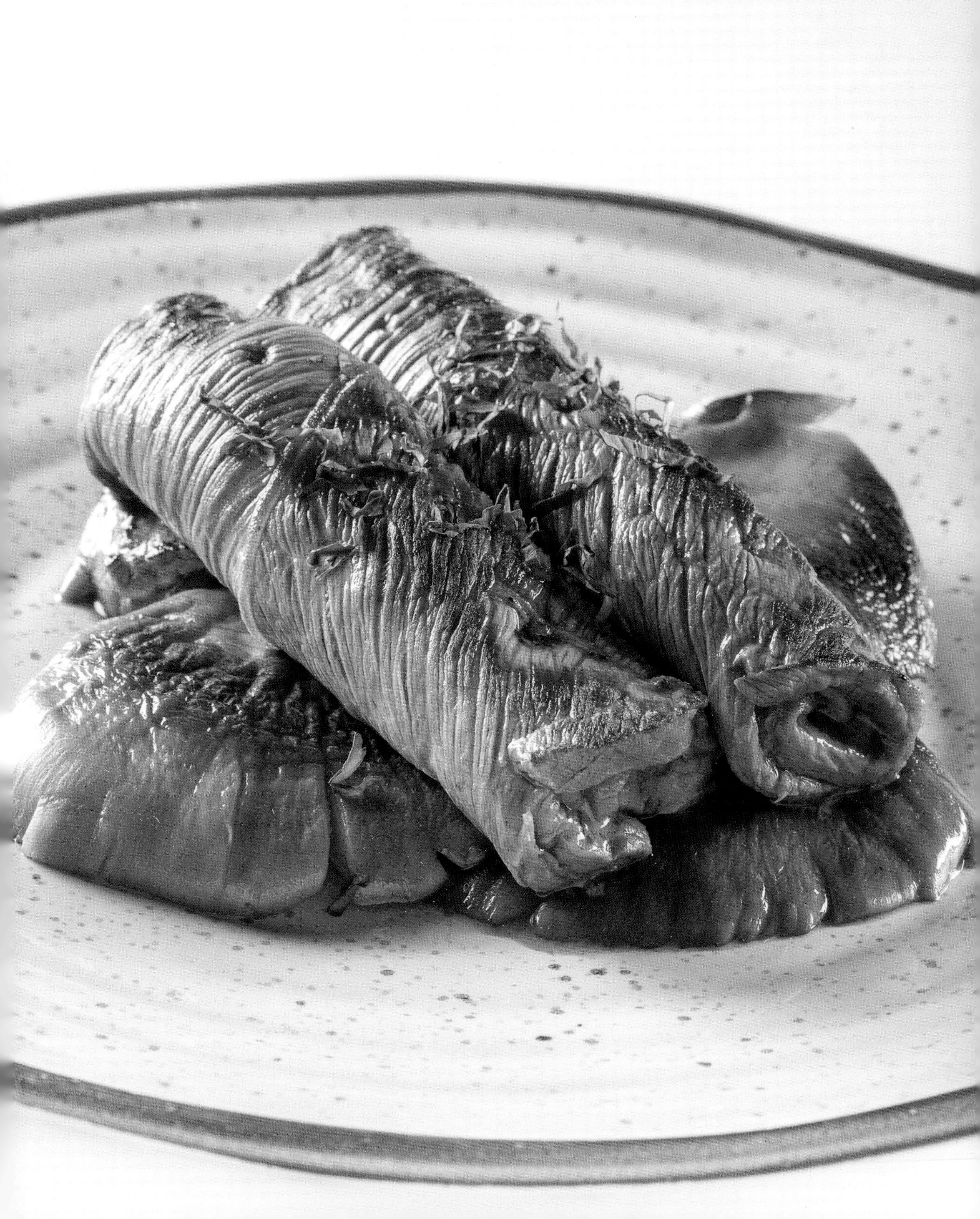

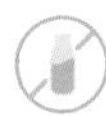

HUEVOS AL HORNO

Ingredientes

4 huevos
1 berenjena
1 cebolla
2 tomates
½ pimiento verde
½ pimiento rojo
40 g de jamón de pato
2 rebanadas de pan de molde
1 cucharada de ajo en polvo
Comino
Hierbas aromáticas
Aceite de oliva
Sal y pimienta

INFO. COMPLEMENTARIA

ALTERNATIVA VEGETARIANA: Preparamos el plato sin el jamón de pato.

El jamón de pato se obtiene secando magrets de pato. Como todas las carnes procesadas, su consumo debe ser ocasional.

1. Cortamos los pimientos y un tomate en daditos y los ponemos a rehogar con aceite de oliva en una cazuela que pueda ir al horno.

2. Cortamos la berenjena en dados del mismo tamaño que el resto de las verduras. Añadimos la berenjena a la cazuela cuando la cebolla y los pimientos empiecen a ablandarse.

ATENCIÓN: Si tenemos el sofrito hecho con antelación, lo calentamos un poco en una cazuela y seguimos con la receta.

3. Rallamos el otro tomate y lo incorporamos a la cazuela junto con el ajo en polvo y una pizca de comino. Dejamos cocinar a fuego suave hasta que el pisto esté bien meloso, unos 30 minutos.

4. Precalentamos el horno a 200 °C con la función de calor arriba y abajo. Preparamos una bandeja amplia donde quepa la cazuela del pisto y llenamos una cuarta parte de la bandeja con agua.

5. Estiramos el pan de molde con un rodillo. Le espolvoreamos por encima hierbas aromáticas picadas, como romero y tomillo, y lo regamos con un chorro de aceite de oliva.

6. Retiramos la cazuela del fuego y hacemos cuatro huecos. Cascamos los huevos, los ponemos en los huecos del pisto y después cubrimos los huevos con las lonchas de jamón de pato. Ponemos la cazuela en la bandeja con agua y horneamos durante 7 minutos, hasta que la clara de los huevos esté cocida y la yema aún líquida.

7. Aprovechamos y tostamos pan en el horno mientras se cocinan los huevos.

8. Podemos servir la cazuela de huevos y pisto con unas tostadas de pan y un poco de perejil picado por encima.

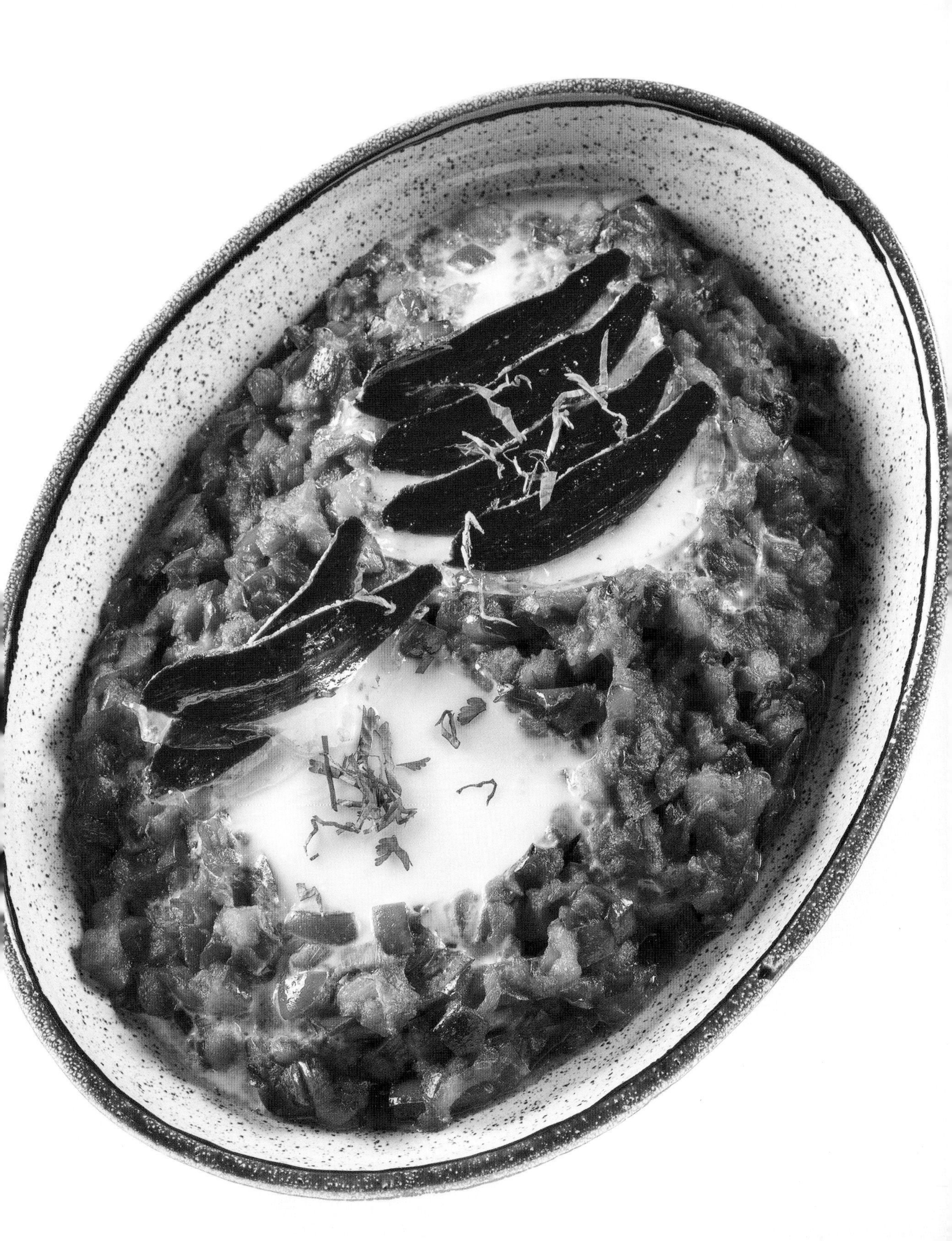

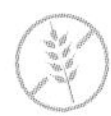 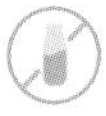

GARBANZOS A LA MEDITERRÁNEA

Ingredientes

400 g de garbanzos cocidos
1 cebolla
1 diente de ajo
1 pimiento rojo
½ calabacín
2 tomates
6 chipirones
300 ml de caldo de verduras (véase la página 50)
Romero
Tomillo
Aceite de oliva
Sal y pimienta

INFO. COMPLEMENTARIA

ALTERNATIVA VEGANA: Sustituimos los chipirones por unos dados de tofu marinado.

Esta es una opción muy completa para una comida que además gana en sabor si la preparamos el día anterior.

Una pieza de fruta, como naranja, fresas, kiwi o piña, es el complemento perfecto para este plato. La vitamina C ayuda a absorber el hierro de las legumbres.

1. Lavamos y cortamos en daditos todas las verduras.

2. Limpiamos los chipirones o pedimos que nos los preparen en la pescadería. Doramos los chipirones en una sartén con un poco de aceite de oliva. Cuando estén dorados por los dos lados, los retiramos.

3. Añadimos la cebolla, el ajo y el pimiento a la sartén y rehogamos ligeramente. Incorporamos una rama de romero y otra de tomillo, el calabacín y finalmente el tomate. Dejamos cocinar hasta que las verduras estén tiernas.

ATENCIÓN: Si tenemos el sofrito hecho con antelación, rehogamos el calabacín con las hierbas aromáticas, después añadimos el sofrito y finalmente el tomate.

4. Agregamos los garbanzos cocidos y escurridos a las verduras y mojamos con el caldo de verduras. Dejamos cocinar unos 5 minutos.

5. Añadimos los chipirones marcados y retiramos del fuego.

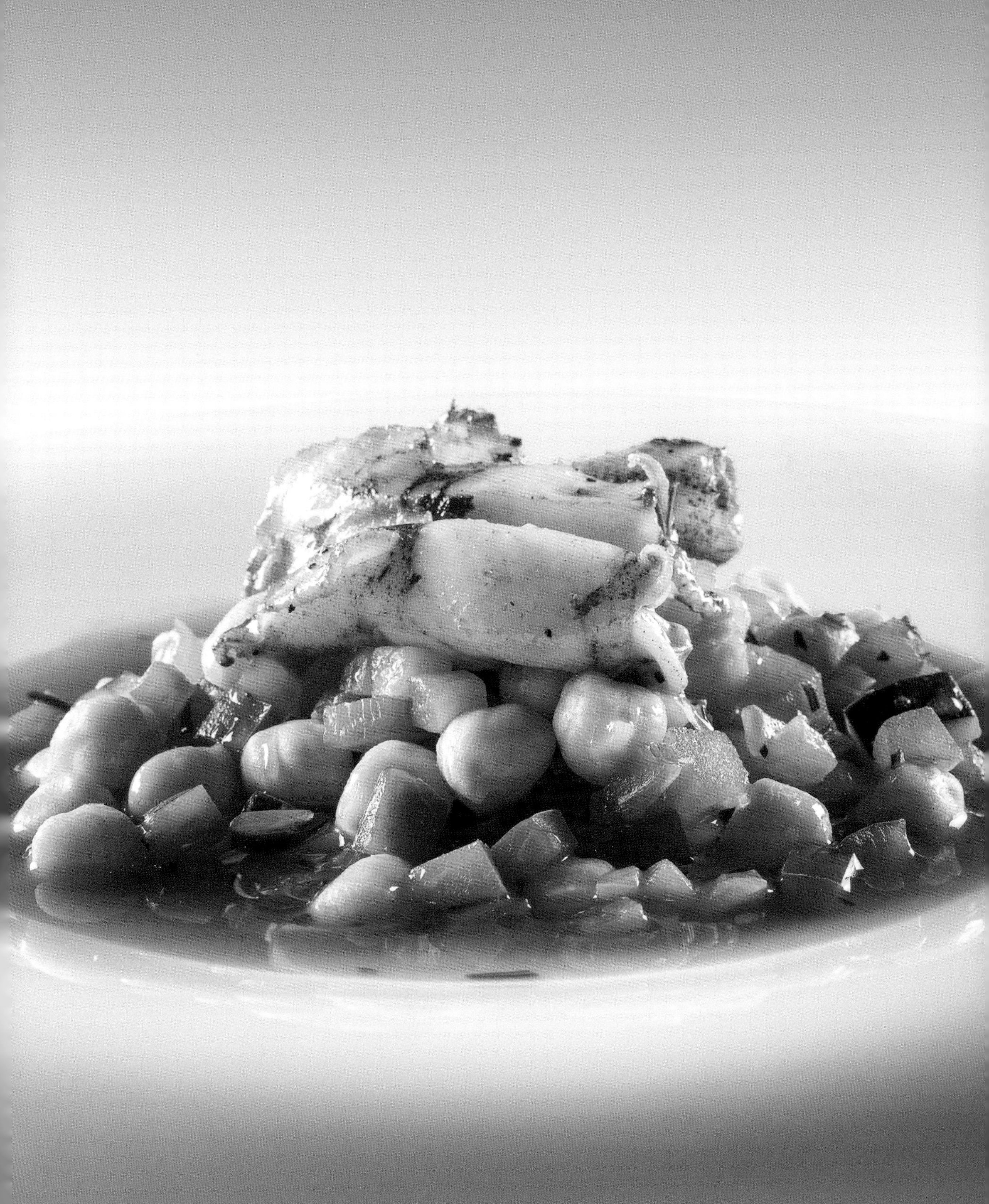

 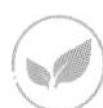 

GRATÉN DE VERDURAS VEGANO

Ingredientes

½ coliflor
2 berenjenas
2 calabacines
10 champiñones
60 g de maicena
1 l de bebida de arroz
Nuez moscada
Aceite de oliva
Sal y pimienta

INFO. COMPLEMENTARIA

Esta receta se puede preparar con todo tipo de verduras, especialmente si son de temporada.

ALTERNATIVA OMNÍVORA: Sustituimos la bebida de arroz por leche de vaca.

1. Precalentamos el horno a 180 °C con calor arriba y abajo.

2. Cortamos las verduras en láminas con un cuchillo bien afilado. Cuanto más finas sean las láminas, mejor presentación tendrá el gratén.

3. Doramos ligeramente las verduras salpimentadas, excepto los champiñones, en tandas en una sartén con aceite de oliva.

4. Calentamos la bebida de arroz con un poco de nuez moscada rallada.

ATENCIÓN: Es importante asegurarse de que usamos una bebida de arroz sin azúcares añadidos.

5. Calentamos unos 60 g de aceite de oliva en un cazo y añadimos la maicena. Removemos para que no se pegue y cocinamos durante un par de minutos.

6. Añadimos la bebida de arroz caliente y seguimos removiendo hasta que la bechamel espese. Rectificamos de sal y pimienta y retiramos del fuego.

7. Colocamos las láminas de verdura alternadas en una fuente para horno, excepto los champiñones. Entre capa y capa de verdura ponemos un poco de bechamel. Podemos terminar con una buena capa de bechamel que cubra las verduras y los champiñones. Horneamos durante unos 15 minutos.

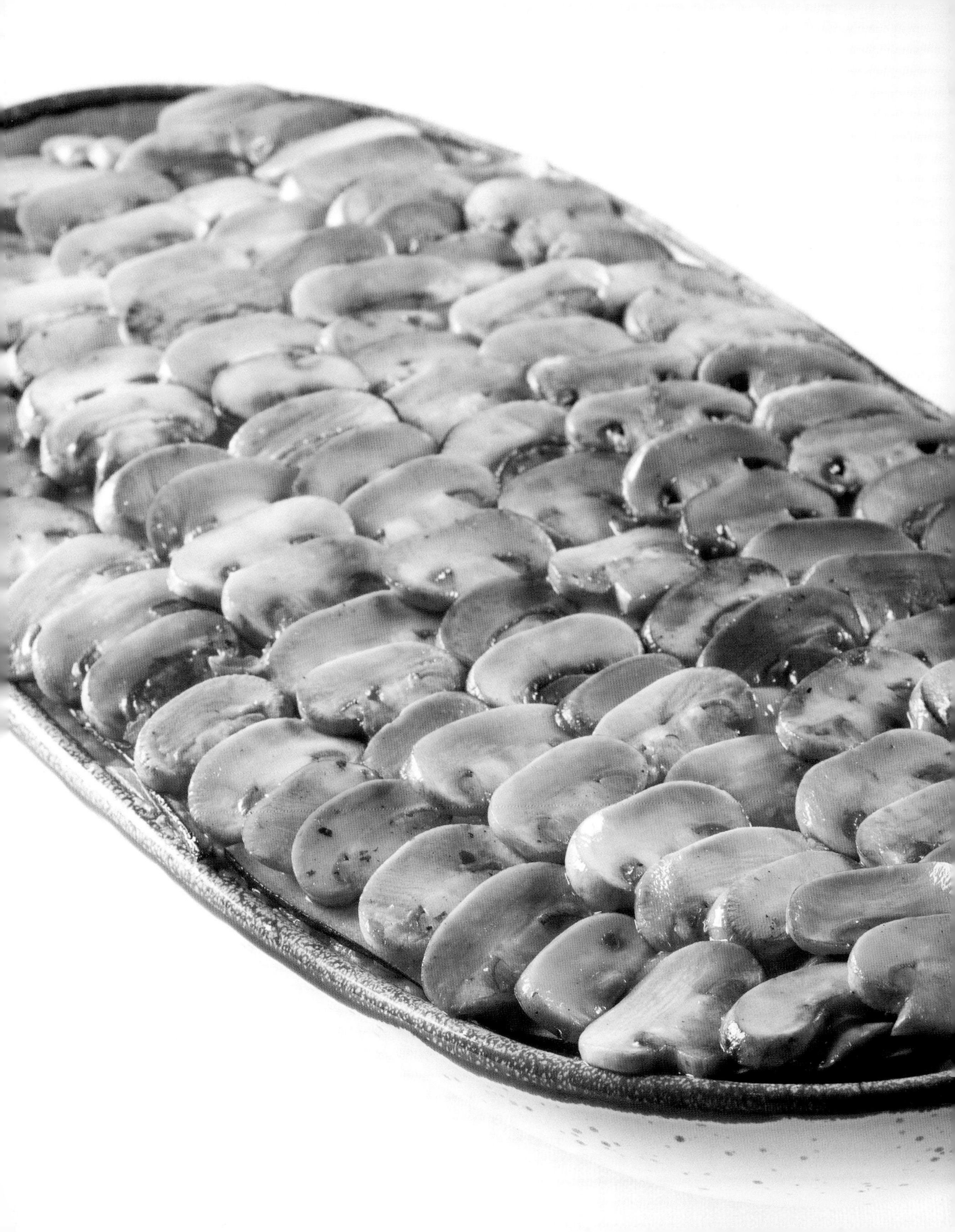

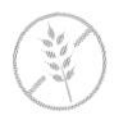 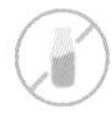

SALMÓN CON SALTEADO DE QUINOA

Ingredientes

300 g de salmón
150 g de quinoa
4 ajos tiernos
1 cebolla
1 puerro
2 dientes de ajo negro (opcional)
Cebollino
Aceite de oliva
Sal y pimienta

INFO. COMPLEMENTARIA

La mayor parte del salmón que se comercializa proviene de la acuicultura.

OPCIÓN FAMILIAR: Si preparamos esta receta para una comida multitudinaria, podemos cocinar el salmón en el horno a 180 °C durante 8-10 minutos.

1. Ponemos la quinoa en un colador y la lavamos bien bajo el grifo. Cocinamos la quinoa hirviéndola con el doble de agua y un poco de sal durante unos 18 minutos.

2. Cortamos las verduras en juliana y las salteamos todas juntas en una sartén con aceite de oliva. Cuando empiecen a ablandarse, añadimos la quinoa escurrida y seguimos salteando. Añadimos el ajo negro picado al final y un poco de cebollino picado.

3. Salpimentamos el salmón y lo cocinamos a la plancha, primero por la parte de la piel y los últimos segundos por la parte de la carne.

4. Servimos el salmón sobre el salteado de quinoa.

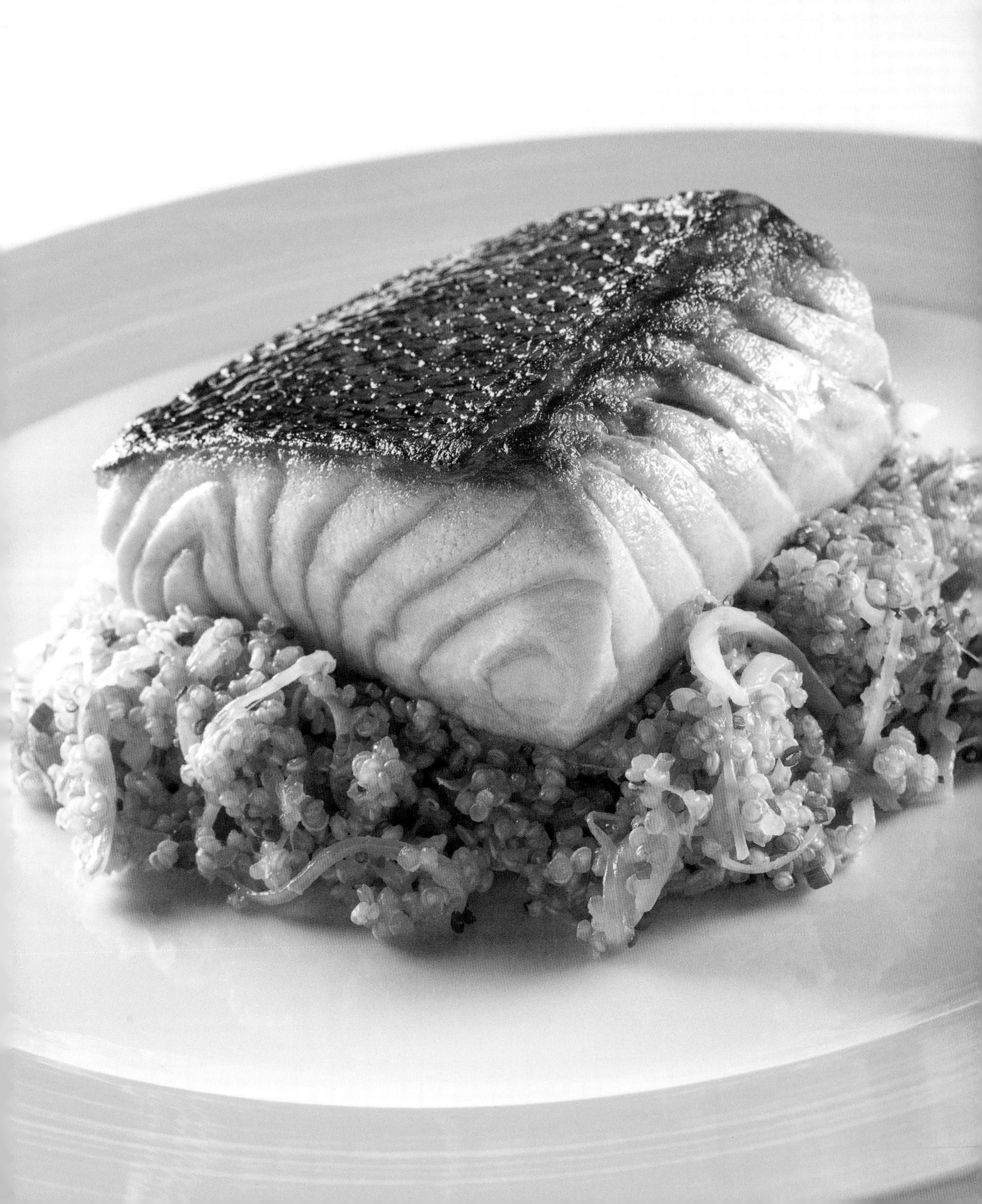

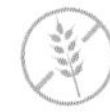

ENSALADA DE CALABAZA ASADA

Ingredientes

½ calabaza redonda pequeña
80 g de queso feta
Lechuga
Rúcula
3 filetes de anchoa
20 g de pipas de calabaza
Romero
Limón
Vinagre de Jerez
Aceite de oliva
Sal y pimienta

INFO. COMPLEMENTARIA

ALTERNATIVA VEGETARIANA: Sustituimos las anchoas por una cucharadita de salsa de soja (tamari).

El queso feta se elabora con leche de oveja y se cura en salmuera. Se puede sustituir por otro tipo de queso, como mozzarella, queso de cabra o requesón.

Las anchoas y el queso feta son alimentos muy salados, por eso no es necesario añadir más sal a la vinagreta.

1. Precalentamos el horno a 180 °C con calor arriba y abajo y la función de ventilador, si la tiene.

2. Cortamos la calabaza en gajos y retiramos la piel con cuidado.

ATENCIÓN: La piel de la calabaza puede ser muy dura; para retirarla debemos asentar bien el trozo de calabaza y utilizar un cuchillo bien afilado.

3. Ponemos la calabaza en una fuente para horno con sal, pimienta, unas hojas de romero y un chorro de aceite de oliva. Tapamos la fuente con papel de hornear y asamos la calabaza en el horno durante unos 30 o 40 minutos.

4. Preparamos una vinagreta mezclando en un bol los filetes de anchoa picados con un poco de romero, las pipas de calabaza, una cucharada de vinagre, unas gotas de zumo de limón, aceite de oliva y pimienta.

5. Limpiamos la lechuga y la rúcula y las escurrimos bien. Las ponemos sobre la calabaza asada, repartimos el queso feta por encima y finalmente aliñamos con la vinagreta.

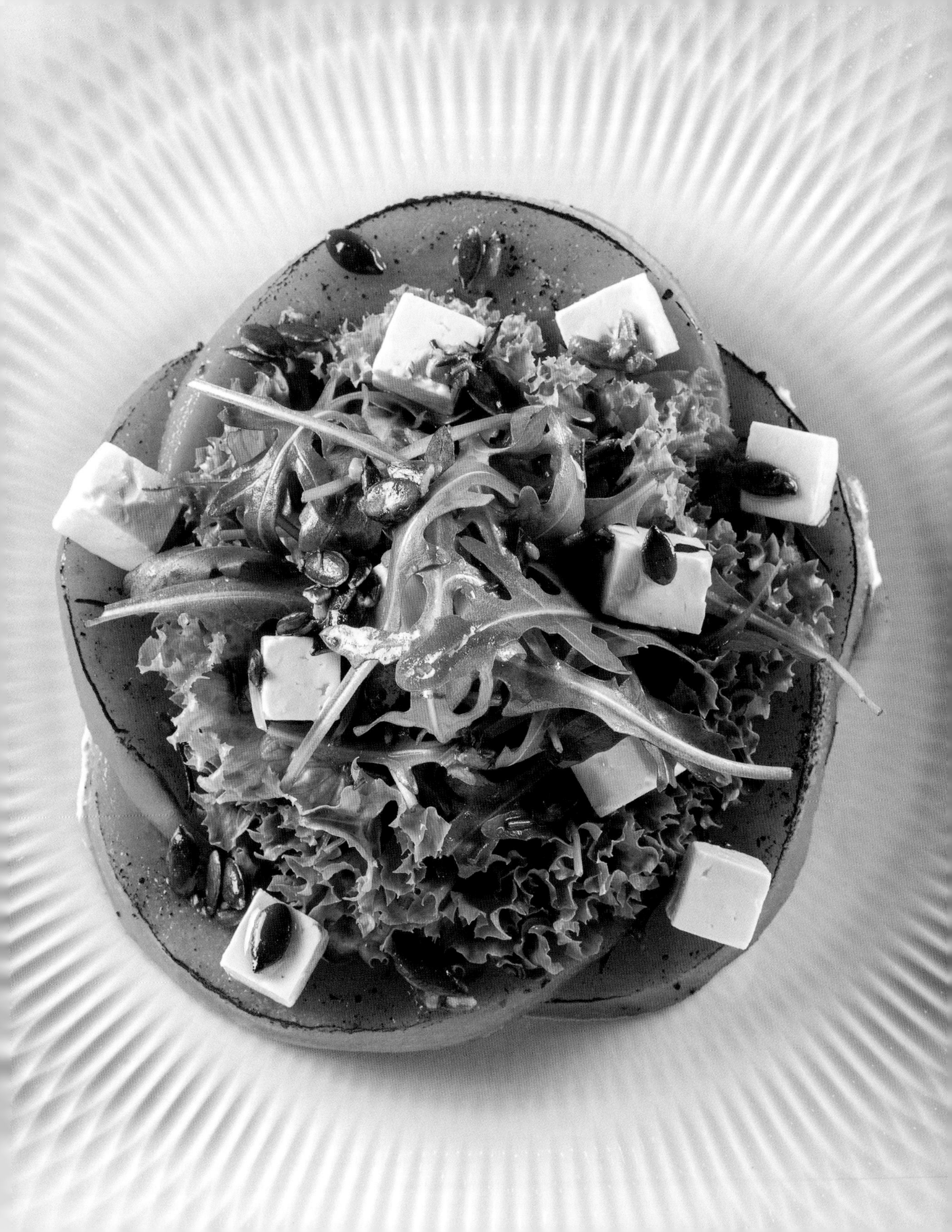

PESCADO A LA SIDRA

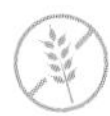 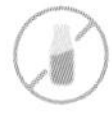

Ingredientes

250 g de pescado blanco
Un puñado de chirlas (opcional)
2 patatas medianas
½ cebolla
2 dientes de ajo
2 cucharadas de tomate frito casero (véase la página 49)
1 hoja de laurel
1 guindilla
100 ml de sidra natural
150 ml de caldo de pescado (véase la página 50)
Perejil
Aceite de oliva
Sal y pimienta

1. Retiramos la piel y picamos los dientes de ajo y la cebolla tan pequeños como podamos. Ponemos una cazuela al fuego con un poco de aceite de oliva y sofreímos el ajo y la cebolla con la guindilla entera y una hoja de laurel.

2. Pelamos las patatas, las cortamos por la mitad a lo largo y después en medias lunas, no muy gruesas.

3. Cuando la cebolla empiece a estar transparente, añadimos el tomate frito y las patatas. A continuación, mojamos con la sidra y el caldo de pescado. Dejamos cocinar a fuego medio unos 15 minutos, hasta que la patata esté cocida.

4. Salpimentamos los filetes de pescado y los cortamos en trozos grandes si hace falta. Añadimos el pescado y las chirlas (opcionales) a la cazuela cuando las patatas ya estén tiernas y dejamos cocinar unos 2 o 3 minutos con la cazuela tapada.

5. Servimos el guiso con un poco de perejil picado por encima.

INFO. COMPLEMENTARIA

Podemos usar corvina, lubina, dorada, merluza, rape..., el pescado que más nos apetezca.

Esta receta de pescado es perfecta para llevar en el táper: el pescado no queda seco y gana en sabor si reposa unas horas.

Las chirlas y los moluscos en general son ricos en hierro y yodo.

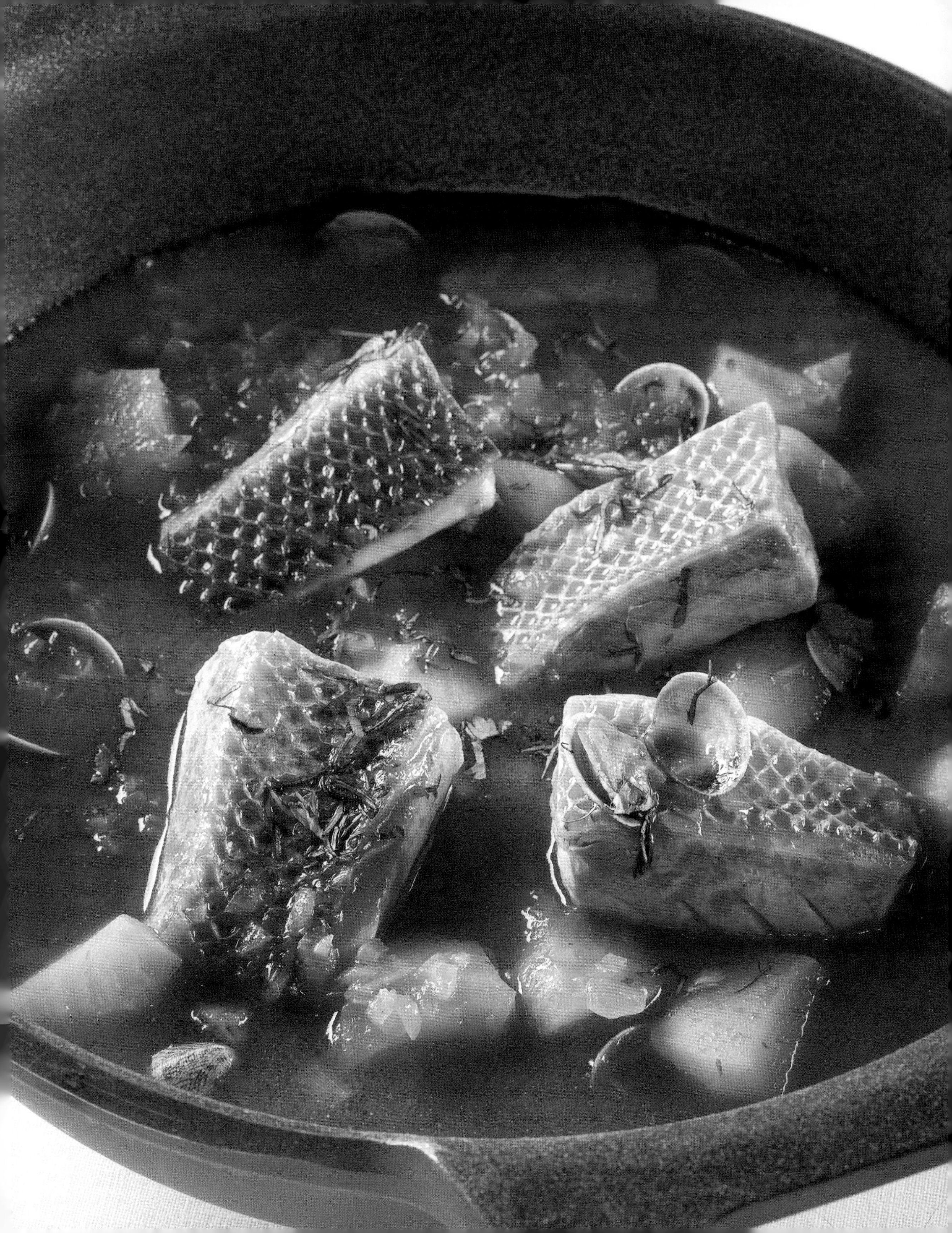

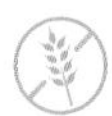 

SOPA MINESTRONE

Ingredientes

200 g de alubias blancas cocidas
6 huevos de codorniz
1 cebolla
1 diente de ajo
4 judías verdes
1 calabacín pequeño
1 zanahoria
1 nabo pequeño
5 champiñones
2 cucharadas de tomate frito casero (véase la página 49)
½ cucharadita de pimentón
500 ml de caldo de verduras (véase la página 50)
Un trozo de corteza de parmesano (opcional)
Aceite de oliva
Sal y pimienta

1. Retiramos la piel y picamos finamente la cebolla y el ajo. En una olla con un poco de aceite de oliva sofreímos la cebolla y el ajo. Cuando la cebolla esté transparente, añadimos el pimentón, removemos bien y a continuación agregamos el tomate frito y el caldo de verduras junto con un trozo de corteza de parmesano, si la tenemos.

2. Cortamos las diferentes verduras en dados pequeños y las vamos añadiendo a la olla por este orden: primero el nabo y la zanahoria, después las judías verdes y finalmente el calabacín y los champiñones. Dejamos cocinar hasta que las verduras estén tiernas, unos 15 minutos.

3. Cuando falten unos 5 minutos para terminar la cocción de las verduras, añadimos las alubias bien escurridas.

4. Por otro lado, cocinamos los huevos de codorniz en un cazo con abundante agua hirviendo y un poco de sal durante unos 4 minutos. Retiramos los huevos del agua, dejamos enfriar un poco, los pelamos y los cortamos por la mitad.

5. Retiramos la corteza de parmesano y servimos la sopa con los huevos duros de codorniz.

INFO. COMPLEMENTARIA

Los huevos de codorniz tienen prácticamente la misma composición nutricional que los huevos de gallina.

Podemos variar las verduras según la temporada y nuestras preferencias. Esta sopa admite cualquier verdura u hortaliza.

ALTERNATIVA VEGANA: Prescindimos de la corteza de parmesano y sustituimos los huevos de codorniz por edamame, o añadimos algún cereal cocido a la sopa, como quinoa o arroz integral.

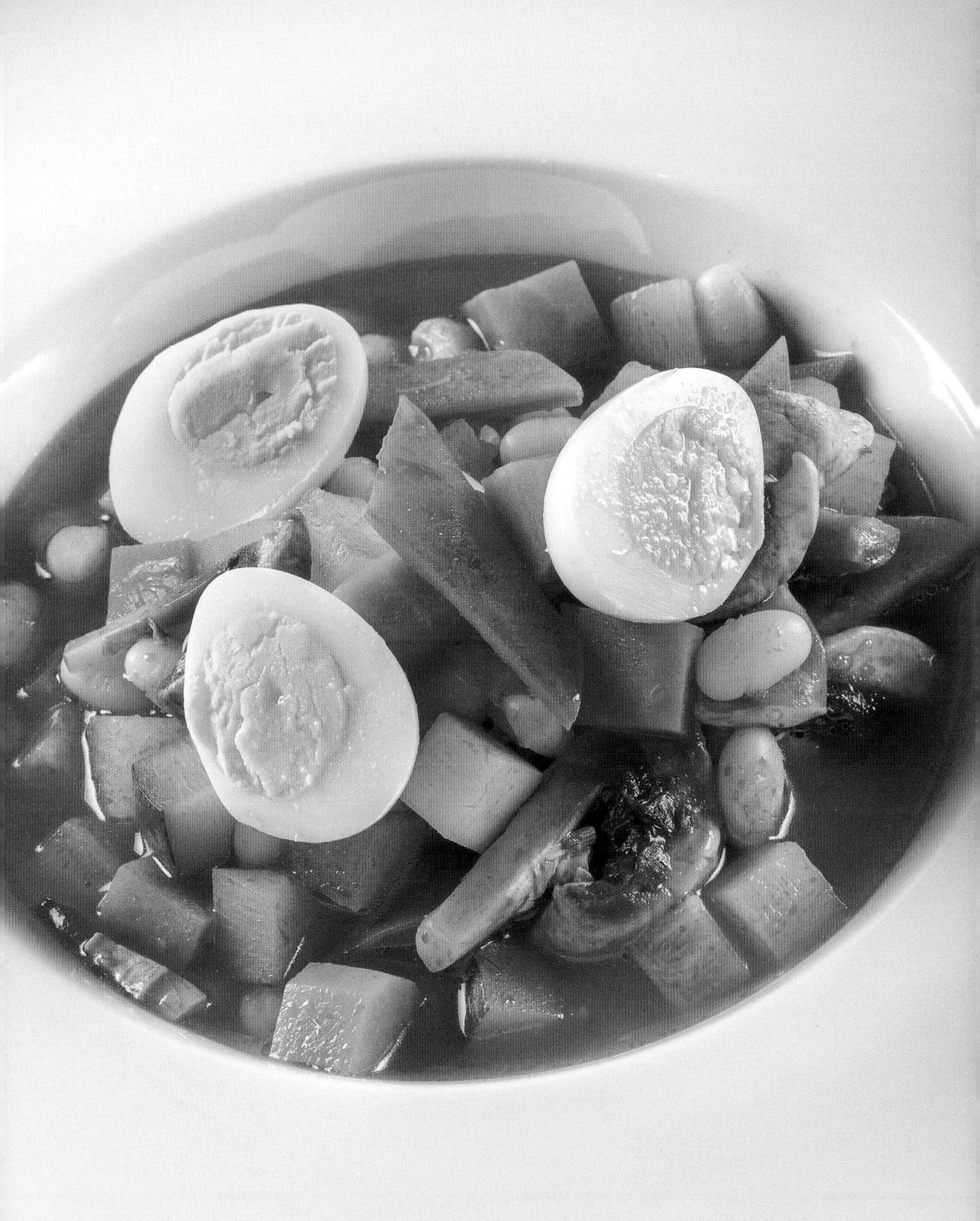

ENSALADA WALDORF

Ingredientes

½ apio
80 g de queso roquefort (azul)
1 manzana Granny Smith
8 aceitunas de Kalamata
1 cucharadita de alcaparras
1 puñado de nueces
1 cucharada de vinagre de manzana
Aceite de oliva
Sal y pimienta

1. Limpiamos bien el apio, desechando las hojas verdes y retirando las fibras del tronco. Cortamos el tronco del apio en trozos regulares y ponemos las hojas más blancas en un bol con agua y unos cubitos de hielo durante unos minutos para que ganen firmeza.

2. Preparamos una vinagreta con el vinagre de manzana, tres cucharadas de aceite de oliva, un poco de sal y pimienta.

3. Pelamos, descorazonamos y cortamos la manzana en dados.

4. Distribuimos en un plato el tronco y las hojas de apio bien escurridas. Desmigamos el queso roquefort por encima del apio. Repartimos los dados de manzana, las nueces ligeramente partidas, las aceitunas cortadas en trozos y las alcaparras.

5. Finalmente, aliñamos con la vinagreta.

INFO. COMPLEMENTARIA

El queso roquefort es el más popular entre los quesos azules, pero también podemos usar un Stilton o un gorgonzola, que es más suave.

El apio es uno de las alimentos menos calóricos que existen. Únicamente el pepino proporciona menos calorías. Es muy refrescante y aporta una buena cantidad de potasio.

La ensalada Waldorf original se aliña con mayonesa; esta es una versión más ligera.

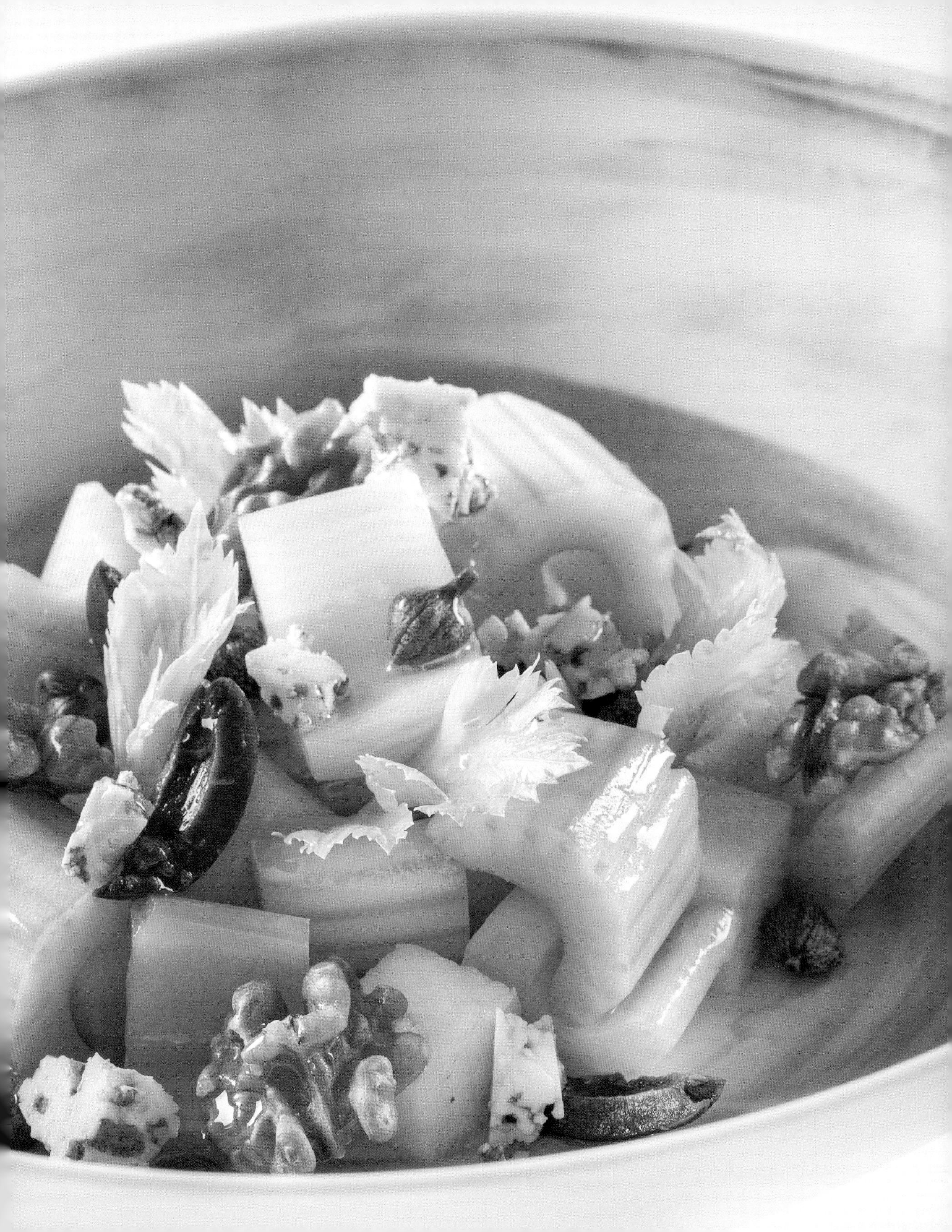

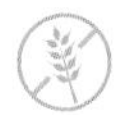
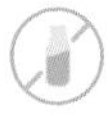

ALITAS DE POLLO CON MOSTAZA

Ingredientes

6 alitas de pollo
½ cucharada de mostaza
½ cucharada de miel
½ cucharada de comino en polvo
½ cucharada de pimentón dulce
½ cucharada de semillas de hinojo
50 ml de salsa de soja o tamari
20 ml de vinagre de manzana
Salsa picante (al gusto)
Salsa de jugo de carne
Cebollino

INFO. COMPLEMENTARIA

El marinado de estas alitas es muy potente de sabor y la salsa de soja contiene bastante sal. Por esto no es necesario añadir sal a las alitas.

El tamari es un tipo de salsa de soja apta para personas celíacas e intolerantes al gluten, ya que se elabora solo con soja.

Las alitas son la parte con más grasa del pollo. Las semillas de hinojo, en este caso, ayudan a la digestión de las grasas.

1. Calentamos el horno a 180 °C con la función de calor arriba y abajo y el ventilador, si lo tiene.

2. Si tenemos las alitas enteras, las cortamos en dos trozos por la articulación principal y desechamos las puntas. Para evitar este paso, podemos pedir que nos las preparen en la pollería.

3. Mezclamos en un bol la mostaza, la miel, la salsa de soja o el tamari, el vinagre y las especias. Añadimos unas gotas de salsa picante y un poco de jugo de carne.

4. Colocamos las alitas en el bol y mezclamos bien para que queden completamente embadurnadas con el marinado.

5. Colocamos las alitas en una bandeja de horno sin que se amontonen. Las horneamos entre 30 y 40 minutos, hasta que estén bien doradas. A media cocción, les damos la vuelta.

6. Se pueden servir las alitas con un poco de cebollino picado por encima.

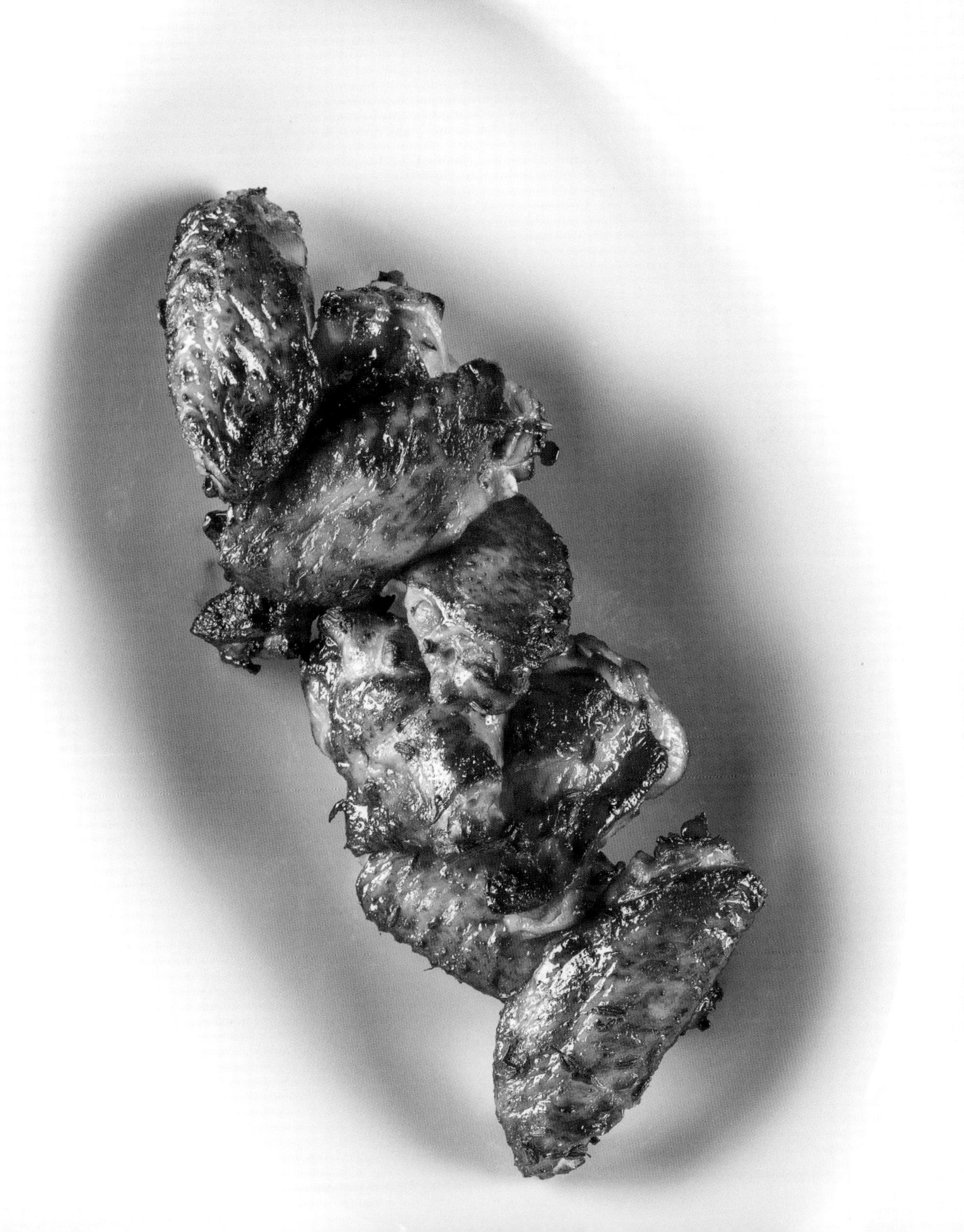

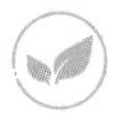 

HAMBURGUESA DE AVENA Y VERDURAS

Ingredientes

100 g de harina de garbanzo
200 ml de caldo de verduras (véase la página 50)
60 g de copos de avena sin gluten
30 g de pipas de calabaza
½ pimiento verde
½ pimiento rojo
½ cebolla
1 berenjena
1 zanahoria
3 champiñones Portobello
1 cucharada de ajo en polvo
Orégano seco
Aceite de oliva
Sal y pimienta

Para la ensalada:

2 cogollos de lechuga
2 tomates
Aceitunas negras
Rabanitos
Limón

INFO. COMPLEMENTARIA

La avena no tiene la misma cantidad de gluten que el trigo, el centeno y la cebada. A pesar de esto, no es apta para personas celíacas.

Las pipas de calabaza y otros frutos secos son especialmente ricos en calcio y proteína vegetal.

ALTERNATIVA VEGETARIANA: Podemos añadir un poco de queso feta a la masa de las hamburguesas.

1. Picamos todas las verduras lo más pequeñas que podamos y las salteamos en una sartén con aceite de oliva y el ajo en polvo, el orégano y un poco de sal. Dejamos sofreír hasta que estén bien cocidas.

ATENCIÓN: Si tenemos el sofrito hecho con antelación, rehogamos la zanahoria cortada pequeña, la berenjena y los champiñones con las especias y finalmente añadimos el sofrito. Lo dejamos un minuto que se cocine junto y retiramos.

2. Calentamos el caldo en un cazo y añadimos los copos de avena. Dejamos cocer, sin dejar de remover, durante unos 10 minutos hasta obtener unas gachas consistentes.

3. Tostamos la harina de garbanzo en una sartén con cuidado.

4. Mezclamos las gachas de avena con la harina tostada y las verduras salteadas. Removemos bien y finalmente añadimos las pipas de calabaza y rectificamos de sal y pimienta.

5. Dejamos enfriar un poco y formamos las hamburguesas con las manos ligeramente engrasadas. Dora las hamburguesas por los dos lados en una sartén con unas gotas de aceite de oliva.

6. Separamos las hojas y limpiamos bien los cogollos de lechuga. Los escurrimos y los ponemos en un bol junto con los tomates cortados en gajos, los rabanitos en rodajas y las aceitunas negras. Aliñamos la ensalada con sal, aceite de oliva y unas gotas de zumo de limón.

7. Servimos las hamburguesas con la ensalada.

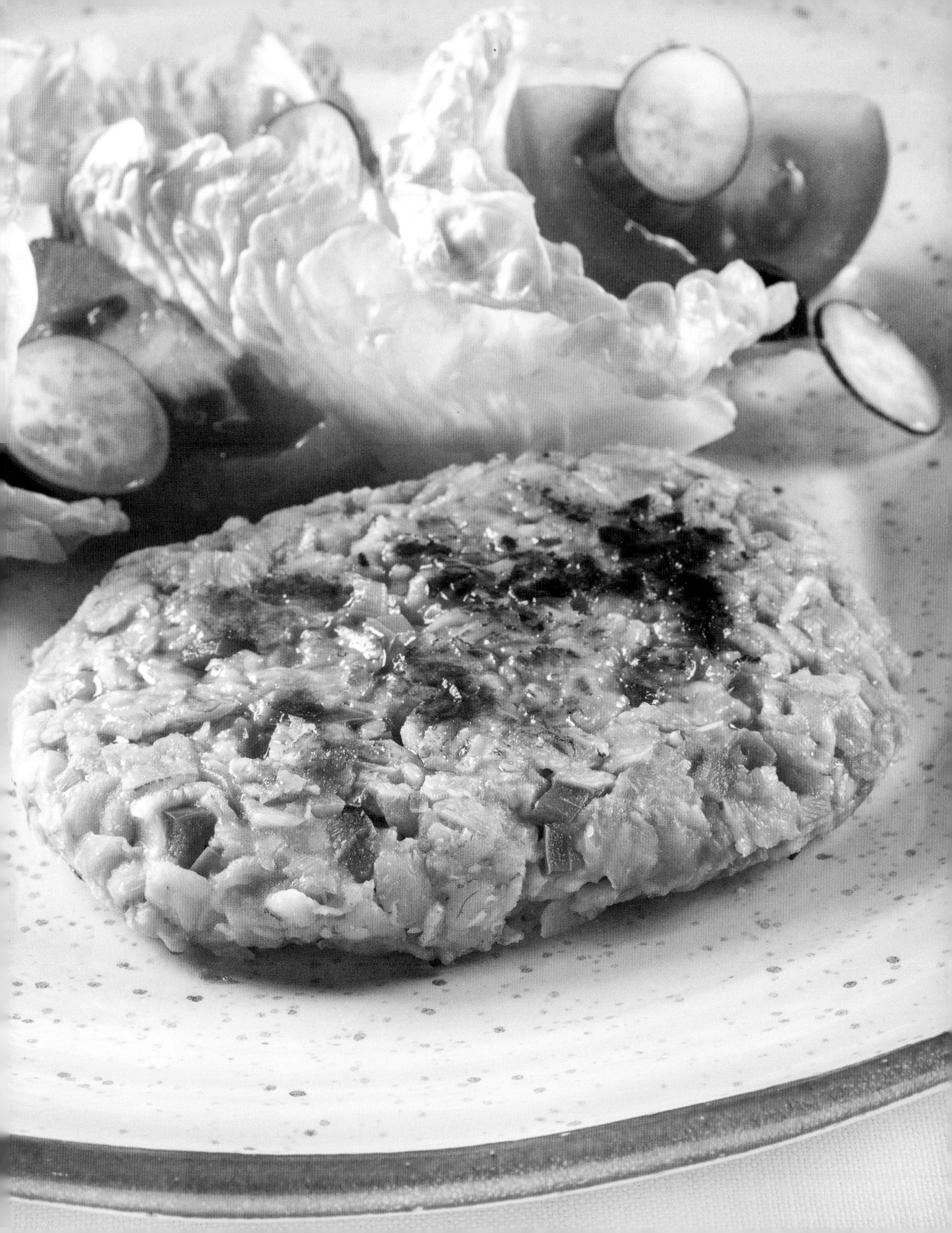

ARROZ CALDOSO DE RAPE

 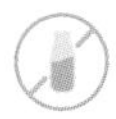

Ingredientes

160 g de arroz bomba
150 g de rape
6 gambas o langostinos
3 chalotas
1 cabeza de ajos
4 tomates maduros
500 ml de caldo de pescado (véase la página 50)
Caldo de pescado
Pimentón
Azafrán
Perejil
Aceite de oliva
Sal y pimienta

INFO. COMPLEMENTARIA

En este tipo de arroces usamos arroz blanco tipo bomba, que mantiene la forma al cocinar y absorbe los sabores del pescado.

Si acompañamos este arroz con una buena ensalada, tendremos una comida completa.

1. Pelamos y picamos la chalota bien pequeña. Trituramos los tomates cortados en trozos con la batidora o bien los rallamos.

2. Cortamos la parte superior de la cabeza de ajos tal y como está, sin retirar la piel. Calentamos una cazuela con un poco de aceite de oliva y ponemos los ajos con la raíz hacia arriba. Cuando los ajos estén dorados, añadimos la chalota y dejamos rehogar unos minutos.

3. En el momento en que la chalota esté transparente, añadimos el pimentón y enseguida el tomate triturado para cortar la cocción. Dejamos reducir el sofrito hasta que lo veamos espeso y brillante.

ATENCIÓN: El líquido del tomate corta la cocción del pimentón. Si se siguiera tostando, amargaría.

4. Incorporamos el arroz y unas hebras de azafrán. Removemos bien y dejamos en el fuego unos minutos para que el arroz se impregne del sofrito y cierre el poro. Después agregamos el caldo de pescado y dejamos cocinar unos 16 minutos.

5. Cortamos el rape en dados regulares y pelamos las gambas o langostinos.

6. Pasados los 16 minutos, añadimos el rape y las gambas al arroz y dejamos un par de minutos más en el fuego para que se cocinen.

7. Servimos el arroz con un poco de perejil picado por encima.

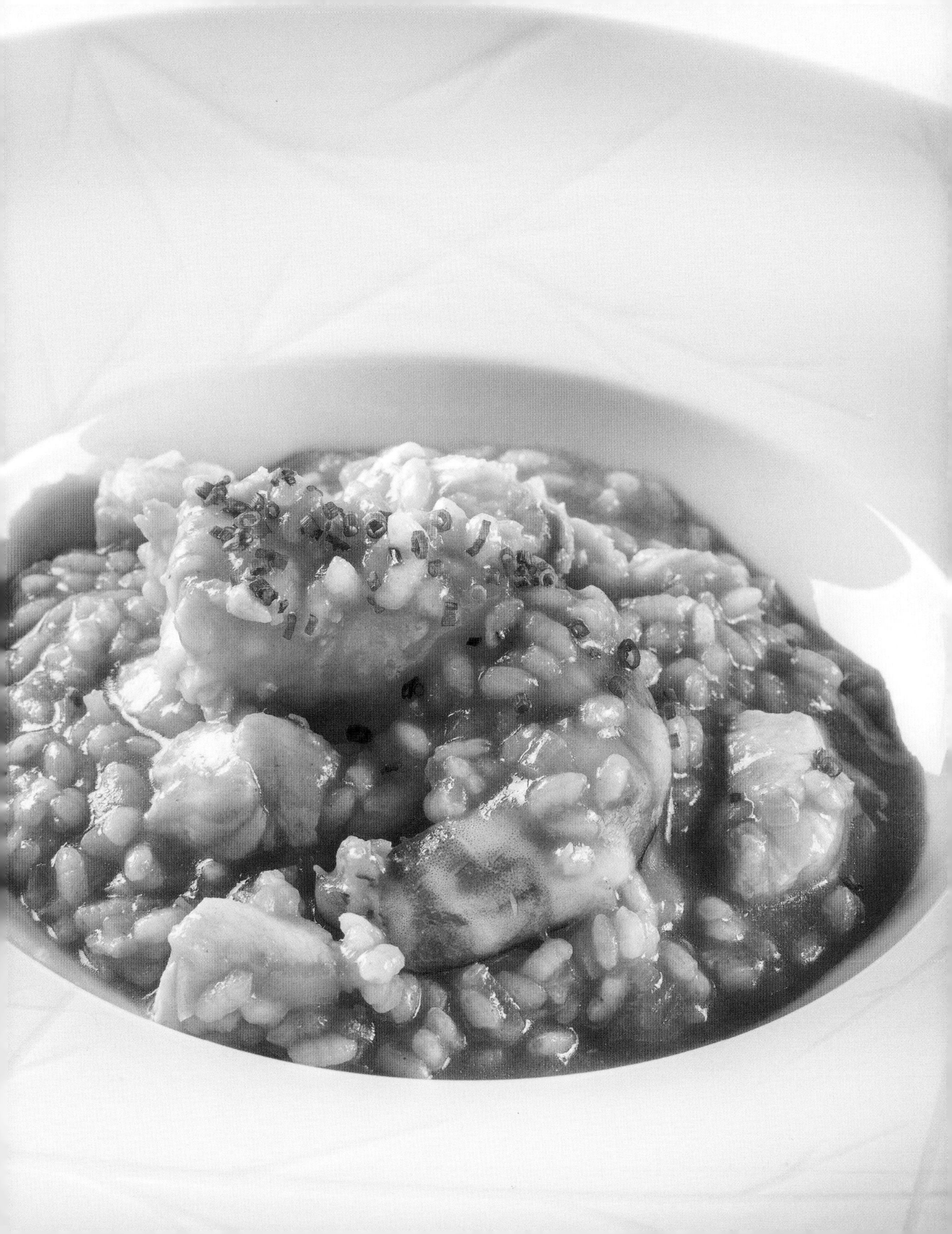

CREMA DE ZANAHORIA ASADA

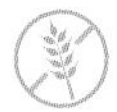 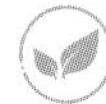

Ingredientes

6 zanahorias
1 puerro
200 ml de caldo de verduras (véase la página 50)
60 g de queso crema
Comino
Limón
Aceite de oliva
Sal y pimienta

INFO. COMPLEMENTARIA

Esta crema también se puede preparar con calabaza en lugar de zanahoria o combinando las dos verduras.

ALTERNATIVA VEGANA: Sustituimos el queso crema por un poco de yogur de soja sin azúcar.

1. Precalentamos el horno a 200 °C con calor arriba y abajo y la función de ventilador, si la tiene.

2. Pelamos las zanahorias con un pelador de patatas y las cortamos en trozos grandes. Reservamos una zanahoria pequeña para el emplatado.

3. Limpiamos bien el puerro y cortamos la parte blanca en trozos grandes.

4. Ponemos las zanahorias y el puerro en una bandeja de horno y aliñamos con sal, pimienta, un poco de comino y un chorro de aceite de oliva. Horneamos las verduras durante 30 minutos.

ATENCIÓN: Podemos asar las verduras unos días antes, cuando encendamos el horno, y ahorrarnos estos pasos.

5. Ponemos las verduras asadas en el vaso de la batidora junto con el queso crema y el caldo de verduras. Trituramos hasta obtener una crema fina y rectificamos de sal y pimienta si es necesario.

6. Con un pelador de patatas, sacamos láminas a lo largo de la zanahoria que habíamos reservado y la aliñamos con sal, aceite de oliva y unas gotas de limón

7. Servimos la crema con las tiras de zanahoria cruda por encima.

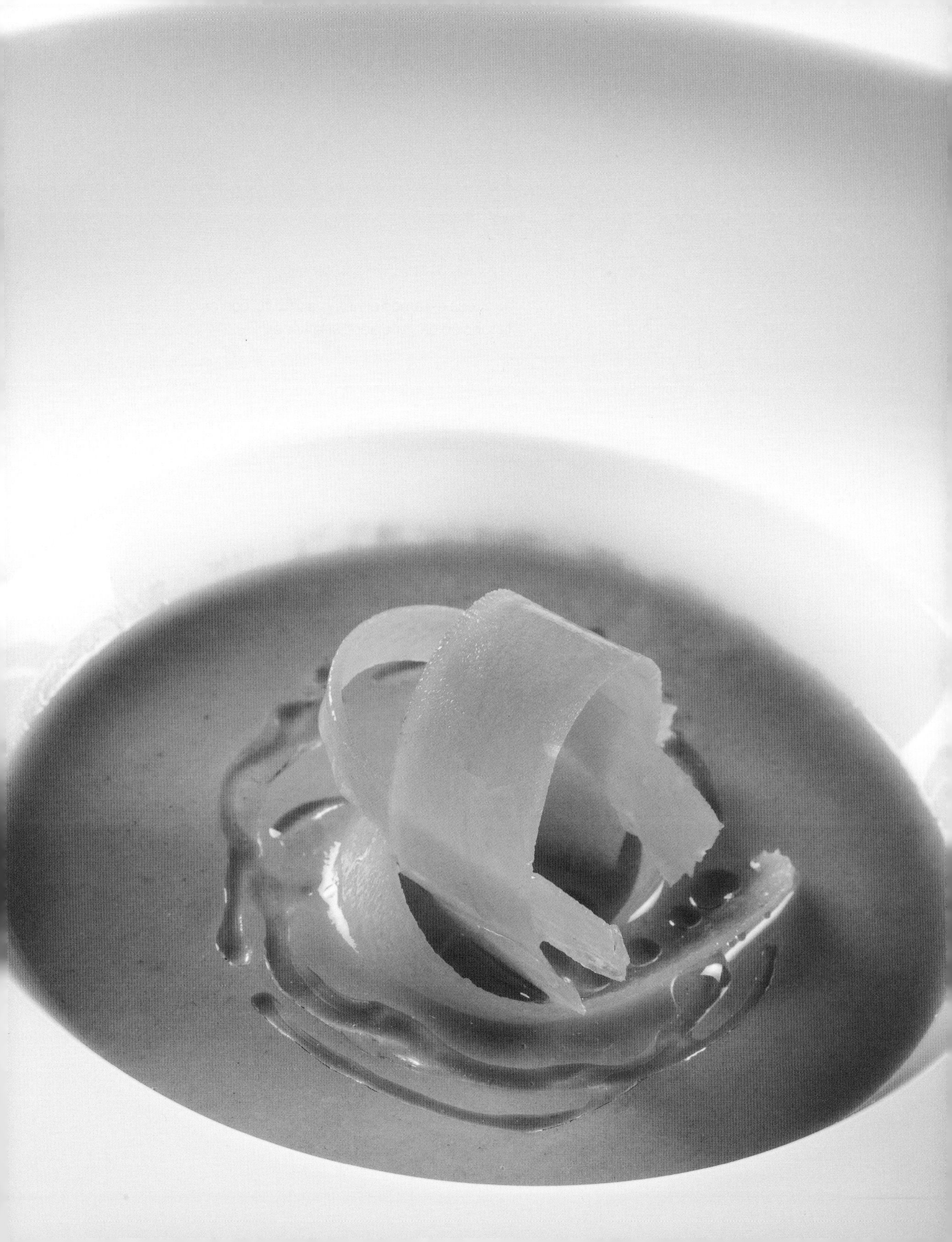

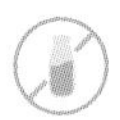

TORTILLA DE PATATAS ASADAS

Ingredientes

4 huevos
2 patatas agrias
1 pimiento rojo
Aceite de oliva
Sal y pimienta

INFO. COMPLEMENTARIA

El huevo contiene la proteína más completa y rica que se puede ingerir.

Aunque la yema de huevo es muy rica en colesterol, este no pasa directamente al organismo. Por eso una persona sana puede comer entre 4 y 6 huevos a la semana.

VERSIÓN EXPRÉS: Cocinamos las patatas en el microondas y usamos pimiento asado en conserva. Para cocinar las patatas, las ponemos ya cortadas y aliñadas en un bol tapado con film transparente en el microondas a máxima potencia durante unos 5 o 6 minutos.

1. Calentamos el horno a 200 °C con calor arriba y abajo y la función de ventilador, si la tiene.

2. Pelamos y cortamos las patatas en lascas no muy gruesas. Limpiamos bien el pimiento y lo embadurnamos con un poco de aceite.

3. Ponemos las patatas en una mitad de una fuente para horno y las aliñamos con sal, pimienta y un poco de aceite de oliva. En la otra mitad de la fuente ponemos el pimiento. Horneamos las patatas y el pimiento durante unos 30 o 40 minutos.

ATENCIÓN: Podemos tener las patatas y el pimiento asados, aprovechando cualquier otro momento que encendamos el horno.

4. Cuando se haya enfriado un poco, retiramos la piel del pimiento asado y lo cortamos en tiras.

5. Batimos los huevos en un bol y añadimos las patatas y el pimiento rojo asado. Mezclamos bien para que se impregnen del huevo batido.

6. Calentamos una sartén antiadherente con unas gotas de aceite de oliva. Vertemos la mezcla de la tortilla y dejamos unos minutos para que cuaje la base. Le damos la vuelta a la tortilla y dejamos cocinar hasta el punto deseado.

7. Servimos la tortilla acompañada de unas tostadas de pan (véase en la página 144 la receta «Huevos al horno»).

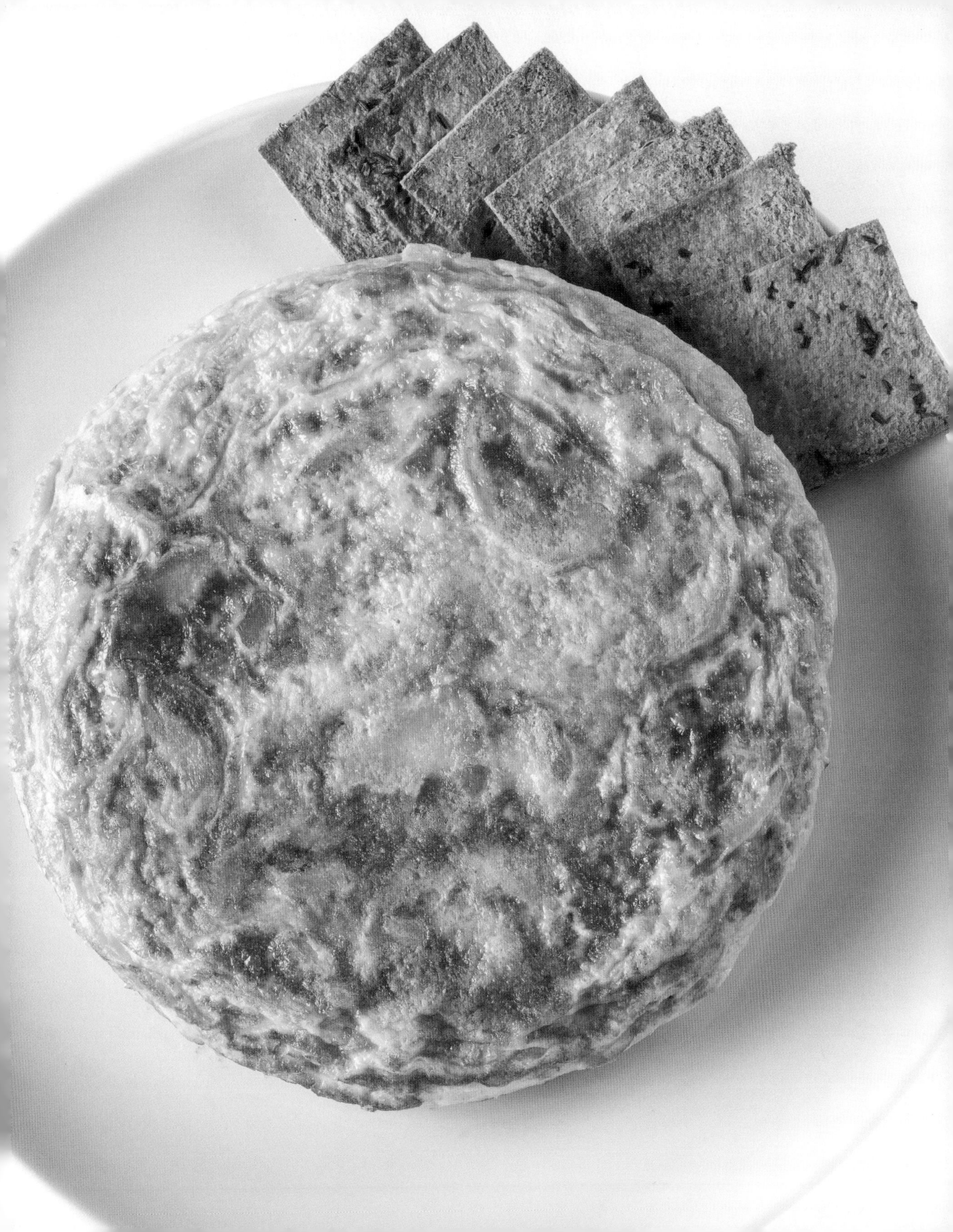

FLAN DE PLÁTANO ASADO

Ingredientes

3 plátanos de Canarias
2 cucharadas de miel
500 ml de leche
3 huevos
100 g de leche condensada
1 vaina de vainilla
Canela en rama
Limón
Frutos rojos
Hierbabuena

INFO. COMPLEMENTARIA

En Canarias se produce un tipo de miel de plátano de la que hay muy poca producción.

El plátano de Canarias es una gran fuente de potasio, que es imprescindible para la transmisión de los impulsos nerviosos y la actividad muscular.

Los flanes caseros se pueden conservar durante 3 días en la nevera.

1. Calentamos el horno a 200 °C con calor arriba y abajo. Cuando esté caliente, ponemos los tres plátanos enteros y con la piel en el horno y los asamos durante 20 minutos. Después bajamos el horno a 180 °C.

2. Mientras tanto, rallamos el limón.

3. Una vez asados, retiramos la piel y los ponemos en el vaso de la batidora con la leche, la leche condensada, los huevos enteros, la ralladura de limón y las semillas de vainilla. Trituramos bien con la batidora.

ATENCIÓN: Para sacar las semillas de la vaina de vainilla, la abrimos con cuidado a lo largo y retiramos las semillas del interior raspando con la parte posterior del cuchillo.

4. Repartimos un poco de miel en el fondo de los moldes de flan y vertemos la mezcla de leche, huevos y plátano.

5. Ponemos los moldes en una bandeja honda con agua caliente que llegue hasta un poco más de la mitad de los moldes. Horneamos los flanes durante 40 minutos.

6. Una vez cocidos, los dejamos enfriar y los reservamos en la nevera. Servimos el flan con unos frutos rojos y unas hojas de hierbabuena como decoración.

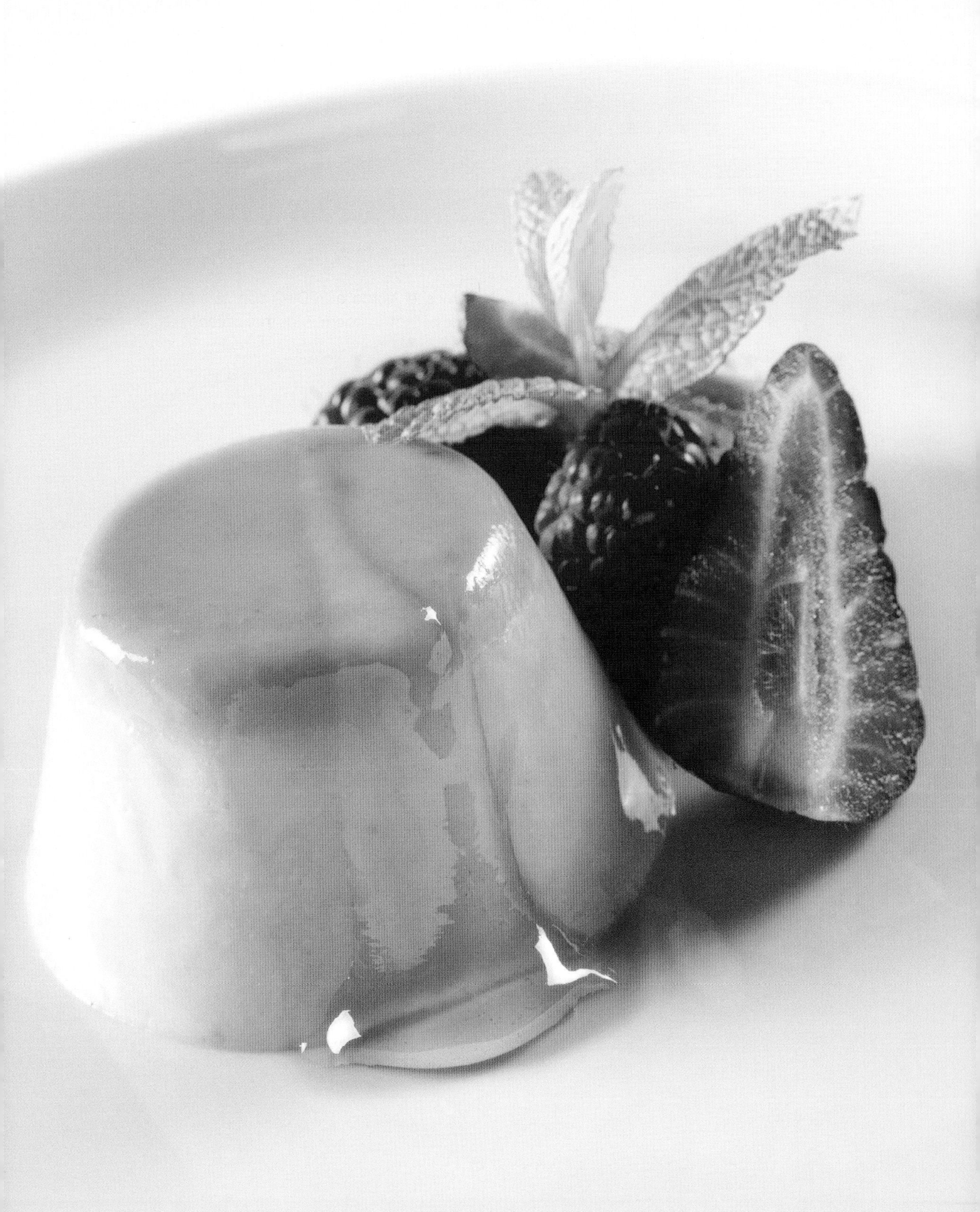

¿Qué comeré esta semana?

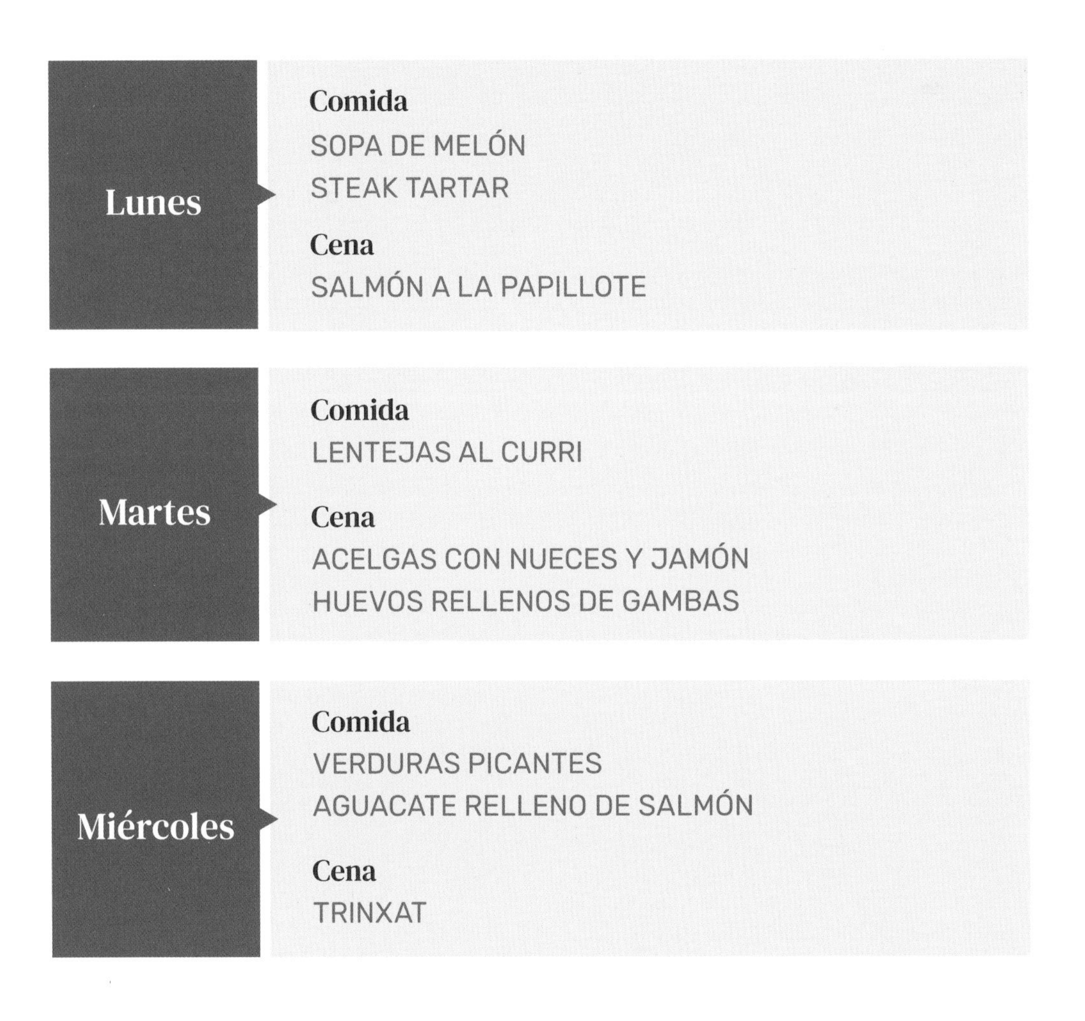

Lunes

Comida
SOPA DE MELÓN
STEAK TARTAR

Cena
SALMÓN A LA PAPILLOTE

Martes

Comida
LENTEJAS AL CURRI

Cena
ACELGAS CON NUECES Y JAMÓN
HUEVOS RELLENOS DE GAMBAS

Miércoles

Comida
VERDURAS PICANTES
AGUACATE RELLENO DE SALMÓN

Cena
TRINXAT

Jueves

Comida

ENSALADA DE JUDÍAS VERDES

POLLO CON ACEITUNAS

Cena

BERENJENA CON MISO

MEJILLONES CON PIMIENTA Y VINAGRE

Viernes

Comida

RISOTTO DE AZAFRÁN

MERO A LA SAL

Cena

CALABACINES QUICHE

Sábado

Comida

SOPA VERDE

BACALAO CON ARROZ SALVAJE

Cena

POLLO AL LIMÓN

Domingo

Comida

ENSALADA DE PASTA

RAPE CON SETAS

Cena

HUMMUS DE ALUBIAS

Postre semanal

TARTA FINA DE MANGO

Frutería

11 tomates maduros
1 berenjena
4 calabacines y otros 2 calabacines redondos
1 brócoli
½ col rizada
½ col valenciana
1 manojo de acelgas
2 puerros
2 chirivías
7 zanahorias
1 rama de apio
5 cebollas tiernas
7 chalotas
10 espárragos verdes
200 g de setas
500 g de judías verdes
40 g de tirabeques
1 aguacate
1 escarola pequeña
150 g de espinacas tiernas
1 bolsa de rúcula
2 limones
1 naranja
½ melón
20 g de nueces
45 g de piñones

Hierbas aromáticas frescas*

Albahaca
Cebollino
Cilantro
Hierbabuena
Perejil
Romero
Tomillo

* Las que encontremos; si no hay, se pueden sustituir por otras frescas o secas o prescindir de ellas.

Panadería

Colines integrales
Pan integral

Pescadería

300 g de bacalao fresco
300 g de mero
250 g de rape
550 g de salmón
500 g de mejillones
8 gambas

Carnicería y charcutería

300 g de filete de ternera

4 muslitos de pollo

2 muslos de pollo

130 g de jamón

100 g de panceta magra

8 huevos

1 trozo de queso curado o parmesano (se pueden usar indistintamente)

50 g de queso emmental

60 g de queso fresco

Supermercado

Arroz salvaje

1 bote de alubias cocidas

1 bote de lentejas cocidas

80 g de bonito en conserva

Kéfir o 1 yogur de cabra

Leche de coco

Pasta de miso rojo

Panko

1 kg de sal gruesa

1 bote grande de tomate seco en aceite (semanas 3 y 4)

Para el caldo de verduras

4 zanahorias

2 puerros

1 chirivía

1 nabo

½ apio

AHORRAMOS TIEMPO Y ENERGÍA

Si avanzamos estos procesos y nos organizamos bien, ahorraremos tiempo y energía. Todo lo que preparemos con antelación debe guardarse en envases bien cerrados en la nevera o el congelador si no lo vamos a usar en los siguientes tres días.

◎ Preparar caldo de verduras si no nos queda en el congelador (véase la receta en la página 50).

Lo vamos a usar en las recetas:

Sopa verde (comida del sábado)

Guardar el caldo de verduras en:
Mínimo 2 envases de 500 ml / Mínimo 2 envases de 300 ml / 1 envase de 100 ml

◎ Limpiar y escurrir a conciencia la escarola y guardar las hojas limpias en la nevera en un recipiente con papel absorbente en la base y encima de las hojas.

La vamos a usar en las recetas:

Steak tartar (comida del lunes)
Huevos rellenos de gambas (cena del martes)

◎ Preparar un sofrito básico con 3 cebollas tiernas o secas y 4 dientes de ajo.

Lo vamos a usar en las recetas:

Lentejas al curri (comida del martes)
Sopa verde (comida del sábado)
Bacalao con arroz salvaje (comida del sábado)

◎ Al cocer los huevos para los huevos rellenos (cena del martes), aprovechamos para cocer un huevo más para la ensalada de judías verdes (comida del jueves).

SOPA DE MELÓN

Ingredientes

½ melón piel de sapo
125 g de kéfir o yogur de cabra
6 aceitunas muertas de Aragón
Hierbabuena fresca
Limón
Vinagre de Jerez
Aceite de oliva
Sal y pimienta

INFO. COMPLEMENTARIA

La fruta no solo es apta para los postres, este primer plato es refrescante y saciante, perfecto para los meses de más calor.

El kéfir es un tipo de leche fermentada, igual que el yogur. Es un magnífico probiótico, es decir, que contiene bacterias que alimentan y ayudan al buen estado de la flora intestinal.

ALTERNATIVA VEGANA: Sustituimos el kéfir o el yogur por un yogur de soja sin azúcar.

1. Cortamos el melón por la mitad a lo largo, retiramos las semillas del centro, retiramos la piel y cortamos el melón en dados. Reservamos un poco de melón cortado en dados pequeños para el emplatado.

2. Ponemos el resto del melón en el vaso de la batidora o en el robot de cocina. Añadimos el kéfir o el yogur de cabra, un poco de sal, pimienta negra, aceite de oliva, unas hojas de hierbabuena y unas gotas de zumo de limón. Trituramos bien. Después rectificamos de sal, pimienta y limón si hace falta.

3. Servimos la sopa de melón bien fría con los dados de fruta que hemos reservado y las aceitunas muertas en trozos. Terminamos con un chorrito de aceite de oliva en crudo y una hoja de hierbabuena para decorar.

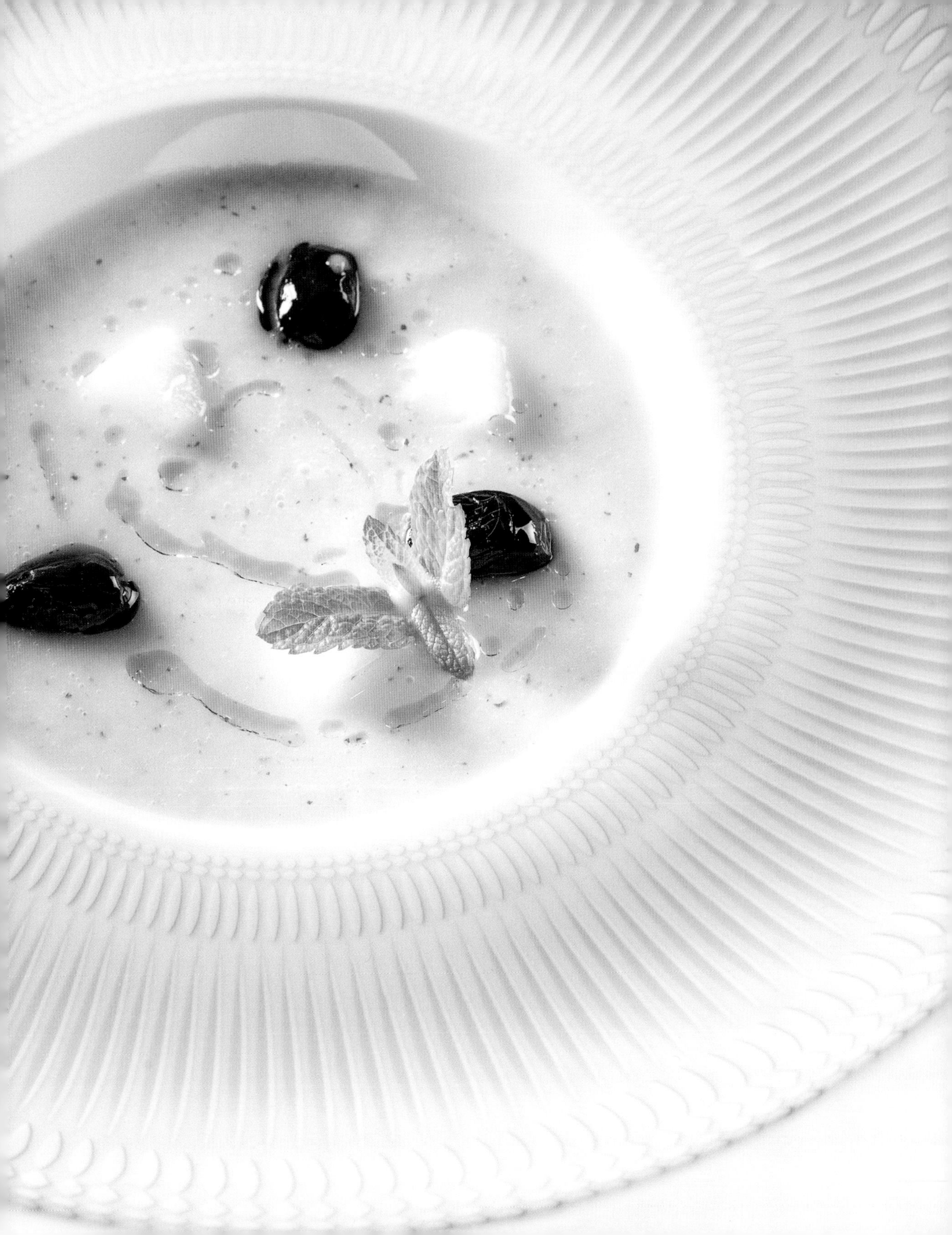

STEAK TARTAR

Ingredientes

300 g de filete de ternera
1 chalota
2 huevos
2 cucharadas de mostaza de Dijon
1 cucharadita de alcaparras
Aceite picante (al gusto)
(véase la página 49)
Limón
Unas lascas de queso curado
Pan tostado
Hojas de escarola
Aceite de oliva
Sal y pimienta

INFO. COMPLEMENTARIA

Para preparar un steak tartar la carne debe ser de primera calidad y fresca.

El filete de ternera es un tipo de carne muy magra, casi sin grasa.

El steak tartar debe prepararse y mantenerse en frío para garantizar la seguridad alimentaria.

1. Troceamos lo más pequeño que podamos el filete de ternera con el cuchillo. Tiene que quedar una textura casi de carne picada.

ATENCIÓN: Esta es la parte más laboriosa del steak tartar, pero es muy importante. El truco para picar la carne es cortarla primero en lonchas finas, después en tiras y finalmente en daditos.

2. Ponemos la carne en un bol que esté dentro de otro más grande con hielo, para mantener el frío.

3. Picamos la chalota y las alcaparras muy pequeñas y las añadimos al bol con la carne. Separamos la yema de la clara de los huevos y agregamos las yemas a la carne junto con la mostaza. Mezclamos bien, procurando que liguen todos los ingredientes. Sazonamos con unas gotas de limón, aceite picante al gusto, aceite de oliva, sal y pimienta y volvemos a remover bien.

4. Aliñamos la escarola limpia con sal y aceite.

5. Emplatamos el tartar en el centro de un plato con ayuda de un aro y ponemos encima unas lascas de queso curado. Colocamos la escarola aliñada con unas alcaparras al lado de la carne y servimos con unas tostadas para acompañar.

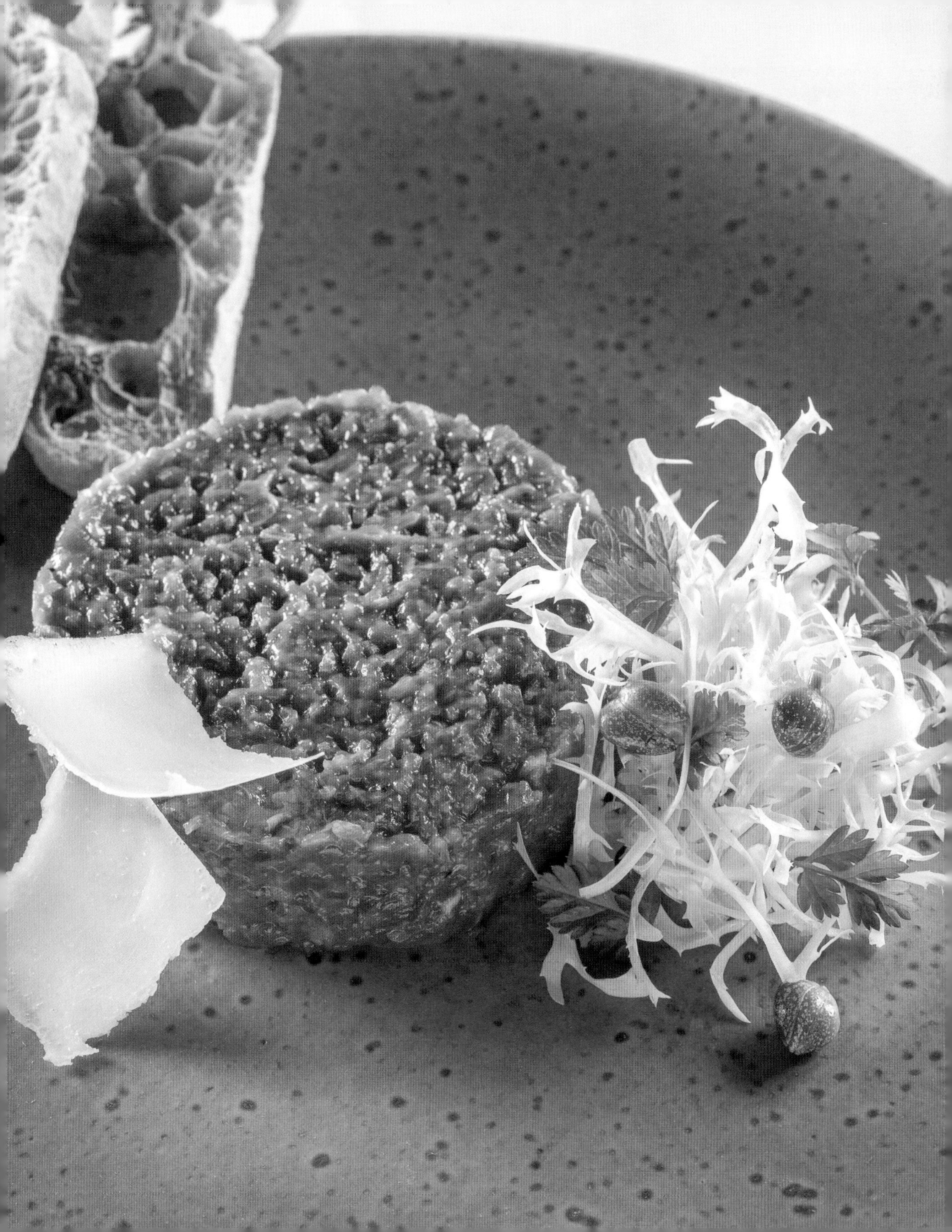

SALMÓN A LA PAPILLOTE

 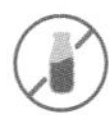

Ingredientes

2 lomos de salmón de 150 g cada uno
½ puerro
1 zanahoria
2 tomates
1 calabacín pequeño
1 cucharada de salsa de soja (tamari)
Limón
Jengibre fresco (al gusto)
Encurtidos (al gusto)
Perejil
Aceite de oliva
Sal y pimienta

INFO. COMPLEMENTARIA

El salmón es uno de los pescados más ricos en ácidos grasos omega 3, que son beneficiosos para la salud cardiovascular.

Podemos preparar esta receta con cualquier tipo de pescado.

1. Precalentamos el horno a 180 °C con calor arriba y abajo y la función de ventilador, si la tiene.

2. Cortamos todas las verduras del mismo tamaño (rodajas, bastones, etc.).

3. Preparamos dos trozos de papel de horno que puedan envolver el salmón con las verduras y dos trozos de papel de aluminio. Ponemos cada trozo de papel de horno encima de uno de aluminio que sea un poco más grande.

4. Repartimos las verduras entre los dos papeles, formando una cama en el centro y dejando espacio por los lados para poder cerrar después el paquete.

5. Salpimentamos los lomos de salmón y los colocamos encima de las verduras. Añadimos la salsa de soja, el jengibre rallado al gusto, un poco de zumo de limón y un chorrito de aceite de oliva.

6. Cerramos los paquetes doblando tanto el papel de horno como el papel de aluminio. Debemos asegurarnos de que quedan completamente cerrados, doblando varias veces los extremos del papel de aluminio por todos los lados.

7. Horneamos los paquetes durante 10 o 15 minutos o hasta que observemos que se han hinchado.

8. Preparamos una vinagreta con los encurtidos bien picados, unas gotas de zumo de limón, perejil picado y aceite de oliva.

9. Retiramos los paquetes del horno, los abrimos con cuidado de no quemarnos con el vapor de agua y rociamos el pescado y las verduras con la vinagreta de encurtidos. Servimos en el mismo paquete.

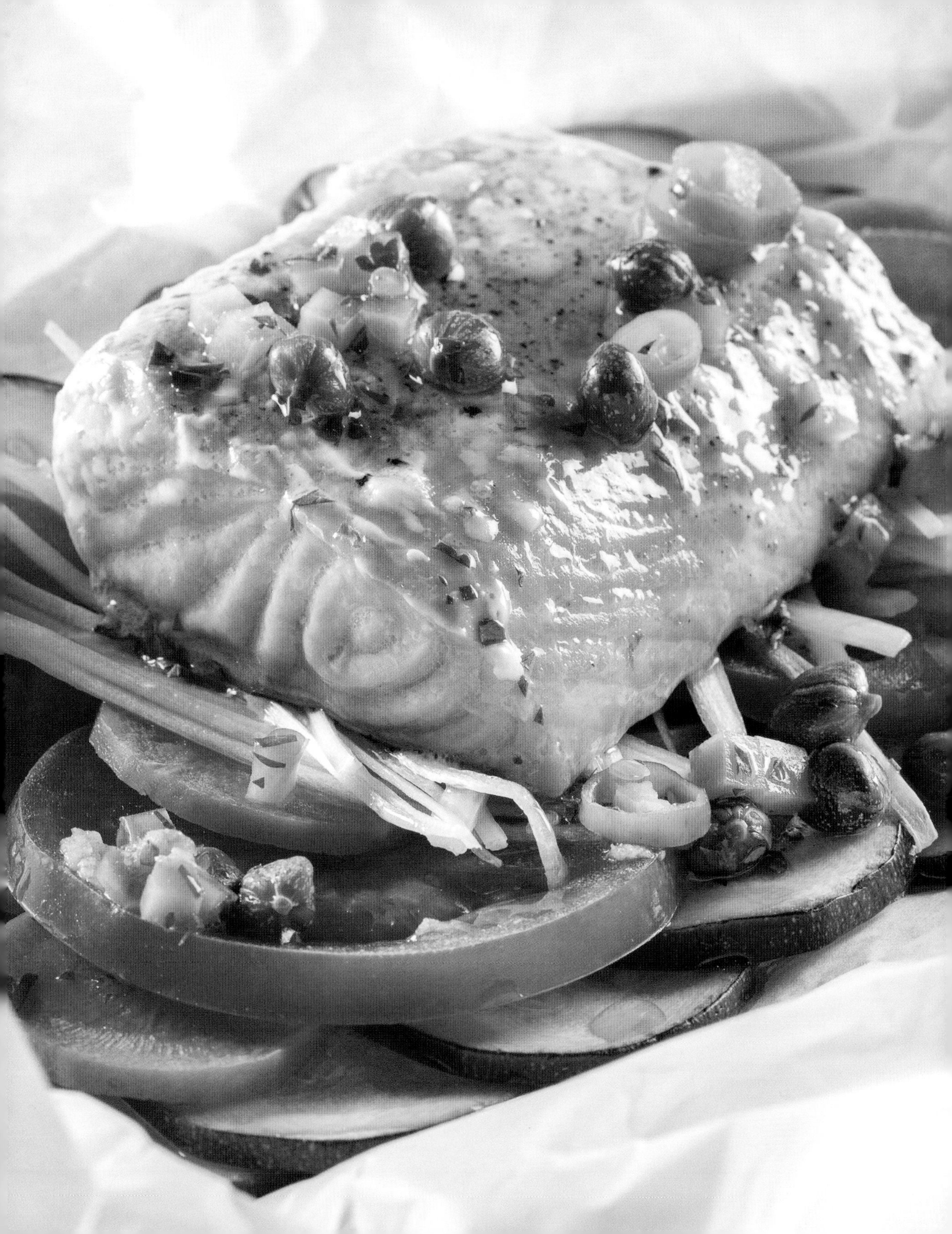

LENTEJAS AL CURRI

Ingredientes

250 g de lentejas cocidas
100 g de arroz basmati
2 dientes de ajo
½ cebolla
3 tomates maduros
2 cucharadas de curri en polvo
150 g de leche de coco
Jengibre fresco
Cilantro fresco
Aceite de oliva
Sal y pimienta

INFO. COMPLEMENTARIA

Los aminoácidos esenciales de las proteínas del arroz y de las lentejas se complementan a la perfección, formando una proteína completa.

El cilantro es una hierba aromática de origen mediterráneo muy usada en gastronomías latinoamericanas y asiáticas.

ALTERNATIVA VEGETARIANA: Si no nos gusta el sabor de la leche de coco, podemos usar un poco de nata líquida.

1. Lavamos muy bien el arroz en un colador bajo el grifo. Después lo ponemos a cocer en agua hirviendo con sal durante unos 12 minutos. Escurrimos y reservamos.

2. Retiramos la piel y picamos los dientes de ajo, la cebolla y un trozo de jengibre (al gusto). Ponemos unas cucharadas de aceite de oliva en una sartén y salteamos las verduras.

ATENCIÓN: Podemos tener un sofrito de ajo y cebolla ya preparado. Entonces solo tenemos que calentar un poco de sofrito con jengibre rallado y seguir con la receta.

3. Trituramos o rallamos los tomates limpios y los añadimos al sofrito cuando la cebolla empiece a transparentar. Agregamos también el curri en polvo y dejamos cocinar unos minutos para que se concentre el sofrito.

4. Añadimos las lentejas bien escurridas y el arroz hervido, incorporamos la leche de coco y dejamos cocinar unos 5 minutos para que se integren todos los sabores.

5. Servimos el guiso de lentejas y arroz con un poco de cilantro picado por encima.

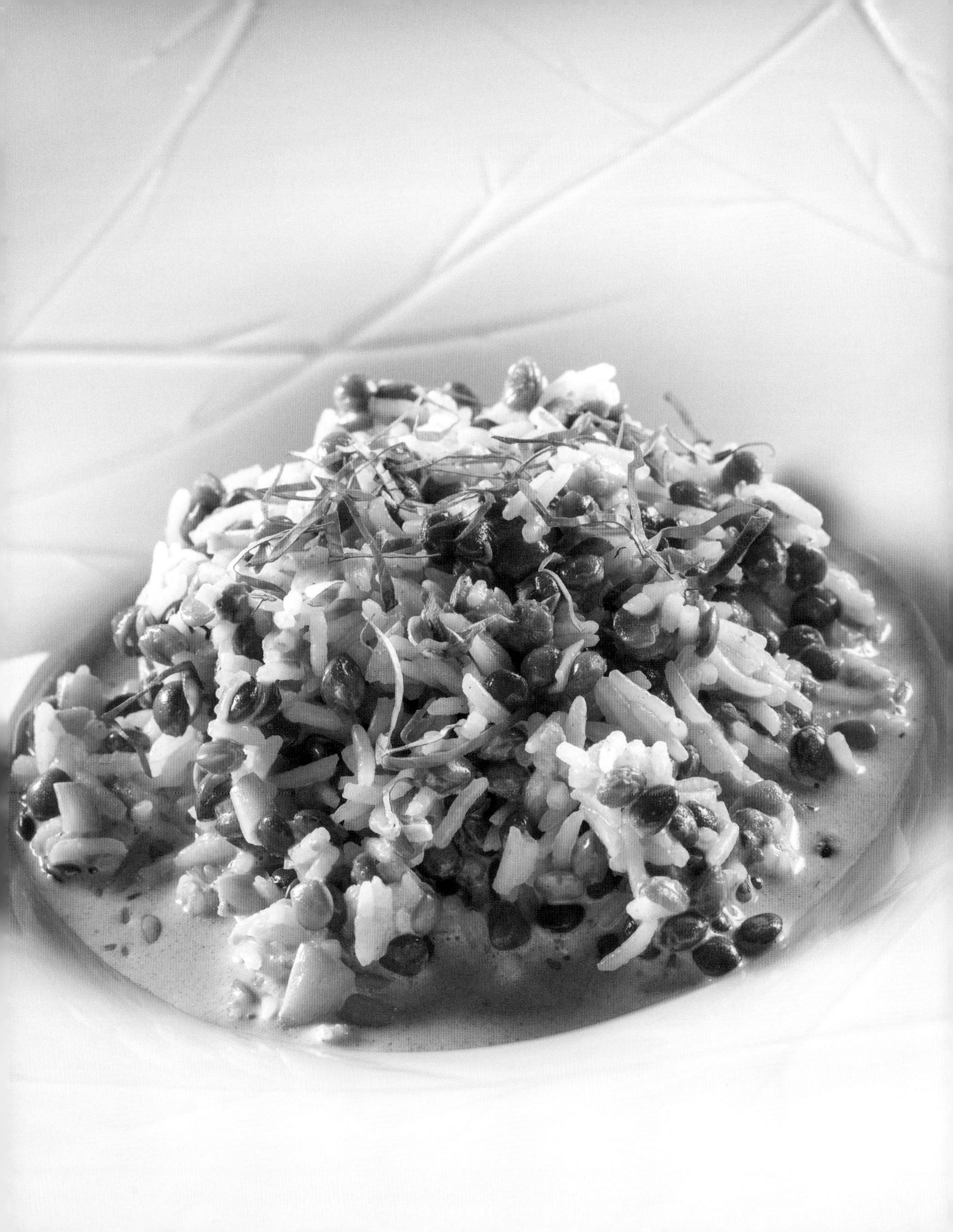

 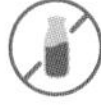

ACELGAS CON NUECES Y JAMÓN

Ingredientes

1 manojo de acelgas
80 g de jamón ibérico en dados
20 g de nueces
1 diente de ajo
Tomillo
Aceite de oliva
Sal y pimienta

INFO. COMPLEMENTARIA

Si no nos gustan las acelgas, podemos preparar este plato con espinacas.

Podemos sustituir las nueces por otros frutos secos, como avellanas o piñones.

ALTERNATIVA VEGANA: Prescindimos del jamón y añadimos algunos frutos secos más.

1. Limpiamos y separamos las pencas de las hojas de las acelgas. Cortamos las hojas en trozos grandes y retiramos la piel superficial de las pencas y las cortamos en bastones.

2. Quitamos la piel y cortamos el ajo en láminas. Lo doramos en una sartén con aceite de oliva, procurando que no se tueste demasiado. Añadimos el jamón y rehogamos ligeramente. Agregamos las pencas de acelga, un poco de tomillo fresco y salteamos durante 5 minutos.

3. Escaldamos las hojas de acelga unos segundos en agua hirviendo, las escurrimos y las añadimos a la sartén con las pencas. Les damos un par de vueltas y retiramos la sartén del fuego.

4. Servimos las acelgas salteadas con las nueces picadas por encima.

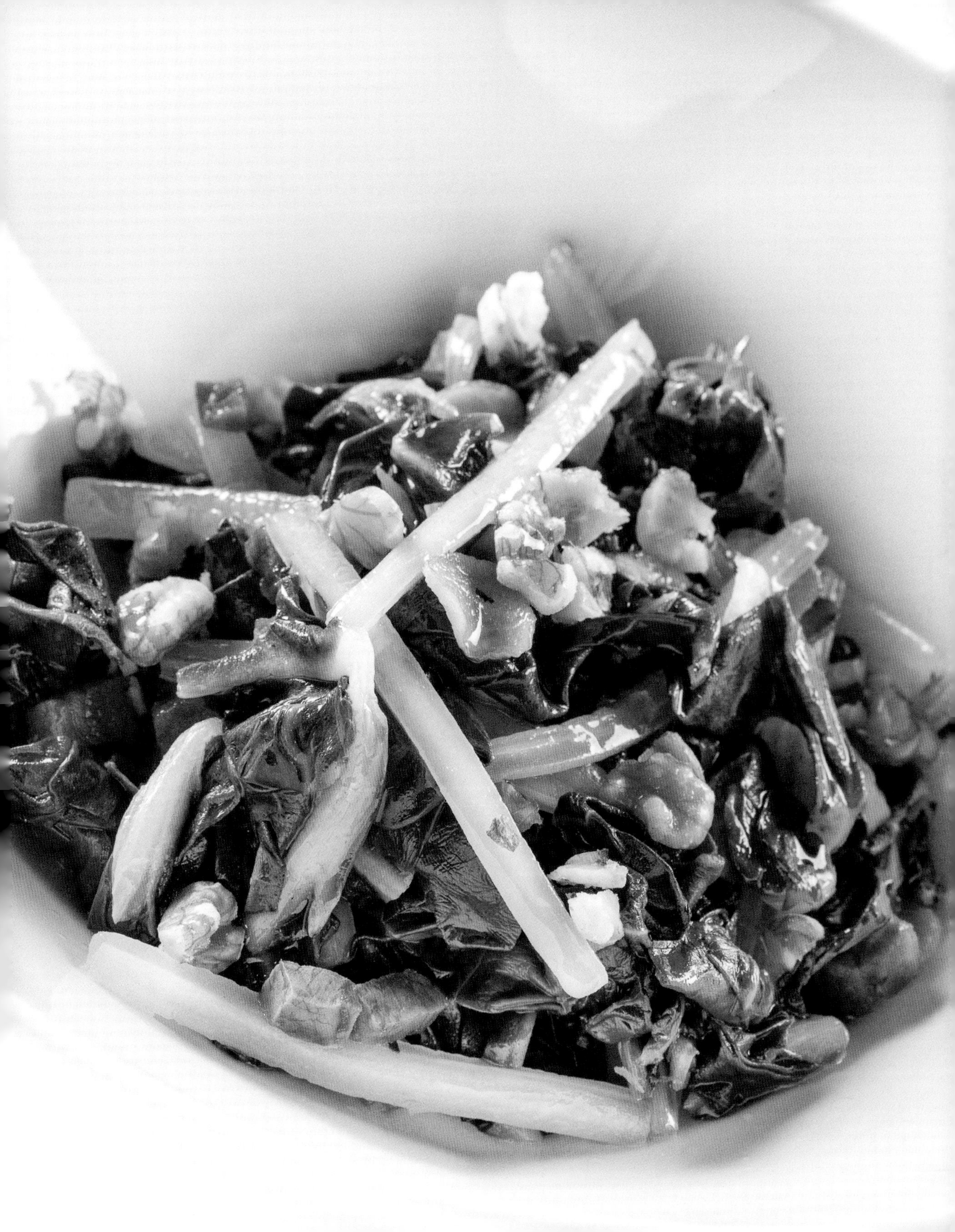

HUEVOS RELLENOS DE GAMBAS

Ingredientes

3 huevos
1 puerro
1 zanahoria
8 gambas peladas
1 cucharadita de alcaparras
2 pepinillos encurtidos
3 cucharadas de mayonesa
1 cucharada de mostaza
1 escarola pequeña
Cebollino
Aceite de oliva
Sal y pimienta

INFO. COMPLEMENTARIA

Si ponemos un chorro de vinagre en el agua de cocer los huevos, en caso de que se rompan un poco, las claras no se desparramarán tan fácilmente.

ALTERNATIVA VEGETARIANA: Sustituimos las gambas por un poco de queso feta desmigado.

1. Cocinamos los huevos enteros en agua hirviendo con un poco de sal durante 12 minutos. Después retiramos los huevos y los dejamos enfriar en un bol con agua fría. Pelamos los huevos, los partimos por la mitad a lo largo y reservamos las yemas en un bol.

2. Limpiamos y picamos el puerro y la zanahoria en juliana. Rehogamos las verduras en una sartén con un poco de aceite de oliva. Cuando estén tiernas, añadimos las gambas peladas y cortadas en trocitos. Rectificamos de sal y pimienta, dejamos cocinar 1 minuto y retiramos del fuego.

3. Mezclamos la mayonesa con la mostaza y los encurtidos picados en un bol. Añadimos cebollino picado, sal y pimienta para sazonar la salsa.

4. Incorporamos al sofrito de gambas y verduras una parte de la salsa y las yemas cocidas y desmigadas. Rellenamos las medias claras de huevo y terminamos con más salsa por encima.

5. Aliñamos la escarola limpia con aceite y sal y la ponemos de base en el plato. Encima colocamos los huevos rellenos y decoramos con cebollino picado.

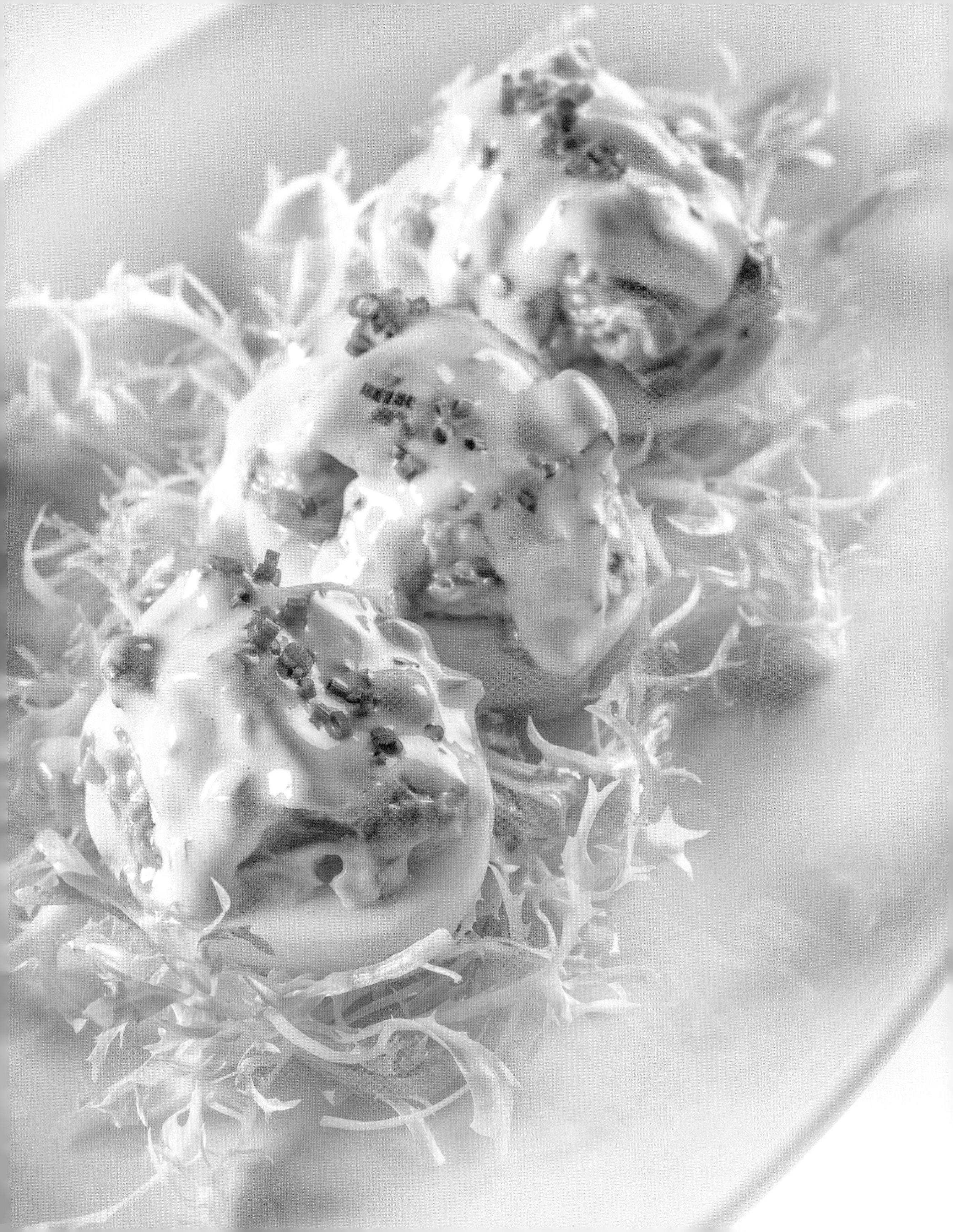

VERDURAS PICANTES

Ingredientes

2 patatas
2 chirivías
2 zanahorias
1 calabacín
½ brócoli
6 espárragos verdes
Un puñado de tirabeques
Aceite picante (al gusto) (véase la página 49)
Aceite de oliva
Sal y pimienta

1. Limpiamos bien las patatas y las chirivías y las ponemos a cocer enteras y con la piel en una olla con agua hirviendo y sal. Las dejamos cocer durante unos 25 minutos, hasta que estén bien cocinadas.

ATENCIÓN: Para comprobar que están cocidos, pinchamos los tubérculos con un cuchillo fino. Si este sale sin problemas es que están cocidos.

2. Una vez cocidas las patatas y las chirivías, las retiramos del agua, las pelamos y las trituramos en la batidora o en el robot de cocina con un buen chorro de aceite de oliva.

3. Limpiamos y cortamos las zanahorias y el calabacín en tacos, separamos los ramilletes del brócoli y cortamos los espárragos y los tirabeques por la mitad.

4. Preparamos una vaporera encima de una olla con un poco de agua hirviendo. Aliñamos las verduras con sal y aceite de oliva, y las colocamos en la vaporera. Tapamos y dejamos cocinar durante unos 5 minutos.

5. Emplatamos la crema de patata y chirivía en el centro del plato. Repartimos las verduras por encima y aliñamos con aceite picante al gusto.

INFO. COMPLEMENTARIA

El picante de las guindillas se debe a una sustancia protectora de algunas plantas, la capsaicina.

El picante no es ni perjudicial ni saludable a nivel general. Sí puede provocar algunas molestias intestinales en personas propensas. Por eso, hay que adaptar la cantidad de picante a cada persona.

Las verduras al vapor, generalmente, mantienen mejor sus propiedades que hervidas o al horno.

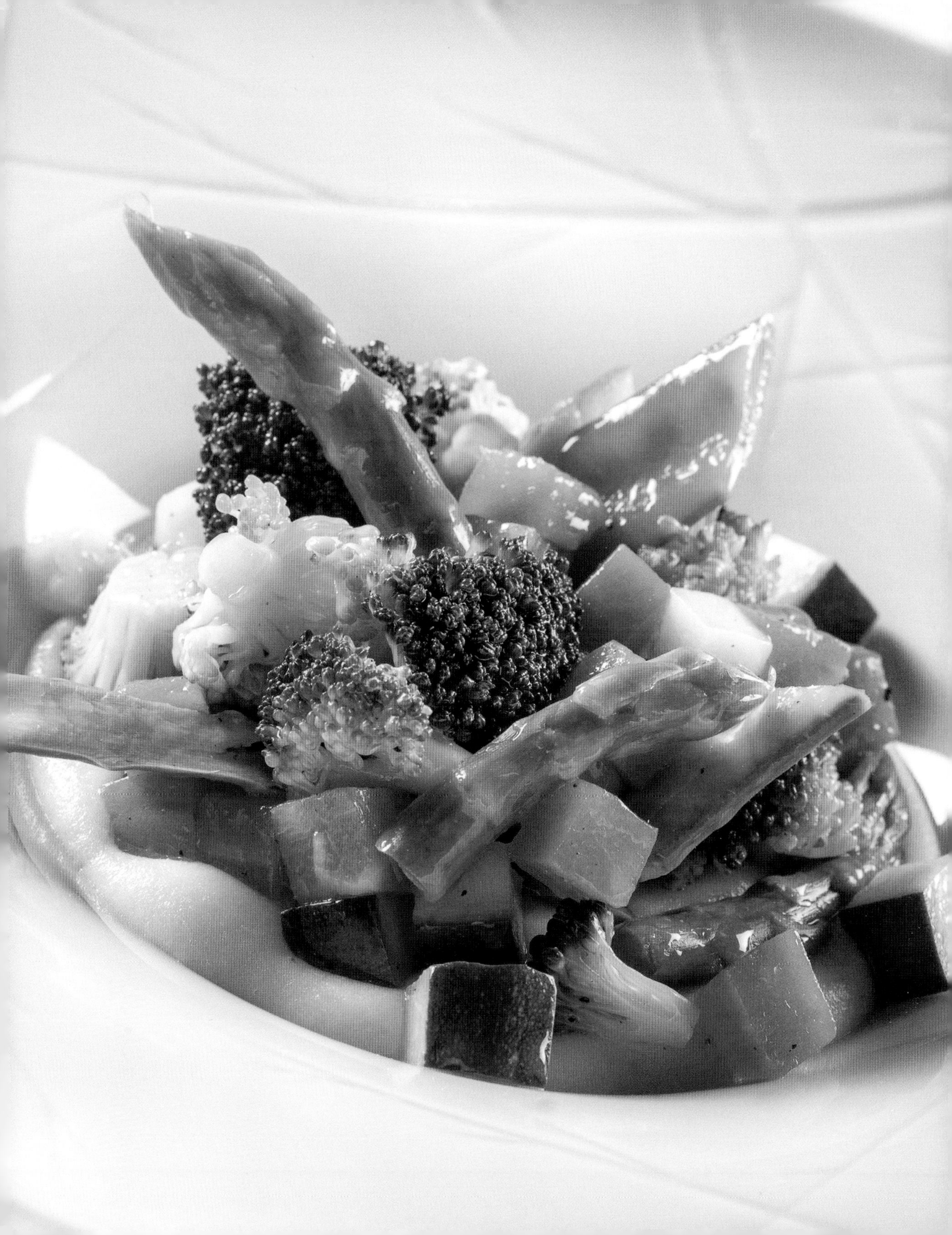

AGUACATE RELLENO DE SALMÓN

Ingredientes

1 aguacate
250 g de salmón
1 chalota
1 cucharada de salsa de soja (tamari)
1 cucharada de mostaza de Dijon
1 cucharada de aceite de sésamo
1 cucharada de vinagre de arroz
Limón
Cebollino
Sésamo
Sal y pimienta

INFO. COMPLEMENTARIA

El aguacate contiene un 15% de ácidos grasos monoinsaturados, que son beneficiosos para la salud cardiovascular.

Tiene un valor calórico más elevado que otras frutas, pero su grasa es buena y tiene un gran poder saciante.

ALTERNATIVA VEGETARIANA: Sustituimos el relleno por una ensalada de lentejas, aguacate, tomate y queso fresco con el mismo aliño de mostaza, soja, vinagre y aceite de sésamo.

1. Cortamos el aguacate por la mitad a lo largo y separamos las dos partes. Retiramos el hueso con cuidado y vaciamos las mitades de aguacate con ayuda de una cuchara.

2. Picamos la carne de aguacate en daditos y la ponemos en un bol. Reservamos las pieles.

3. Cortamos el salmón en dados del mismo tamaño que el aguacate y picamos la chalota y el cebollino muy pequeños. Vamos añadiendo estos ingredientes al bol con el aguacate.

4. Exprimimos el limón y agregamos su jugo al bol junto con la salsa de soja, la mostaza, el vinagre y el aceite de sésamo. Mezclamos bien para que liguen todos los ingredientes.

5. Rellenamos las pieles de aguacate con el tartar de salmón y aguacate. Servimos con un poco de cebollino picado y sésamo por encima.

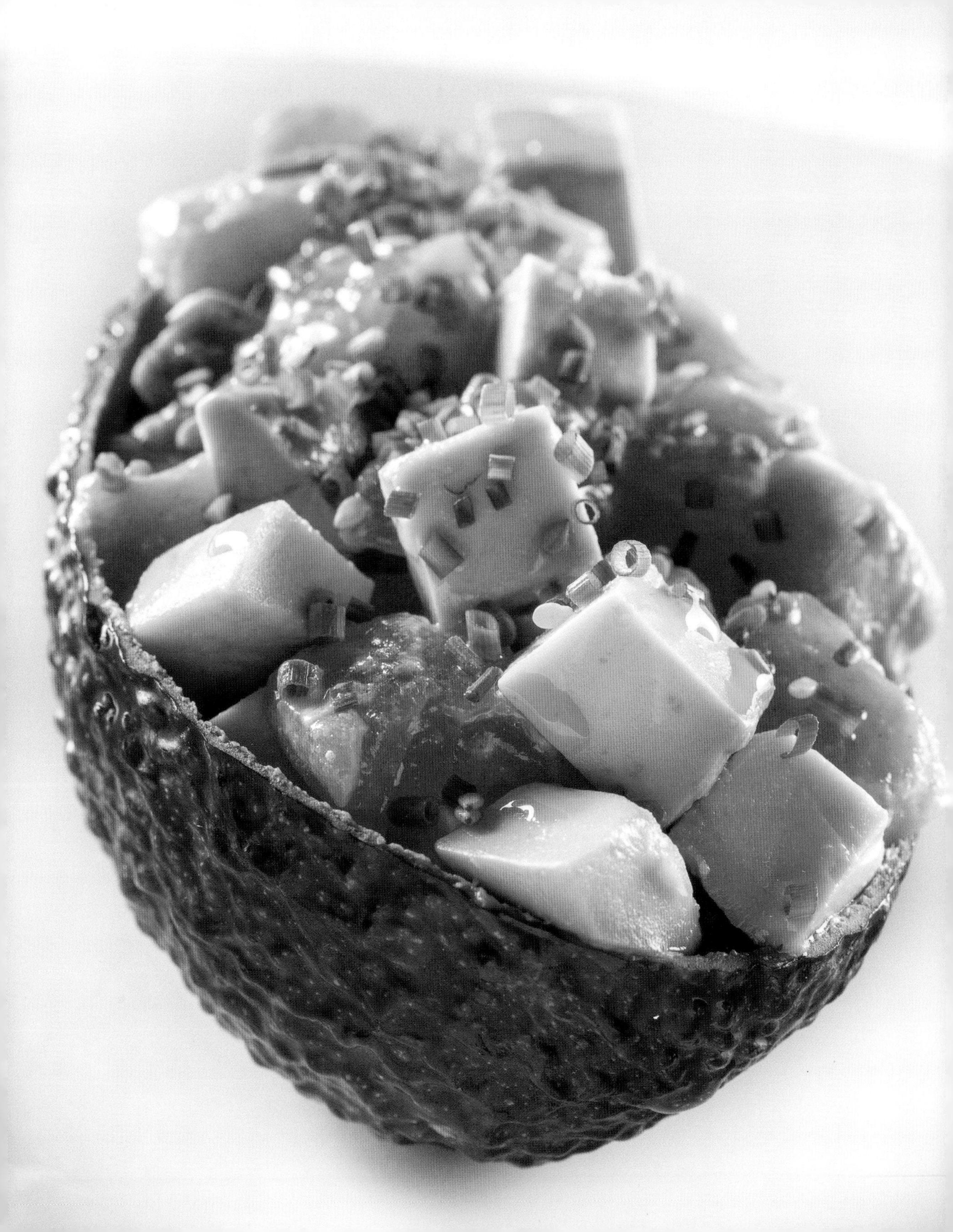

 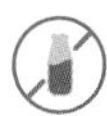

TRINXAT

Ingredientes

4 patatas medianas
½ col rizada
½ col valenciana
100 g de panceta magra
3 dientes de ajo
Aceite de oliva
Sal y pimienta

INFO. COMPLEMENTARIA

El trinxat es un plato típico del Pirineo que se toma durante el invierno.

Podemos aligerar la receta eliminando la panceta y dorando el puré de patatas y col solo con ajo.

Todas las verduras de la familia de las coles son ricas en nutrientes indispensables para el buen funcionamiento del sistema nervioso.

1. Pelamos y cortamos las patatas en trozos grandes. Las hervimos en abundante agua con sal durante unos 15 o 20 minutos hasta que estén bien tiernas.

2. A los 10 minutos de cocción, añadimos a la olla de las patatas las coles limpias y cortadas en grandes trozos.

3. Escurrimos las patatas y la col, reservando parte del agua de cocción.

4. Pelamos y cortamos los dientes de ajo en láminas. Doramos los ajos en una sartén amplia con unas cuatro cucharadas de aceite de oliva. Antes de que se doren, añadimos casi toda la panceta magra cortada en tiras y la doramos un poco. Reservamos una tira de panceta para el final.

5. Añadimos la patata y la col a la sartén, mezclamos y vamos trinchando con un tenedor hasta obtener un puré de textura gruesa mientras se dora. Si hace falta, vamos rectificando la textura con un poco del agua de cocción.

6. Le damos la vuelta al trinxat como si fuera una tortilla, dándole forma mientras se va tostando. Retiramos del fuego y en la misma sartén doramos la panceta que habíamos reservado hasta que esté crujiente.

7. Servimos el trinxat con la panceta crujiente encima.

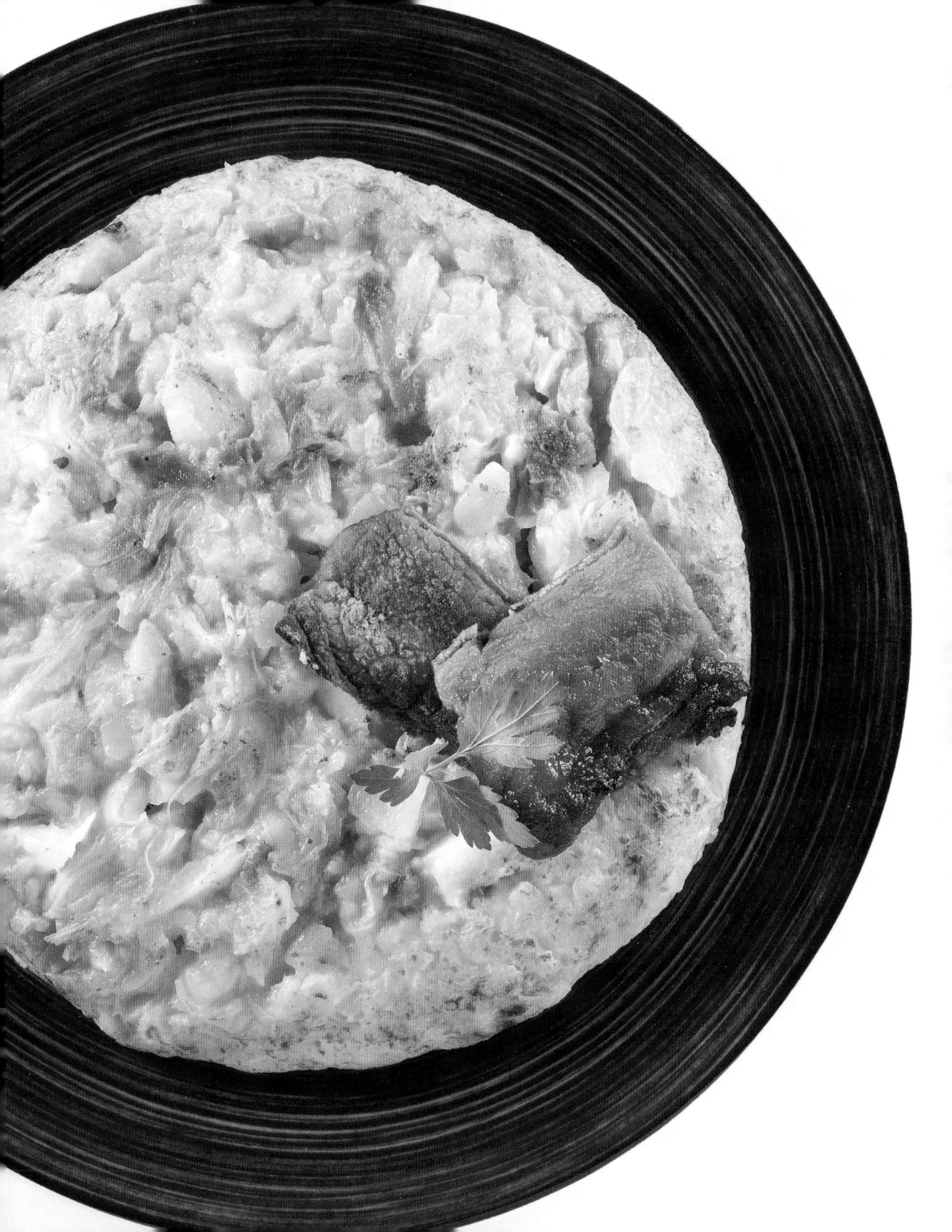

ENSALADA DE JUDÍAS VERDES

 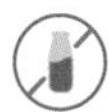 

Ingredientes

500 g de judías verdes finas
1 huevo
½ cebolla tierna
6 tomates secos en aceite
30 g de piñones
1 cucharada de vinagre de Jerez
1 cucharadita de miel
Albahaca fresca
Aceite de oliva
Sal y pimienta

1. Cocinamos el huevo entero en agua hirviendo con sal durante 7 minutos. Después lo retiramos, lo enfriamos, lo pelamos y lo cortamos por la mitad.

2. Limpiamos y cortamos las judías por la mitad. Las escaldamos en agua hirviendo durante 2 o 3 minutos.

3. Picamos la cebolla tierna muy fina y la ponemos en un bol. Añadimos el vinagre, la miel, los piñones y tres cucharadas de aceite de oliva. Mezclamos bien para obtener la vinagreta.

4. Escurrimos las judías y las salteamos en una sartén con un poco de aceite de oliva y un poco de vinagreta.

5. Servimos las judías salteadas con el huevo en rodajas y los tomates secos en juliana. Terminamos con unas hojas de albahaca.

INFO. COMPLEMENTARIA

La judía verde cocida al dente es una gran fuente de vitamina C.

Esta receta es perfecta para llevar a la oficina; se puede comer fría o calentarla un poco en el microondas sin el huevo.

ALTERNATIVA VEGANA: Sustituimos el huevo por unos dados de tofu marinado.

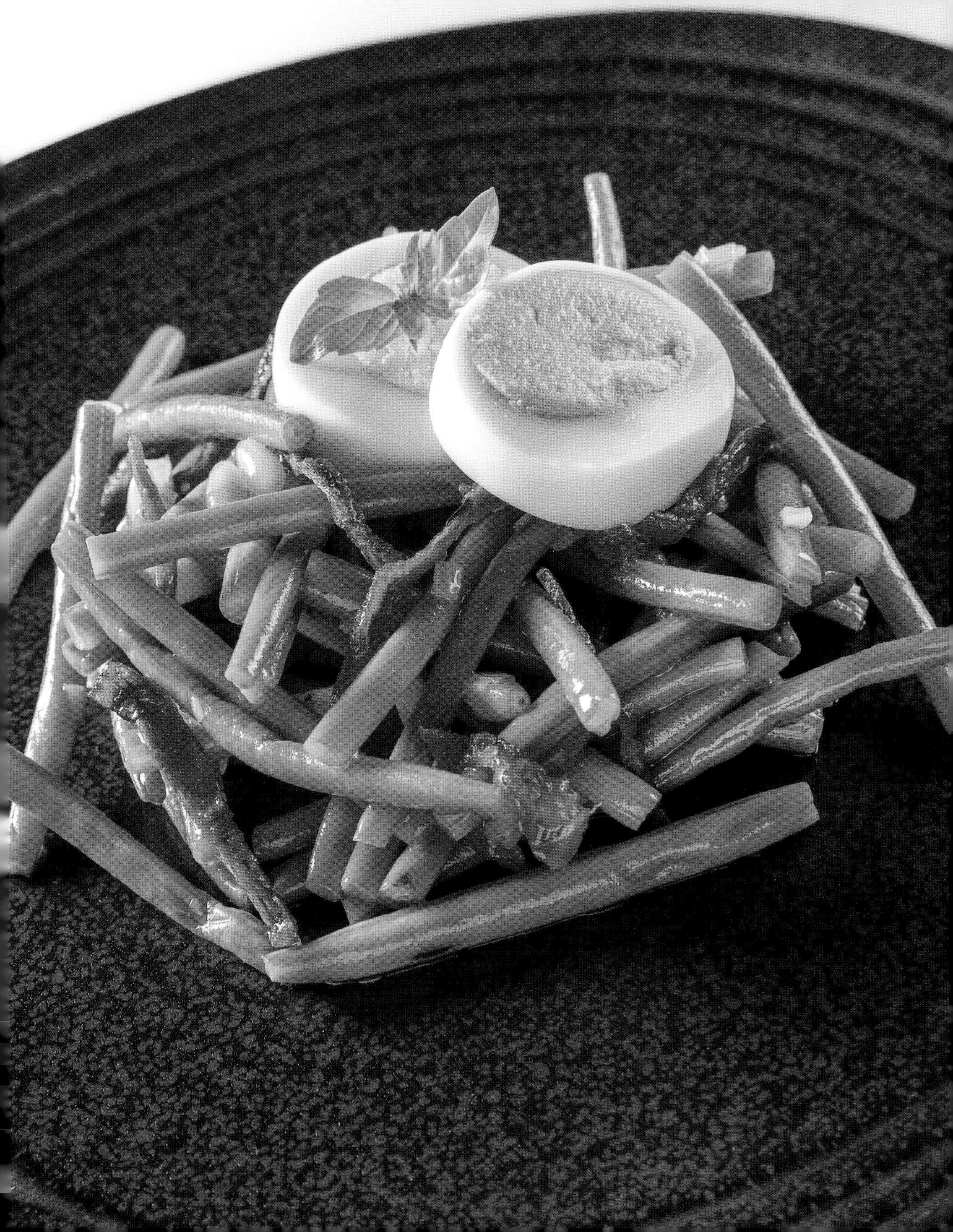

POLLO CON ACEITUNAS

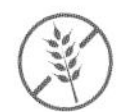 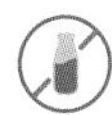

Ingredientes

2 muslos de pollo
1 cebolla
3 dientes de ajo
3 tomates maduros
1 naranja
10 aceitunas muertas de Aragón
Limón
Tomillo
Azafrán
Perejil
Aceite de oliva
Sal y pimienta

1. Pelamos la cebolla y la cortamos a gajos. Salpimentamos los muslos de pollo y los doramos en una cazuela con aceite de oliva junto con la cebolla, los dientes de ajo enteros y una rama de tomillo.

2. Trituramos o rallamos los tomates y exprimimos la naranja. Incorporamos el tomate y el zumo de naranja a la cazuela cuando el pollo esté bien dorado por todas sus caras. Añadimos también un trozo de piel de limón y unas pocas hebras de azafrán. Agregamos un vaso de agua y dejamos que levante el hervor. Entonces bajamos el fuego, tapamos la cazuela y dejamos cocinar durante 30 minutos.

3. Destapamos la cazuela, añadimos las aceitunas y el perejil picado y dejamos cocinar unos 5 minutos más.

4. Servimos con un poco más de perejil picado por encima.

INFO. COMPLEMENTARIA

Una rebanada de un buen pan integral es ideal para acompañar este pollo.

Esta receta es perfecta para cocinar en grandes cantidades. Para ello podemos guisar uno o varios pollos enteros troceados.

Podemos conservar lo que sobre en recipientes bien tapados en el congelador o bien en la nevera durante 3 días.

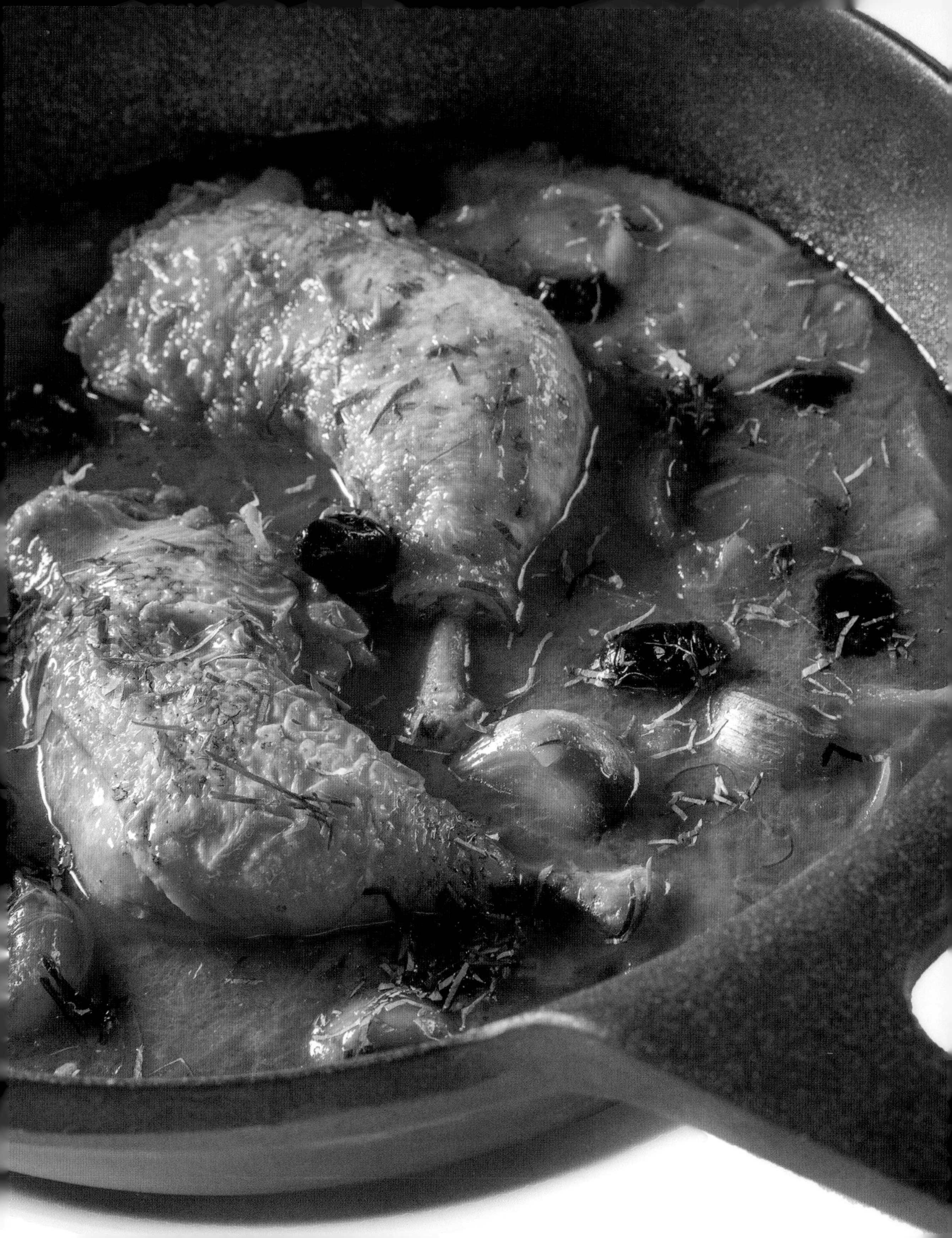

BERENJENA CON MISO

Ingredientes

1 berenjena grande
1 cebolla tierna
1 cucharadita de miso rojo
1 cucharada de salsa de soja
2 cucharadas de caldo de pescado (véase la página 50)
1 cucharada de aceite de sésamo u oliva
1 cucharadita de vinagre blanco
Semillas de sésamo

INFO. COMPLEMENTARIA

El miso se obtiene de la fermentación de granos y legumbres (arroz, soja, cebada...) con el hongo koji y tiene un sabor intenso y profundo.

El miso, también sin gluten, se puede encontrar fácilmente en tiendas de alimentación oriental y de productos dietéticos.

ALTERNATIVA VEGANA: Sustituimos el caldo de pescado por caldo de verduras.

1. Calentamos el horno a 180 °C con calor arriba y abajo y la función de ventilador, si la tiene. Limpiamos bien la berenjena y separamos la parte blanca de la cebolla tierna. Untamos las verduras con unas gotas de aceite y las horneamos durante unos 20 minutos hasta que estén bien tiernas.

2. Preparamos la salsa de miso mezclando el miso rojo con la salsa de soja, el caldo de pescado, el aceite y el vinagre blanco. Removemos bien con unas varillas hasta que la mezcla empiece a ligar. Picamos la parte verde de la cebolla tierna en aritos y los añadimos a la salsa de miso.

3. Cortamos la berenjena asada por la mitad y la cebolla tierna en gajos. Ponemos la cebolla en la base del plato, encima la berenjena y la cubrimos con la salsa de miso. Servimos con unas semillas de sésamo para decorar.

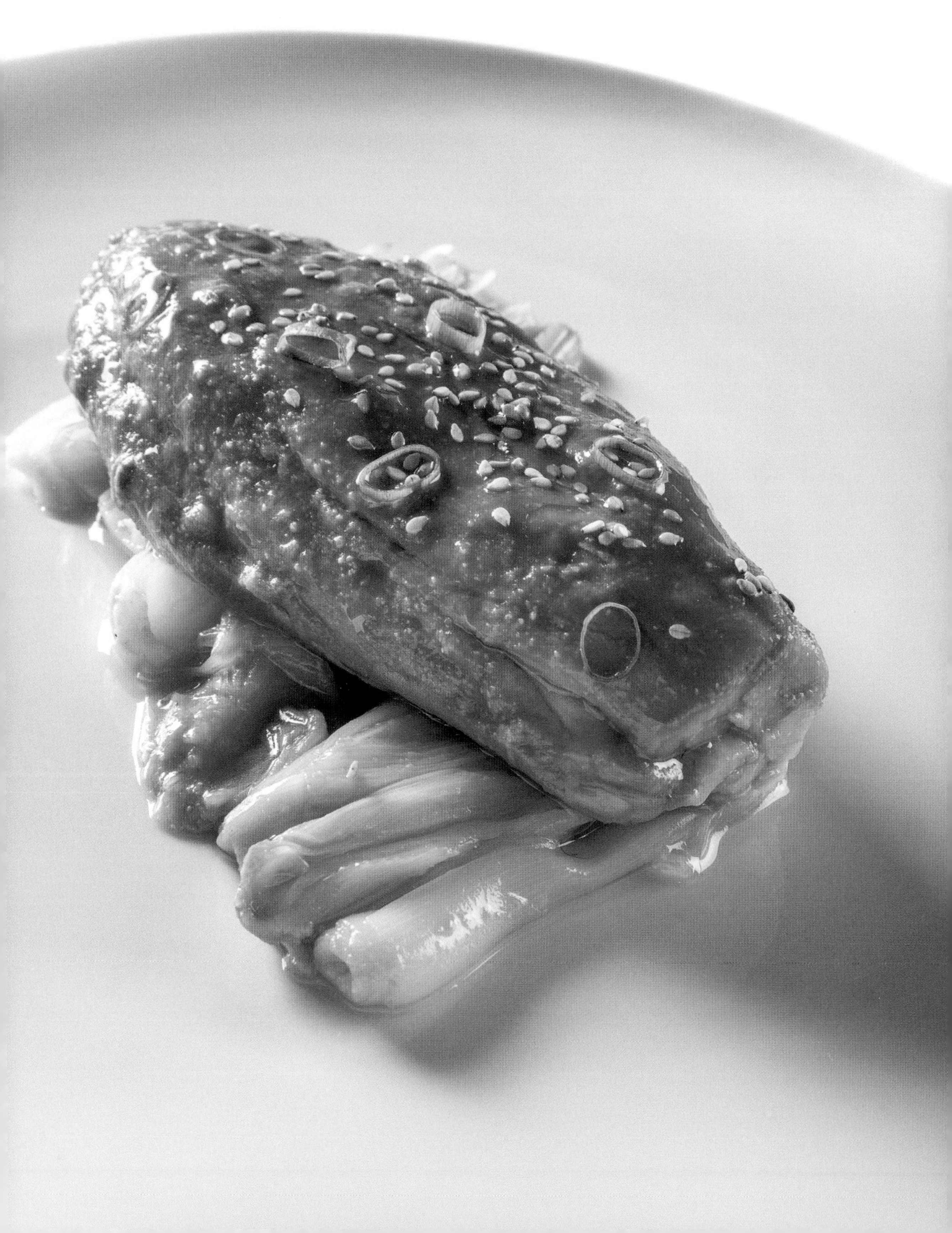

MEJILLONES CON PIMIENTA Y VINAGRE

Ingredientes

500 g de mejillones de roca
1 tomate maduro
4 dientes de ajo
1 hoja de laurel
1 cucharada de vinagre de Jerez
Limón
Cebollino
Aceite de oliva
Pimienta negra en grano

INFO. COMPLEMENTARIA

Los mejillones son muy ricos en sal, por eso no hace falta añadir más.

Los mejillones en crudo no se pueden conservar más de un día en la nevera. Para ello, los envolvemos en un paño húmedo y los ponemos en el cajón de la verdura.

El cultivo del mejillón es sostenible, aportan proteínas de gran calidad y son asequibles.

1. Limpiamos los mejillones, retirando las barbas y frotando las conchas con un estropajo para quitar los restos adheridos.

ATENCIÓN: Descartamos los mejillones con la concha rota o los que estén abiertos y no se cierren al tocarlos.

2. Ponemos los mejillones en una olla con un chorrito de agua, unos granos de pimienta negra, los dientes de ajo enteros, un trozo de piel de limón y una hoja de laurel. Tapamos la olla y la ponemos al fuego hasta que se abran los mejillones. Una vez abiertos, los retiramos enseguida del fuego.

3. Pelamos el tomate y cortamos la carne en daditos. Mezclamos el tomate con el vinagre, tres cucharadas de aceite de oliva, unas gotas de zumo de limón, bastante pimienta negra molida y cebollino picado.

4. Retiramos una de las conchas de los mejillones y los servimos rociados con la vinagreta y servimos.

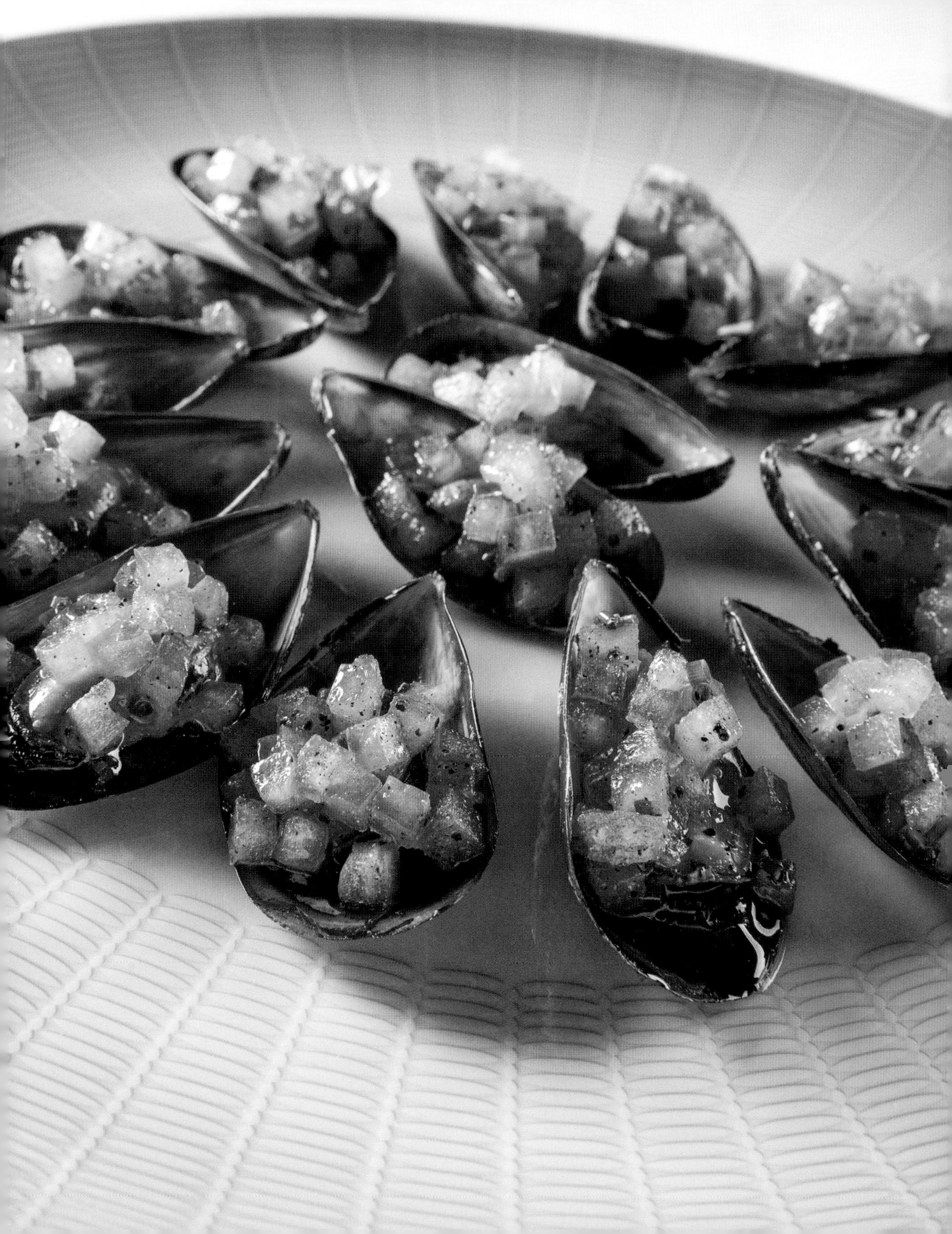

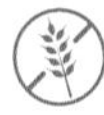

RISOTTO DE AZAFRÁN

Ingredientes

160 g de arroz bomba
1 chalota
100 g de setas
100 ml de vino blanco
350 ml de caldo de pollo (véase la página 51)
50 g de parmesano
10 hebras de azafrán
Aceite de oliva
Sal y pimienta

1. Pelamos y picamos la chalota muy pequeña y la sofreímos en una cazuela con unas cucharadas de aceite de oliva.

2. Limpiamos y cortamos las setas y las añadimos a la cazuela cuando la chalota empiece a transparentar. Sofreímos durante unos minutos hasta que las setas se ablanden.

3. Añadimos el arroz y la mitad del azafrán y sofreímos bien durante unos minutos para que los granos se impregnen del sofrito. Después agregamos el vino blanco y dejamos evaporar el alcohol.

4. Vertemos un cucharón de caldo y dejamos que el arroz lo absorba mientras vamos removiendo. Cuando el arroz esté seco, añadimos un poco más de caldo y así hasta que el arroz esté cocinado, unos 18 minutos.

ATENCIÓN: El arroz no debe quedar muy seco, debe quedar un poco de caldo para poder ligarlo con el queso.

5. Fuera del fuego, añadimos un chorro de aceite de oliva y el queso parmesano rallado y mezclamos bien para que ligue.

6. Servimos el risotto con algunas hebras de azafrán por encima.

INFO. COMPLEMENTARIA

El risotto de azafrán es la receta original de risotto.

Es necesario usar arroz blanco, que libera mejor el almidón, para conseguir la textura untuosa que lo caracteriza.

ALTERNATIVA VEGETARIANA: Sustituimos el caldo de pollo por caldo de verduras.

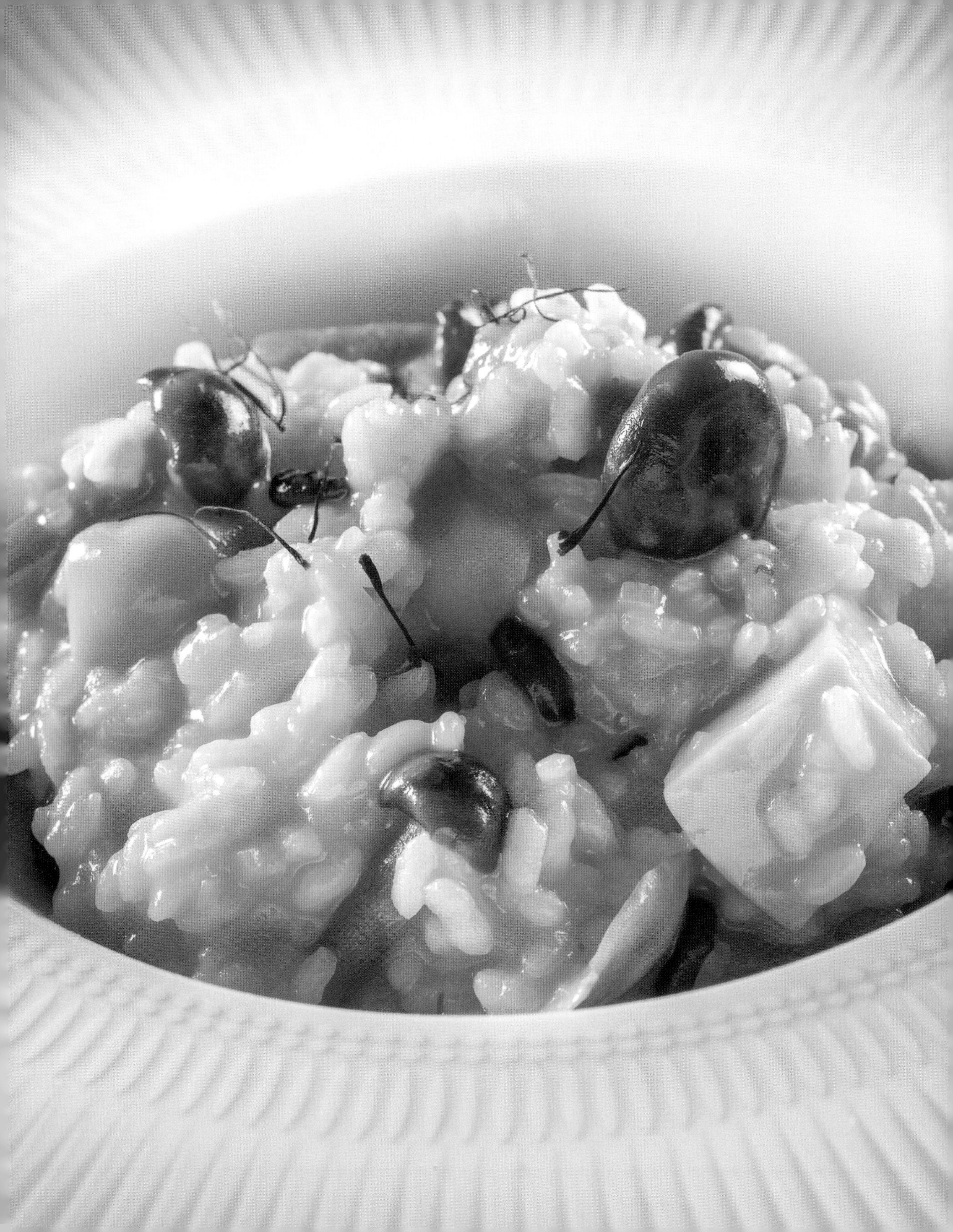

MERO A LA SAL

Ingredientes

2 lomos de mero (150 g cada uno)
1 kg de sal gorda
2 cebollas tiernas
2 tomates maduros
Romero
Tomillo
1 cucharada de vinagre de Jerez
1 cucharada de salsa de soja (tamari)
1 cucharada de caldo de pollo (véase la página 51)
Aceite de oliva

INFO. COMPLEMENTARIA

Esta técnica de cocción del pescado se denomina «al vapor de sal».

El mero es un pescado blanco de gran calidad. Si no encontramos mero en la pescadería, podemos usar corvina o lubina.

Las cocciones a la sal y al vapor mantienen mejor las propiedades nutricionales de los alimentos y no es necesario usar ningún tipo de grasa para cocinar.

1. Repartimos la sal gorda en el fondo de una olla y rociamos con agua. Añadimos las hierbas aromáticas por encima y ponemos el mero (con la piel hacia abajo) en la olla. Tapamos, ponemos al fuego y dejamos cocinar entre 6 y 7 minutos, dependiendo del grosor del pescado.

2. Cortamos la parte blanca de la cebolla tierna en gajos y la doramos en una sartén con un poco de aceite de oliva.

3. Mezclamos en un bol el vinagre de Jerez, la salsa de soja, el caldo de pollo y tres cucharadas de aceite de oliva. Pelamos y cortamos la carne de los tomates en daditos y la parte verde de la cebolla tierna en aritos y los añadimos a la vinagreta.

4. Retiramos los restos de sal del mero y lo servimos con la cebolla tierna alrededor y bien regado con la vinagreta.

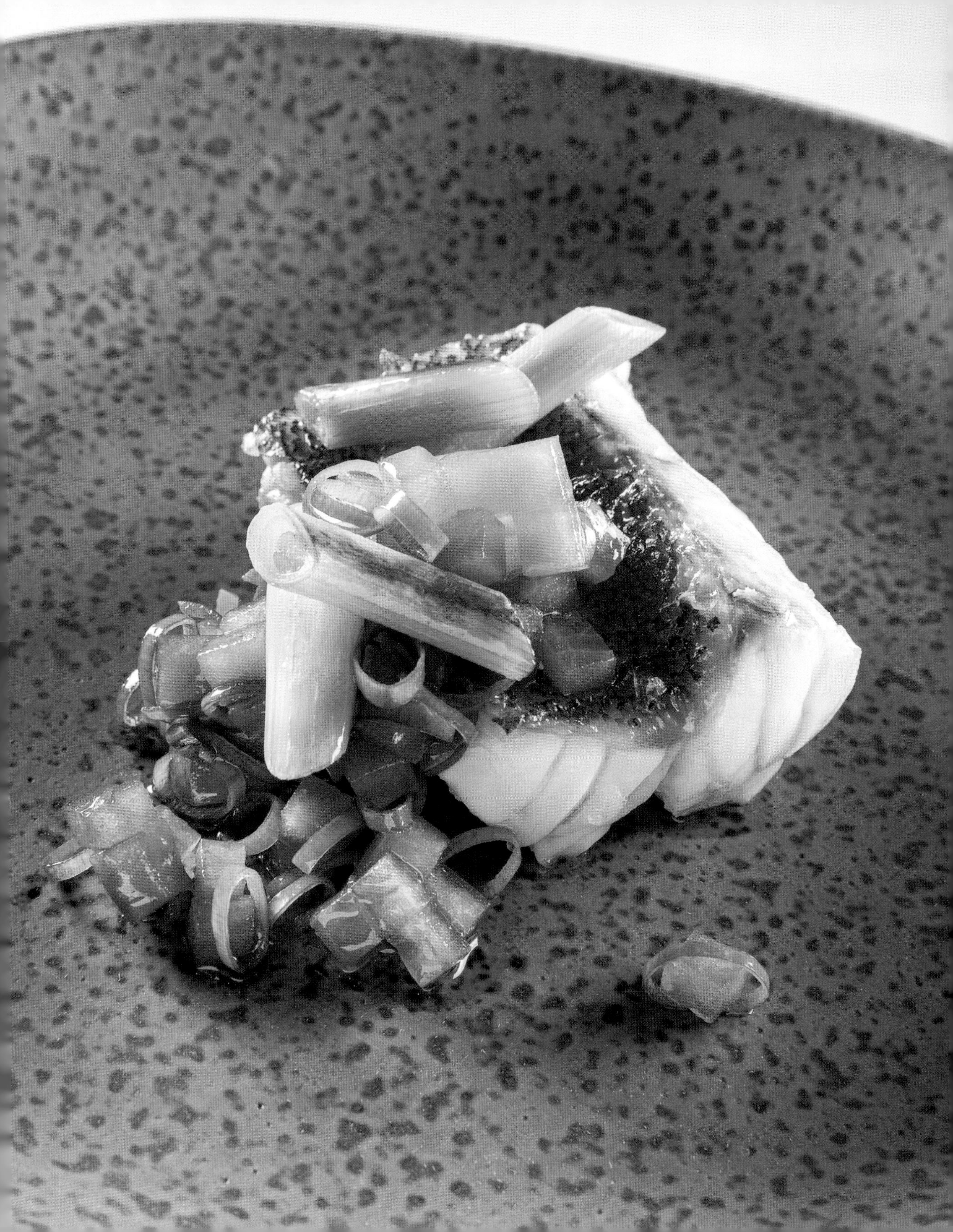

CALABACINES QUICHE

Ingredientes

2 calabacines redondos
2 huevos
300 ml de leche evaporada
1 cebolla
50 g de jamón
50 g de queso emmental
Aceite de oliva
Sal y pimienta

INFO. COMPLEMENTARIA

Estos calabacines con una ensalada y una rebanada de pan integral son una cena completa y nutritiva.

Podemos preparar esta receta también con pimientos o tomates en lugar de calabacín.

ALTERNATIVA VEGETARIANA: Sustituimos el jamón por nueces troceadas.

PREPARACIÓN: Calentamos el horno a 180 °C con calor arriba y abajo y la función de ventilador, si la tiene.

1. Retiramos la parte superior de los calabacines, la tapa. Con cuidado, vaciamos los calabacines retirando la pulpa con una cucharilla.

ATENCIÓN: Para esto es perfecta la cuchara parisien o sacabolas.

2. Escaldamos los calabacines vacíos en agua hirviendo durante un par de minutos. Después los reservamos boca abajo para que se escurran bien.

3. Picamos la cebolla y cortamos el jamón en daditos. En una sartén con un poco de aceite de oliva, doramos el jamón y lo retiramos cuando empiece a cambiar de color. En la misma sartén añadimos la cebolla picada y la rehogamos durante unos minutos.

4. Cuando la cebolla empiece a transparentar, incorporamos la pulpa de los calabacines y dejamos cocinar. Retiramos del fuego y mezclamos las verduras con el jamón salteado, el queso emmental rallado, los huevos batidos y la leche evaporada. Rectificamos de sal y pimienta.

5. Rellenamos los calabacines con la mezcla y los horneamos durante 40 minutos o hasta que el relleno haya cuajado.

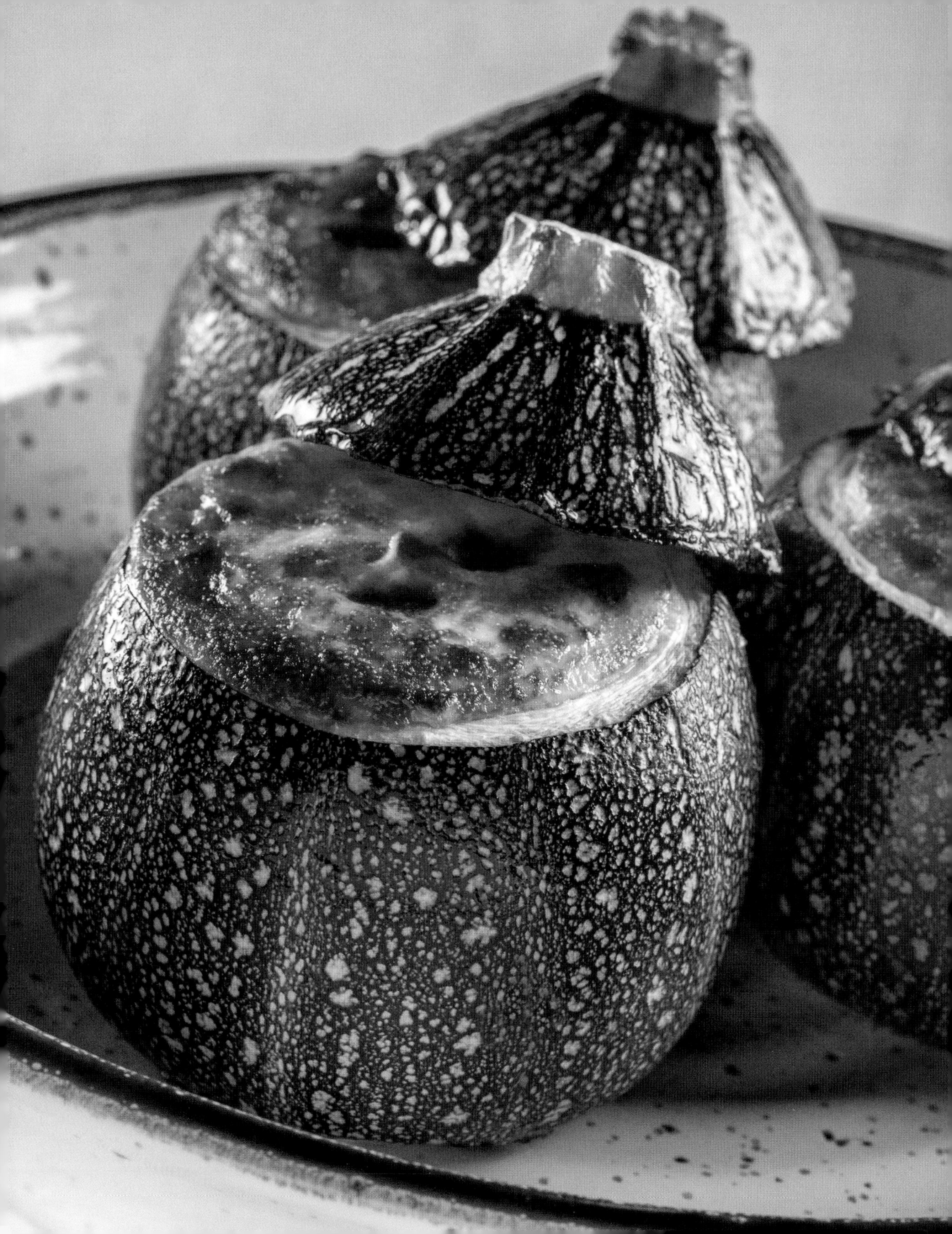

SOPA VERDE

Ingredientes

500 ml de caldo de verduras (véase la página 50)
1 cebolla
½ calabacín
¼ de brócoli
60 g de espinacas
4 espárragos verdes
4 hojas de col
Aceite de oliva
Sal y pimienta

INFO. COMPLEMENTARIA

Podemos usar cualquier tipo de col que tengamos en casa o col kale, un tipo de col rizada que se ha popularizado últimamente para licuados, sopas y ensaladas.

ALTERNATIVA OMNÍVORA: Podemos añadir un poco de jamón o panceta ibérica en el sofrito para darle más sabor.

1. Picamos la cebolla muy pequeña y la sofreímos en una olla con un poco de aceite de oliva. Mientras se rehoga, cortamos el calabacín y los espárragos verdes en daditos, separamos pequeños arbolitos de brócoli y cortamos las hojas de col en tiras.

ATENCIÓN: Podemos usar un poco de sofrito de ajo y cebolla ya preparado.

2. Cuando la cebolla esté transparente, añadimos las verduras cortadas, removemos un poco y vertemos tres cuartas partes del caldo de verduras. Cuando empiece a hervir, bajamos un poco el fuego y dejamos cocinar unos 15 minutos.

3. Escaldamos las espinacas en agua hirviendo durante unos 15 segundos, las escurrimos muy bien y las trituramos con el caldo de verduras restante.

4. Añadimos el caldo con las espinacas a la sopa en el último momento y removemos bien.

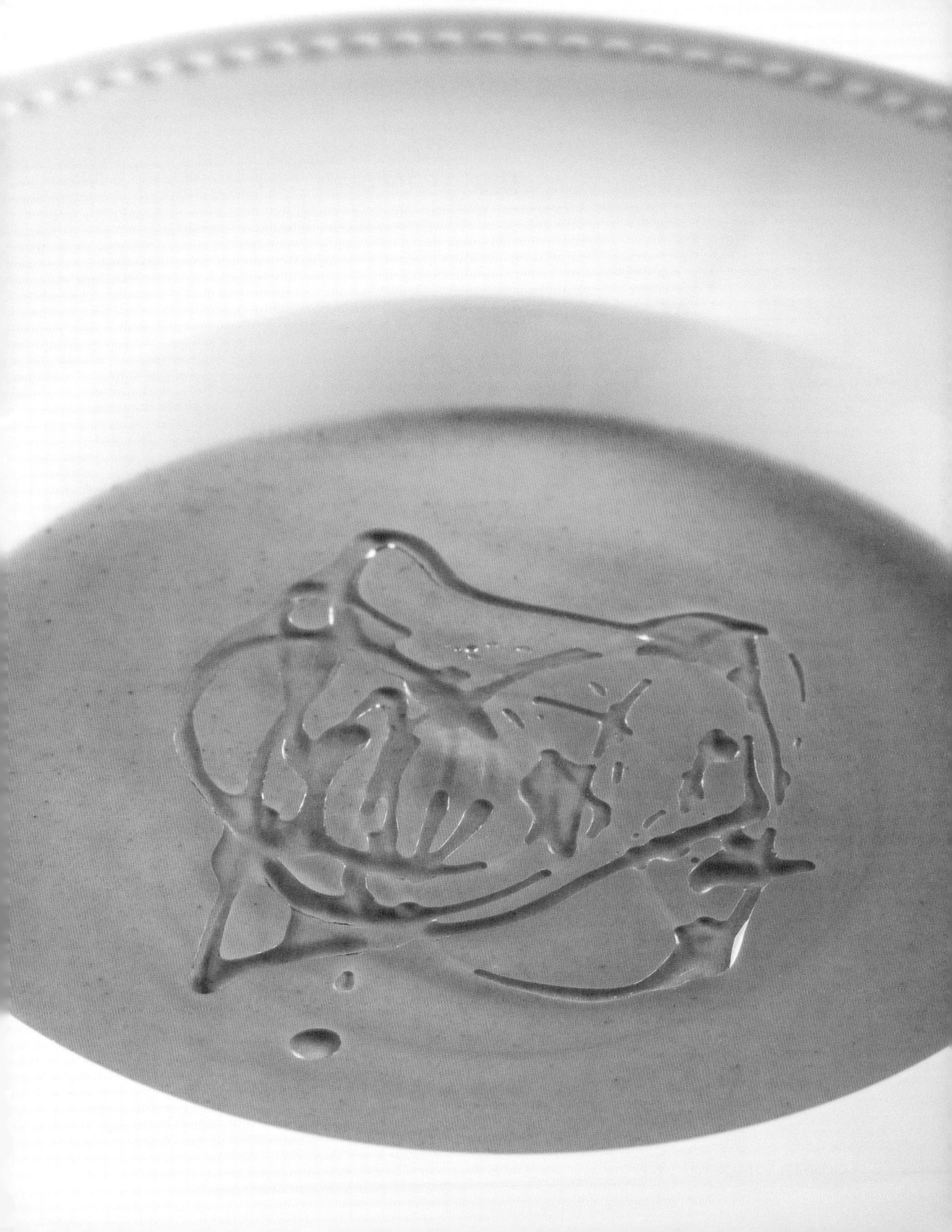

BACALAO CON ARROZ SALVAJE

Ingredientes

300 g de bacalao fresco
150 g de mezcla de arroz salvaje
1 cebolla tierna
2 dientes de ajo
Limón
Perejil
Aceite de oliva
Sal y pimienta

INFO. COMPLEMENTARIA

El bacalao fresco es abundante y económico, pero también podemos preparar esta receta con cualquier otro pescado blanco o azul.

El arroz salvaje no pertenece a la misma familia del arroz tradicional, sino que es el fruto de una gramínea de origen norteamericano. Se comercializa generalmente mezclado con otros tipos de arroz.

1. En la pescadería, pedimos dos trozos de lomo de bacalao fresco con la piel de unos 150 g cada uno.

2. Lavamos bien el arroz en un colador bajo el grifo. Lo ponemos a cocer en agua hirviendo con sal el tiempo que marque el fabricante en el envase. Después lo escurrimos bien.

3. Picamos la parte blanca de la cebolla tierna y los dientes de ajo muy pequeños. En una sartén con aceite de oliva, salteamos la cebolla y el ajo con un poco de sal hasta que la cebolla esté transparente. O bien, calentamos un poco de sofrito de ajo y cebolla ya preparado.

4. Añadimos el arroz cocido a la sartén y salteamos a fuego fuerte durante unos minutos. Al final añadimos una buena cantidad de perejil picado y retiramos del fuego.

5. Salpimentamos el bacalao fresco. Calentamos una sartén en el fuego y ponemos un trozo de papel de horno untado con aceite de oliva en el centro. Colocamos el bacalao por la parte de la piel en la sartén caliente y dejamos cocinar durante unos 3 minutos hasta que la piel esté bien crujiente. Con mucho cuidado, le damos la vuelta al pescado con una espátula y lo dejamos cocinar por la parte de la carne durante 1 minuto.

ATENCIÓN: El papel de horno evita que el pescado se pegue en la sartén.

6. Ponemos una base de arroz salteado en un plato y el bacalao a la plancha con la piel hacia arriba. Terminamos el plato con perejil picado y ralladura de limón.

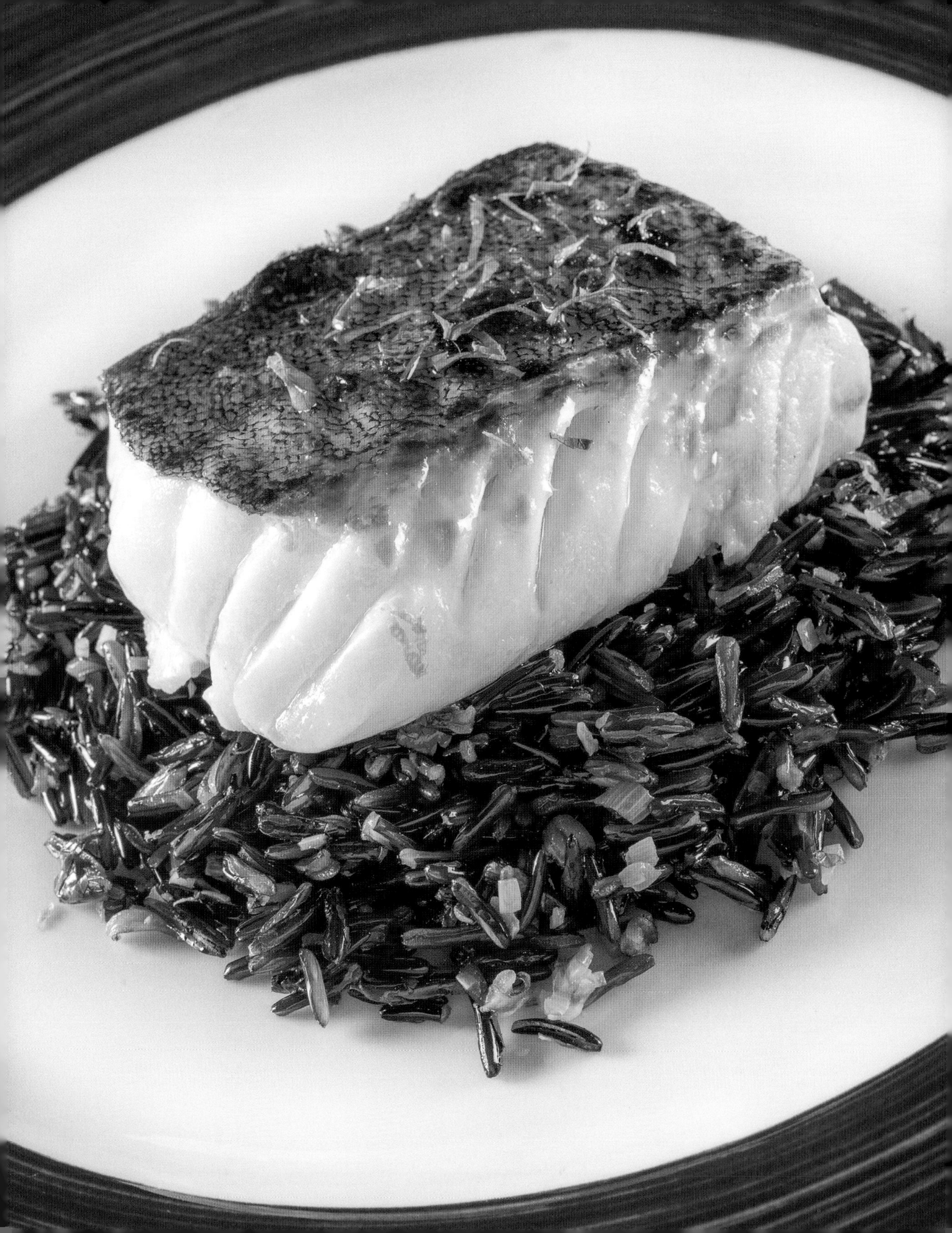

 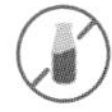

POLLO AL LIMÓN

Ingredientes

4 muslitos de pollo
4 chalotas
2 dientes de ajo
1 zanahoria
½ puerro
400 ml de caldo de pollo (véase la página 51)
30 ml de vino rancio
Canela en rama
Tomillo
½ limón
Perejil
Aceite de oliva
Sal y pimienta

INFO. COMPLEMENTARIA

Si acompañamos este guiso con una rebanada de pan, un bol de ensalada y una pieza de fruta, tenemos una cena completa.

El muslo y el contramuslo de pollo son más jugosos que la pechuga y no tienen tanta grasa como las alitas. Por eso son las partes ideales para guisar.

Aprovechamos para cocinar más cantidad, ya que este guiso puede guardarse en la nevera durante tres días o se puede congelar sin problemas.

1. Salpimentamos los muslitos de pollo y los marcamos en una cazuela con un poco de aceite de oliva hasta que estén bien dorados por todas partes.

2. Retiramos el pollo y doramos los dientes de ajo y las chalotas enteras sin piel en la misma cazuela junto con una rama de tomillo.

3. Mientras se cocinan las chalotas, cortamos el puerro bien limpio y la zanahoria pelada en rodajas y lo añadimos todo a la cazuela. Incorporamos de nuevo el pollo, el zumo de medio limón, un trozo de su piel y un poco de canela en rama.

4. Agregamos el vino rancio y dejamos que evapore bien el alcohol antes de añadir el caldo de pollo. Tapamos la cazuela, bajamos el fuego y dejamos cocinar a fuego suave durante unos 40 minutos.

5. Servimos el guiso con perejil picado.

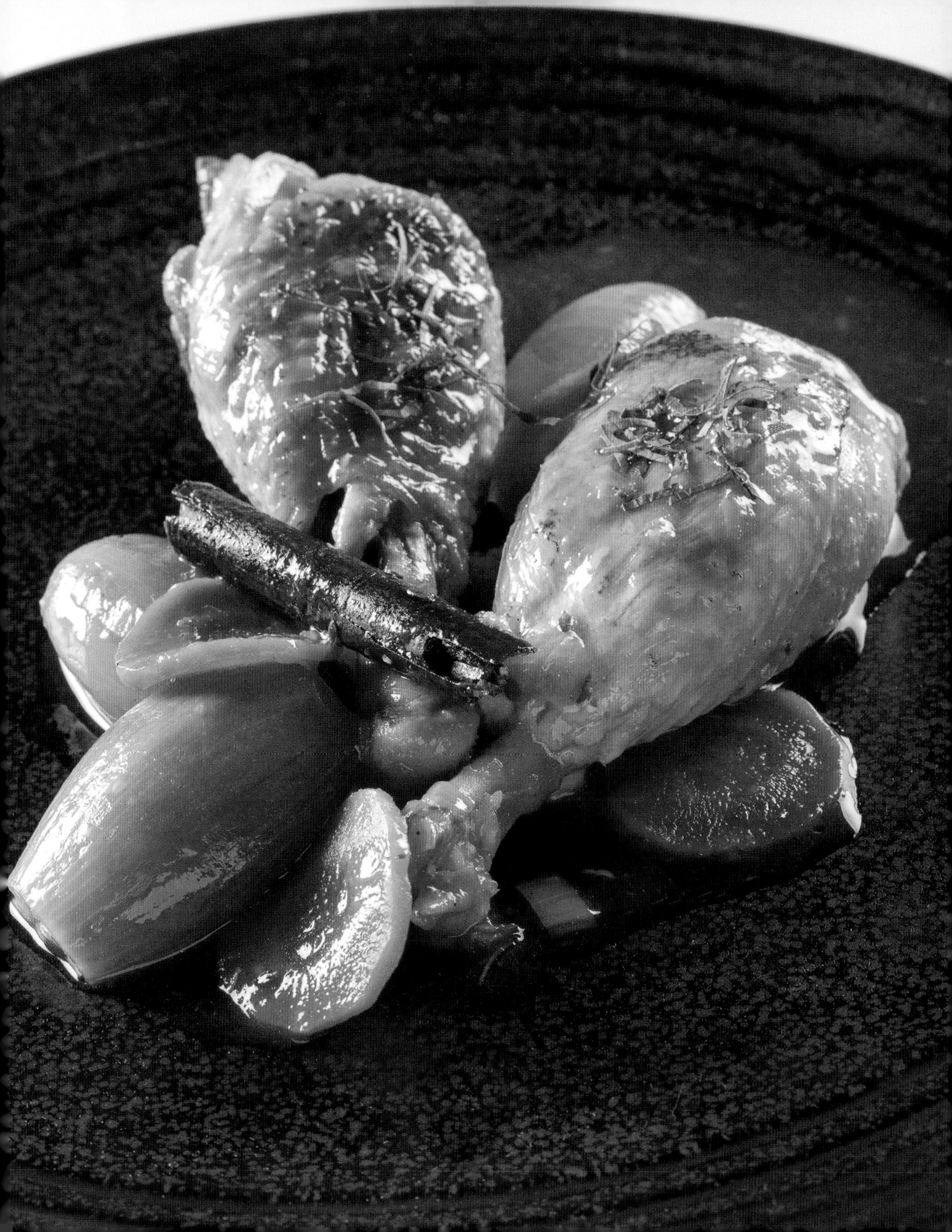

ENSALADA DE PASTA

Ingredientes

150 g de pasta integral
80 g de bonito en conserva
60 g de queso fresco
10 tomates secos en aceite
30 g de aceitunas muertas de Aragón
15 g de piñones
Rúcula
Espinacas tiernas
Albahaca fresca
Limón
Vinagre de Jerez
Aceite de oliva
Sal y pimienta

INFO. COMPLEMENTARIA

Podemos adaptar los ingredientes de la ensalada a nuestras preferencias cambiando los piñones por otros frutos secos, las hojas por lechuga o escarola, y añadiendo otras verduras.

Podemos preparar más cantidad de vinagreta y guardarla en la nevera en un bote bien cerrado para otras ensaladas.

ALTERNATIVA VEGETARIANA: Sustituimos el bonito en conserva por huevo cocido.

1. Hervimos la pasta en abundante agua con sal durante el tiempo indicado en el envase. Después escurrimos, añadimos un chorrito de aceite de oliva y mezclamos bien con la pasta. La dejamos enfriar estirada en una bandeja para que no se pegue.

2. Tostamos los piñones en una sartén con unas gotas de aceite de oliva.

3. Preparamos la vinagreta mezclando una parte de vinagre de Jerez con tres de aceite de oliva, sal, pimienta, unas hojas de albahaca picadas, unas gotas de limón y un poco de ralladura de su piel.

4. Mezclamos la pasta fría con las aceitunas y los tomates secos cortados en trozos, el bonito bien escurrido, el queso fresco en dados, los piñones tostados y las hojas de rúcula y espinacas.

5. Aliñamos en el último momento con la vinagreta y servimos con unas hojas de albahaca enteras para decorar.

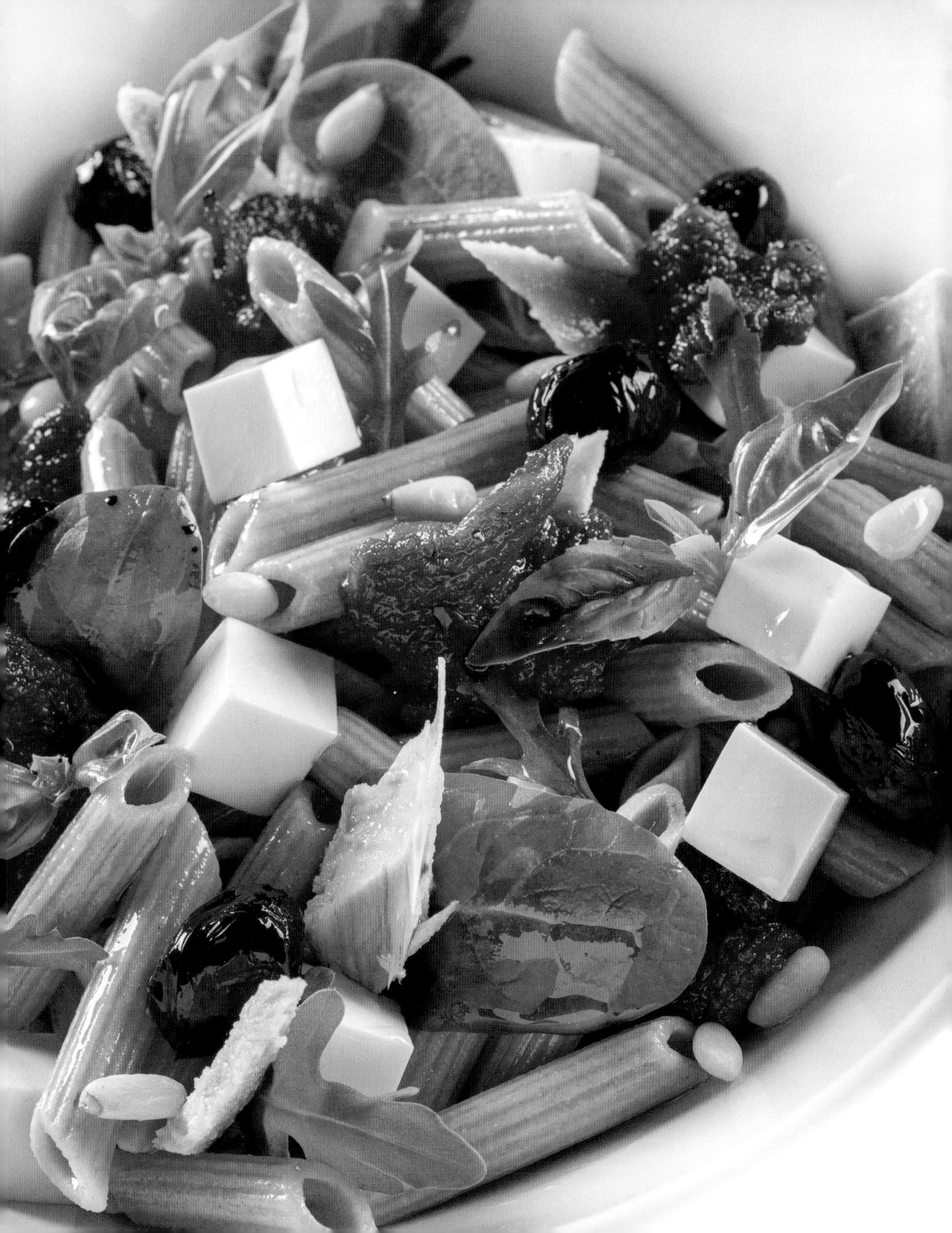

RAPE CON SETAS

Ingredientes

250 g de cola de rape
100 g de champiñones Portobello o setas variadas
2 dientes de ajo
Panko
Perejil
Vinagre de Jerez
Aceite de oliva
Sal y pimienta

INFO. COMPLEMENTARIA

El panko es un tipo de pan rallado de origen japonés que se elabora solo con miga de pan blanco.

Para una buena fritura hay que usar aceite de oliva virgen, en gran cantidad y bien caliente, y freír las porciones de alimento en pequeñas tandas para que no baje la temperatura.

ALTERNATIVA LIGERA: Podemos rebozar el rape con panko y un poco de aceite de oliva y cocinarlo en el horno a 200 °C durante unos 7 minutos, dándole la vuelta a media cocción.

1. Limpiamos las setas con un paño húmedo. Cortamos las setas por la mitad o en cuartos. Pelamos y cortamos los dientes de ajo en láminas.

2. Calentamos una sartén con aceite de oliva y doramos el ajo laminado hasta que empiece a coger color. Añadimos las setas y salteamos durante unos minutos. Añadimos perejil picado a la sartén, retiramos del fuego y terminamos con unas gotas de vinagre de Jerez.

3. Cortamos el rape en medallones no muy finos. Los salpimentamos y los rebozamos directamente en panko. Freímos los medallones de rape en una sartén honda con una buena cantidad de aceite de oliva suave. Retiramos los medallones cuando estén dorados por las dos caras y los escurrimos en un plato con papel absorbente.

4. Servimos el rape rebozado con el salteado de setas.

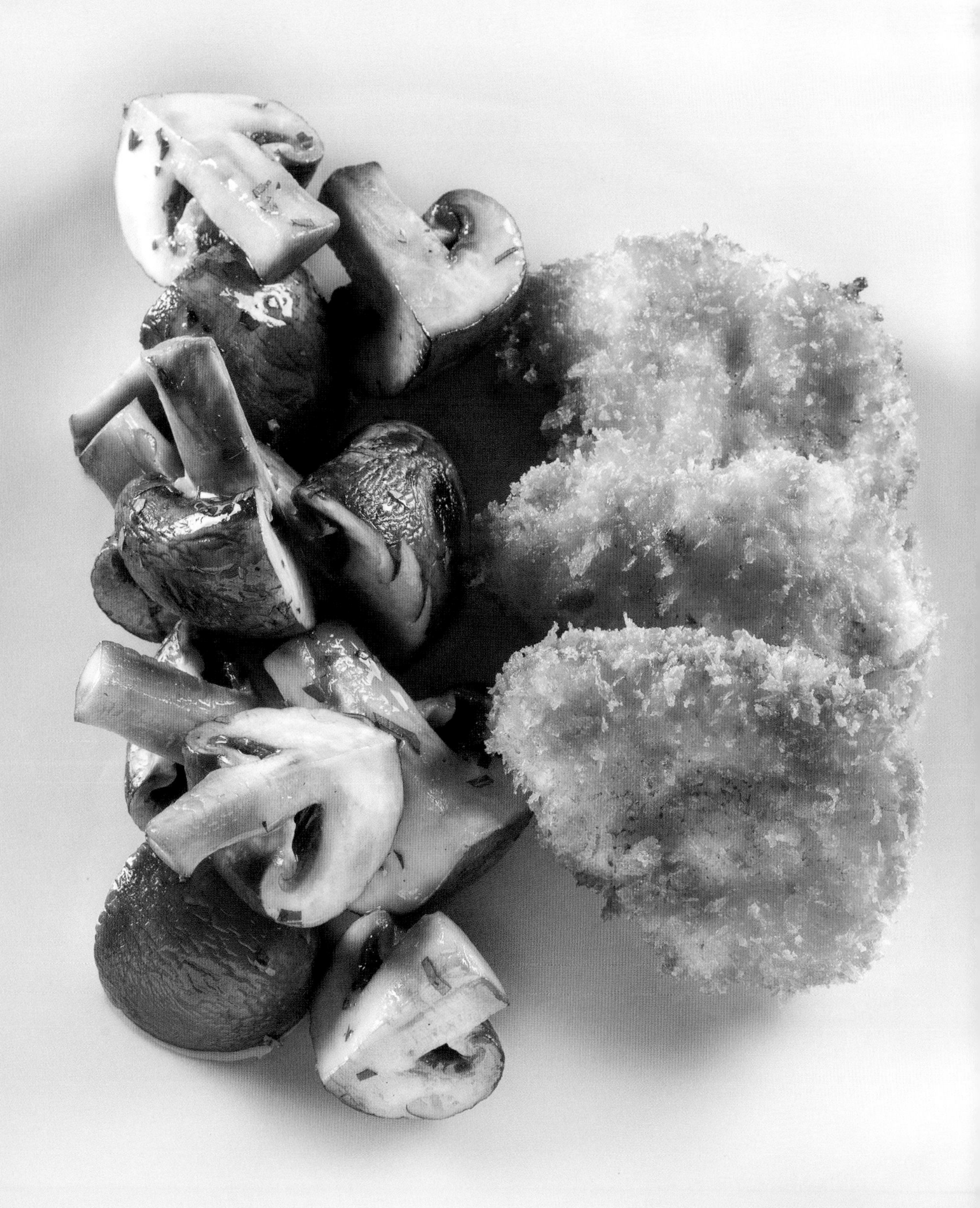

HUMMUS DE ALUBIAS

Ingredientes

300 g de alubias blancas cocidas
2 cucharadas de tahina
1 cucharadita de comino
½ limón
Pimentón de la Vera
1 rama de apio
2 zanahorias
1 calabacín pequeño
Colines integrales
Aceite de oliva
Sal

1. Escurrimos las alubias y las enjuagamos bien si son de bote. Las ponemos en el vaso de la batidora junto con la tahina, un chorro de aceite de oliva, el zumo de medio limón, el comino y un poco de sal. Trituramos bien y rectificamos de sal si hace falta.

2. Limpiamos y cortamos el apio, el calabacín y la zanahoria en bastones.

3. Servimos el hummus en un cuenco con un chorro de aceite de oliva y un poco de pimentón de la Vera por encima. Acompañamos con los colines y los bastoncillos de verduras.

INFO. COMPLEMENTARIA

Una buena ensalada de tomate es el complemento ideal para esta receta.

Las alubias blancas son una de las principales fuentes de proteína vegetal.

Si no encontramos tahina, podemos usar aceite de sésamo y un poco más de comino.

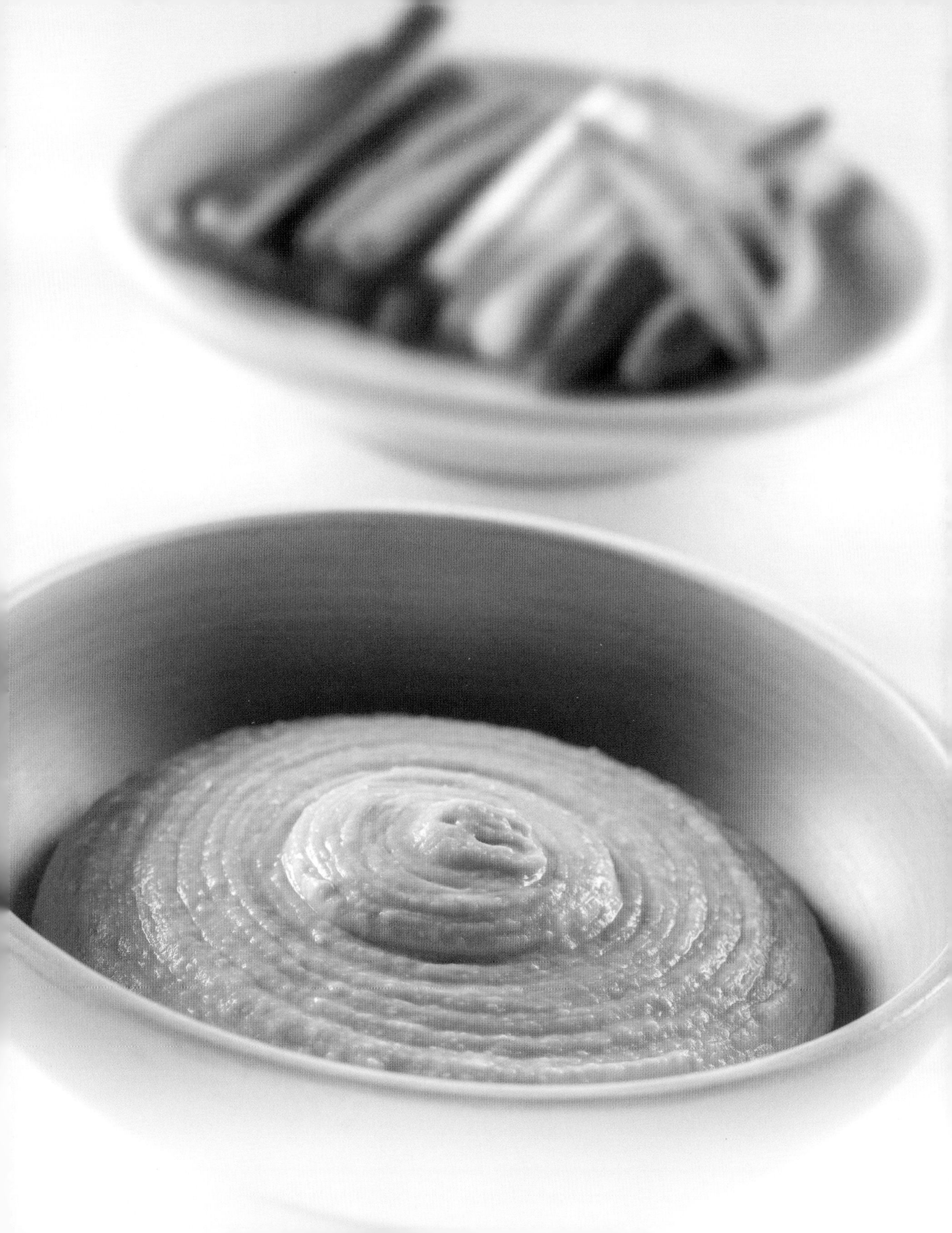

TARTA FINA DE MANGO

Ingredientes

2 mangos maduros
50 g de almendras crudas
50 g de nueces pecanas
50 g de semillas de girasol
50 g de amaranto inflado
50 g de sésamo
30 g de aceite de coco
2 cucharadas de miel

INFO. COMPLEMENTARIA

El mango es una de las frutas más ricas en vitamina C.

La receta de la base de esta tarta también puede servirnos para preparar barritas energéticas caseras.

Podemos hacer muchas versiones de esta receta. Podemos sustituir las almendras y las nueces pecanas por otros frutos secos; las semillas de girasol, por las de calabaza; y el amaranto, por mijo, lino, etc. Además, se puede cubrir con cualquier tipo de fruta.

1. Calentamos el horno a 190 °C con calor arriba y abajo y la función de ventilador, si la tiene.

2. Trituramos las almendras y las nueces con un robot o una picadora manual. Ponemos los frutos secos en una bandeja junto con las semillas de girasol y el amaranto y lo horneamos todo durante unos 7 minutos, removiendo de vez en cuando.

3. Mezclamos en un bol los frutos secos y las semillas que hemos horneado con la miel y el aceite de coco hasta obtener una mezcla homogénea.

4. Forramos un molde redondo y bajo con papel de horno. Repartimos la mezcla por encima y apretamos bien para que quede compacta. Enfriamos la base en la nevera hasta que se endurezca.

5. Pelamos y cortamos el mango en láminas finas.

6. Desmoldamos la base de la tarta con cuidado. Repartimos el mango laminado por encima y servimos.

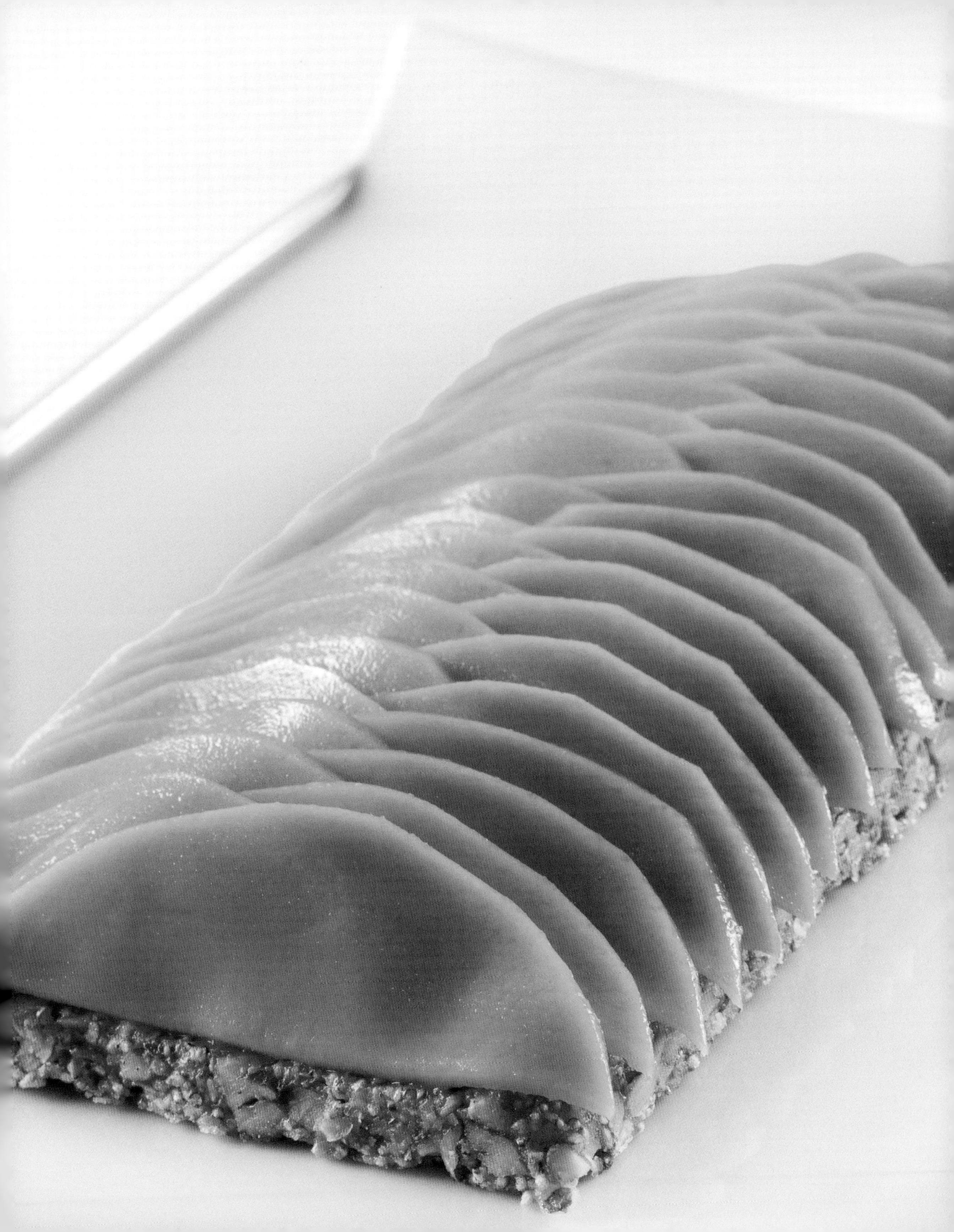

¿Qué comeré esta semana?

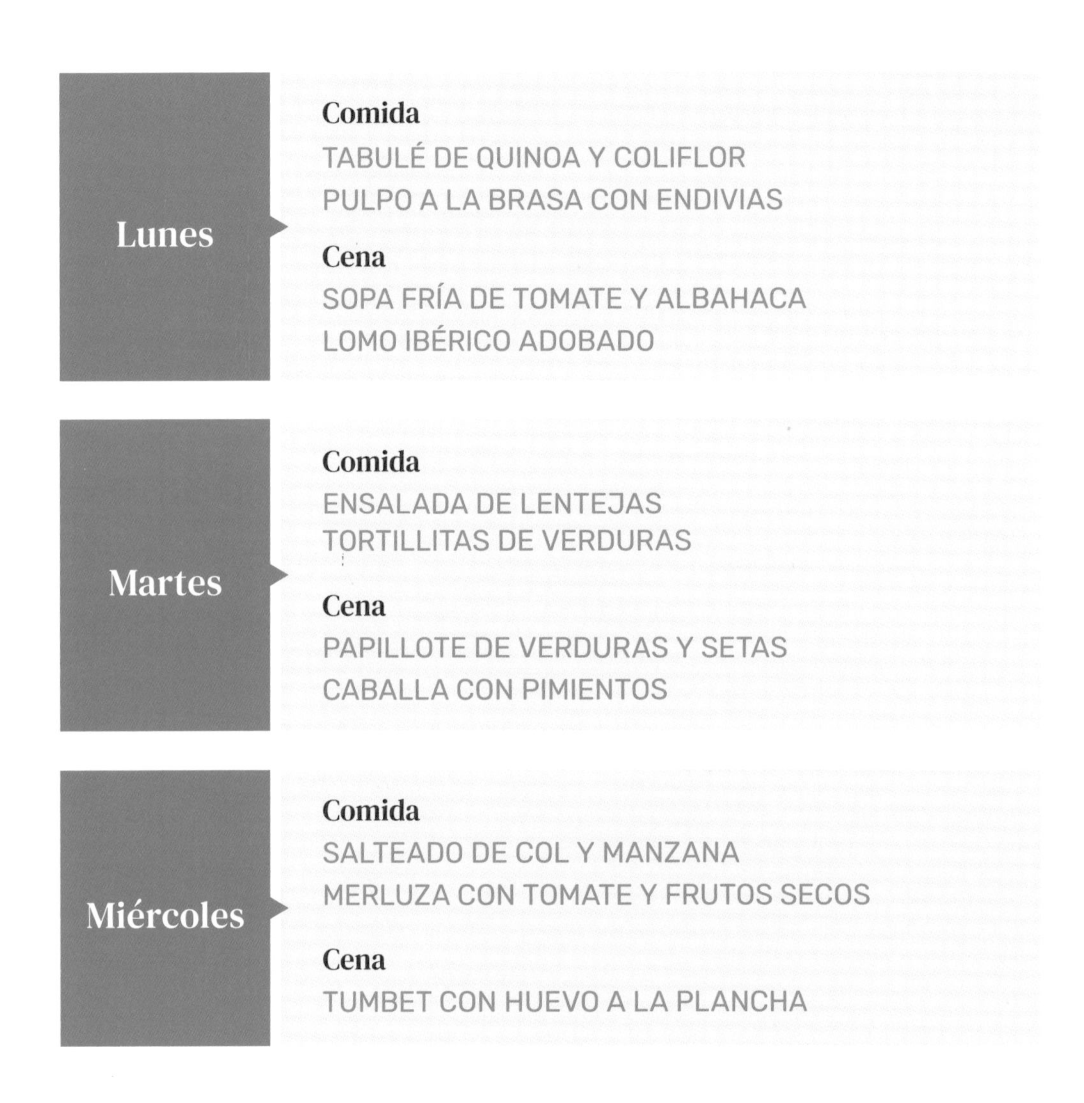

Lunes

Comida

TABULÉ DE QUINOA Y COLIFLOR
PULPO A LA BRASA CON ENDIVIAS

Cena

SOPA FRÍA DE TOMATE Y ALBAHACA
LOMO IBÉRICO ADOBADO

Martes

Comida

ENSALADA DE LENTEJAS
TORTILLITAS DE VERDURAS

Cena

PAPILLOTE DE VERDURAS Y SETAS
CABALLA CON PIMIENTOS

Miércoles

Comida

SALTEADO DE COL Y MANZANA
MERLUZA CON TOMATE Y FRUTOS SECOS

Cena

TUMBET CON HUEVO A LA PLANCHA

Jueves

Comida

ENSALADA DE CALABACÍN
FIDEOS CON POLLO

Cena

COGOLLOS A LA BRASA
LUBINA CON HIERBAS

Viernes

Comida

CEVICHE DE CORVINA
ARROZ INTEGRAL CON VERDURAS

Cena

CREMA DE SETAS
PAVO SALTEADO CON BRÓCOLI

Sábado

Comida

ALUBIAS CON CALAMAR, PIMIENTOS Y PIPARRAS

Cena

MINIPIZZAS DE BERENJENA
BACALAO AL HORNO CON TOMATE

Domingo

Comida

FIDEOS A LA CAZUELA
JUREL EN ESCABECHE

Cena

SEPIA CON VERDURAS

Postre semanal

UVAS SALTEADAS CON YOGUR

Frutería

16 tomates maduros
1 tomate de ensalada
2 berenjenas
6 pimientos rojos
3 pimientos verdes
1 pimiento amarillo
7 alcachofas
4 calabacines
2 puerros
1 nabo
5 zanahorias
2 brócolis pequeños
½ col lombarda

½ coliflor
¼ de calabaza violín
½ repollo
1 cebolla roja
2 cebollas tiernas
4 chalotas
½ apio
80 g de judías verdes
80 g de tirabeques
100 g de habitas
12 champiñones
350 g de setas shimeji o de cultivo
50 g de canónigos

2 lechugas
1 escarola
2 endivias
3 cogollos de lechuga
1 bolsa de rúcula
1 manojo de rabanitos
3 limones o limas
1 naranja
2 manzanas verdes
20 g de almendras
20 g de cacahuetes tostados
20 g de pasas de Corinto
45 g de piñones
15 g de pistachos

Hierbas aromáticas frescas*

Albahaca
Cebollino
Cilantro
Hierbabuena

Perejil
Romero
Tomillo
Salvia

* Las que encontremos; si no hay, se pueden sustituir por otras frescas o secas o prescindir de ellas.

Pescadería

300 g de bacalao desalado
300 g de caballa en filetes

200 g de corvina en filetes
50 g de jurel
300 g de lubina

300 g de merluza
3 calamares
1 sepia
2 patas de pulpo cocidas

Carnicería y charcutería

600 g de lomo ibérico en una sola pieza

250 g de pechuga de pavo

1 pechuga de pollo

30 g de jamón

40 g de panceta ibérica

5 huevos

100 g de queso curado

Supermercado

1 bote de alubias cocidas

1 bote de lentejas beluga o pardinas cocidas

1 lata de anchoas en aceite

1 lata de pimientos del piquillo

Fideos

Fideos orientales de arroz

Leche evaporada

AHORRAMOS TIEMPO Y ENERGÍA

Si avanzamos estos procesos y nos organizamos bien, ahorraremos tiempo y energía. Todo lo que preparemos con antelación debe guardarse en envases bien cerrados en la nevera o el congelador si no lo vamos a usar en los siguientes tres días.

◎ Limpiar y escurrir a conciencia las lechugas y guardar las hojas limpias en la nevera en un recipiente con papel absorbente en la base y encima de las hojas.

Las vamos a usar en las recetas:

Ensalada de lentejas (comida del martes)
Ensalada de calabacín (comida del jueves)

◎ Al encender el horno para asar los tomates de la sopa de tomate y preparar el lomo ibérico adobado (cena del lunes), podemos aprovechar para avanzar estas preparaciones:

Asar 2 pimientos rojos para la caballa con pimientos (cena del martes)
Asar 4 patatas, 1 pimiento rojo, 1 pimiento verde y 1 berenjena para el tumbet (cena del miércoles)
Asar 1 cabeza de ajos para la lubina con hierbas (cena del jueves)

TABULÉ DE QUINOA Y COLIFLOR

Ingredientes

100 g de quinoa
½ coliflor
1 manzana Granny Smith
2 tomates maduros
1 cebolla tierna
20 g de pasas de Corinto
Limón
Cebollino
Hierbabuena
Aceite de oliva
Sal y pimienta

1. Ponemos la quinoa en un colador y la lavamos bien debajo del grifo. Después la ponemos a cocer con el doble de agua y un poco de sal hasta que esté bien tierna, entre 15 y 20 minutos. Escurrimos bien la quinoa y la dejamos enfriar.

2. Rallamos la coliflor en crudo para conseguir el cuscús vegetal.

3. Limpiamos muy bien la manzana y la cortamos en daditos con la piel. Cortamos también la cebolla y los tomates en dados del mismo tamaño que los de la manzana.

4. Preparamos una vinagreta mezclando el zumo de medio limón, un poco de ralladura de su piel, aceite de oliva, la hierbabuena picada, sal y pimienta.

5. Mezclamos todos los ingredientes con la quinoa fría y las pasas de Corinto, y aliñamos con la vinagreta. Terminamos con un poco de cebollino picado.

INFO. COMPLEMENTARIA

Muchas verduras se pueden consumir en crudo, como la coliflor. De esta forma mantienen todas las vitaminas.

Las pasas son frutas desecadas, por eso su aporte nutricional es el mismo que el de las uvas.

ALTERNATIVA VEGETARIANA: Podemos incorporar un poco de queso fresco o un huevo cocido y convertir esta ensalada en un plato único.

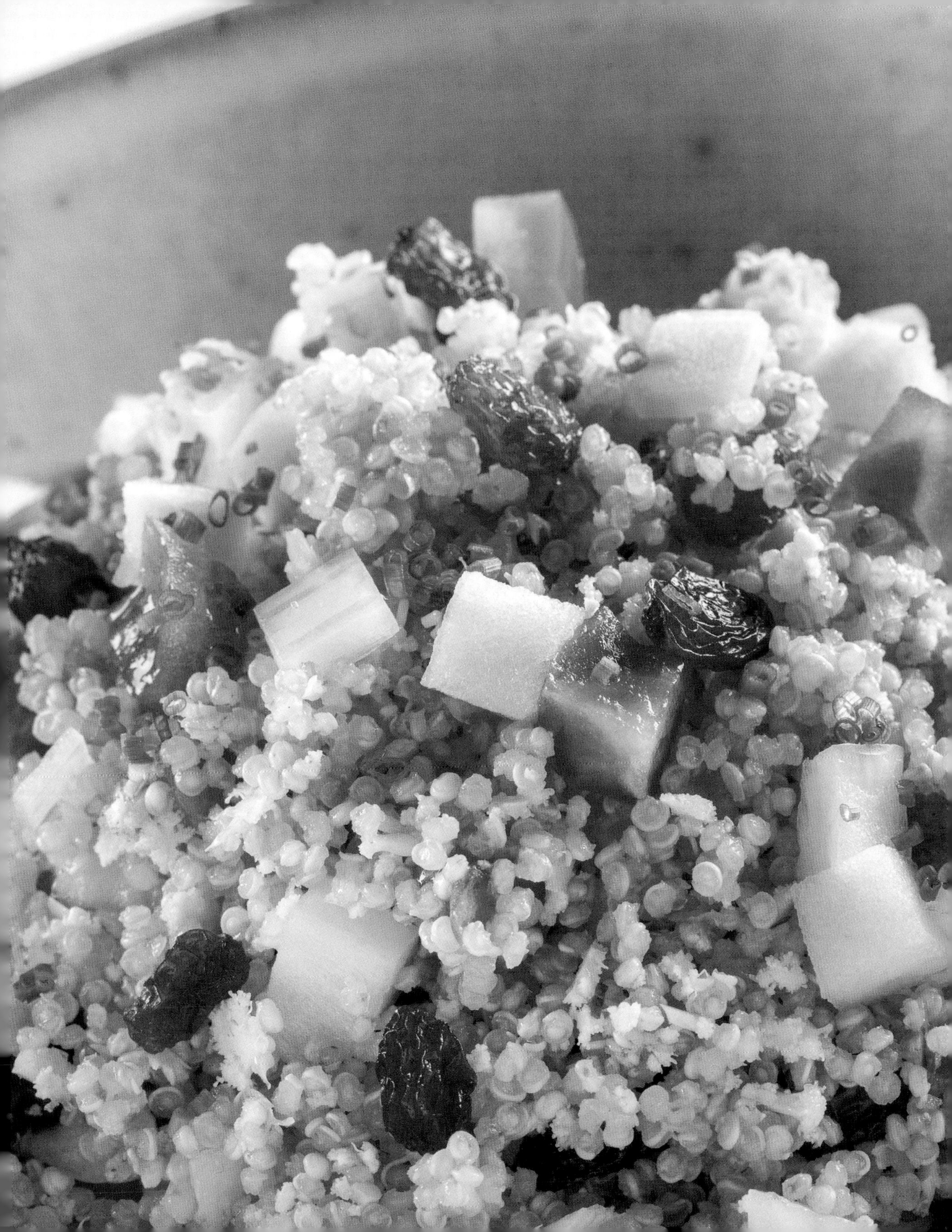

PULPO A LA BRASA CON ENDIVIAS

Ingredientes

2 patas de pulpo cocidas
2 endivias
5 rabanitos
Vinagre de Jerez
Aceite de oliva
Sal y pimienta

INFO. COMPLEMENTARIA

Si preferimos cocer el pulpo en casa, habrá que congelarlo y descongelarlo antes. Después deberemos cocinarlo en abundante agua hasta que esté bien tierno. Lo sabremos cuando pinchemos la carne y salga sin resistencia.

La endivia pertenece a la misma familia que la escarola, la achicoria y el radicchio. Todas estas verduras comparten el sabor amargo.

Si no nos gusta el sabor amargo, podemos sustituir las endivias por cogollos de lechuga.

1. Cortamos las endivias por la mitad y las marcamos por ambas caras en la plancha con un poco de aceite de oliva y una pizca de sal.

2. Marcamos las patas de pulpo enteras en la misma plancha.

3. Preparamos una vinagreta con los rabanitos picados, una cucharada de vinagre de Jerez, tres cucharadas de aceite de oliva y pimienta molida.

4. Servimos el pulpo con las endivias aliñadas con la vinagreta.

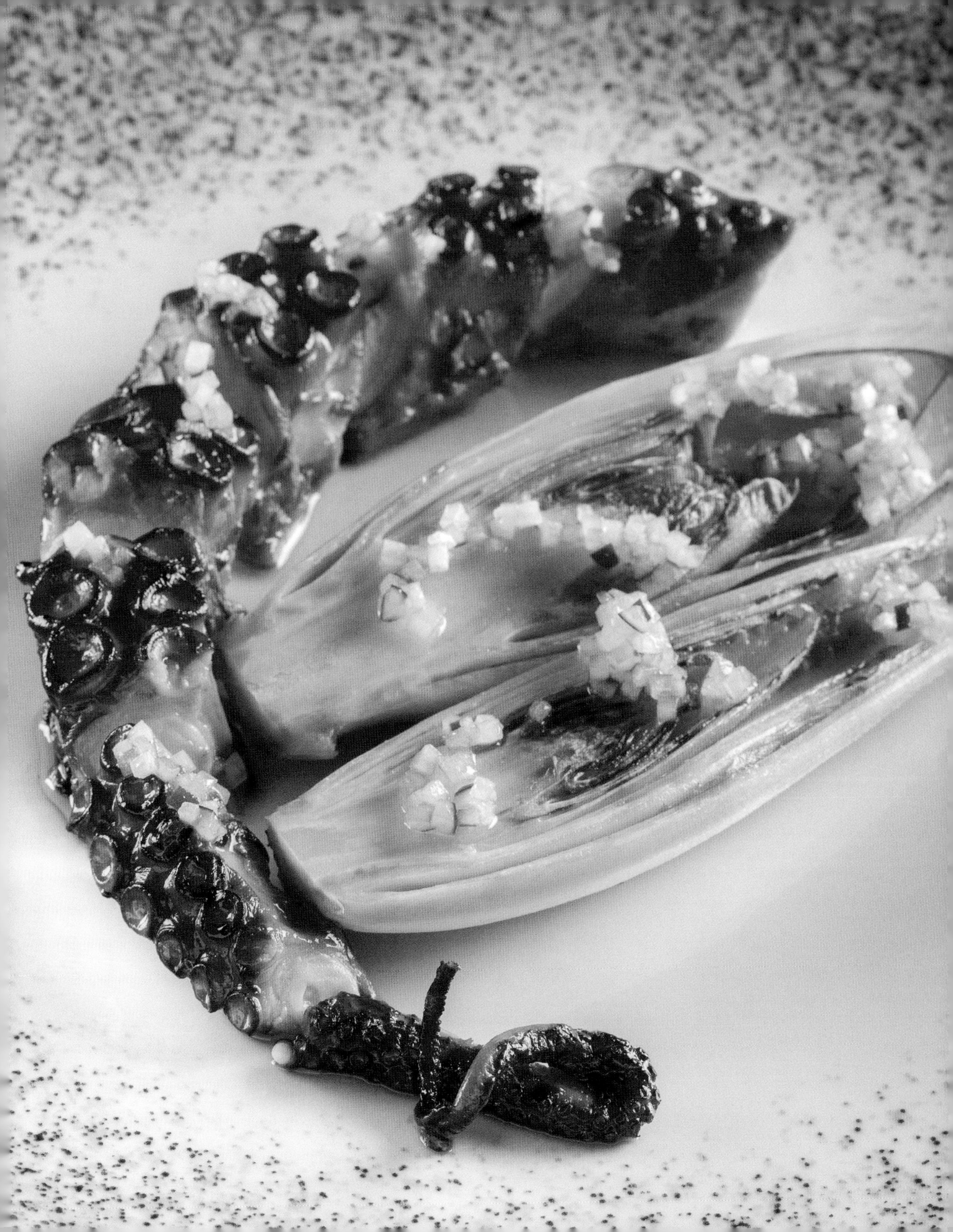

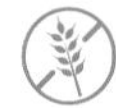 

SOPA FRÍA DE TOMATE Y ALBAHACA

Ingredientes

3 tomates maduros
1 rama de apio
1 chalota
Albahaca fresca
Limón
Salsa Worcestershire (sin gluten)
Aceite picante (véase la página 49)
Aceite de oliva
Sal y pimienta

INFO. COMPLEMENTARIA

En invierno podemos adaptar esta receta asando la chalota con los tomates y triturando el conjunto en caliente, sin agua fría.

La salsa Worcestershire más conocida contiene gluten. Pero existen algunas marcas menos habituales sin gluten, indicado en las etiquetas.

ALTERNATIVA EXPRÉS: Podemos usar zumo de tomate en lugar de tomates asados.

1. Calentamos el horno a 180 °C con calor arriba y abajo.

2. Limpiamos los tomates, los untamos con unas gotas de aceite de oliva y los ponemos en una bandeja para horno. Los horneamos durante 30 minutos, hasta que estén tiernos. Después los dejamos enfriar fuera del horno.

3. Limpiamos la rama de apio retirando con un cuchillo los filamentos exteriores.

4. Pelamos los tomates y los ponemos en el vaso de la batidora con el apio cortado en trozos, la chalota pelada y cortada en dados, unas hojas de albahaca fresca, salsa Worcestershire al gusto, un poco de zumo de limón, unas gotas de aceite picante (opcional), un buen chorro de aceite de oliva, agua muy fría, sal y pimienta. Trituramos bien hasta obtener una sopa ligera y muy fina.

ATENCIÓN: La textura de esta sopa debe ser más bien líquida. Añadimos agua fría si hace falta para conseguirla.

5. Servimos en un vaso largo con unas hojas de albahaca y las hojas más tiernas del apio.

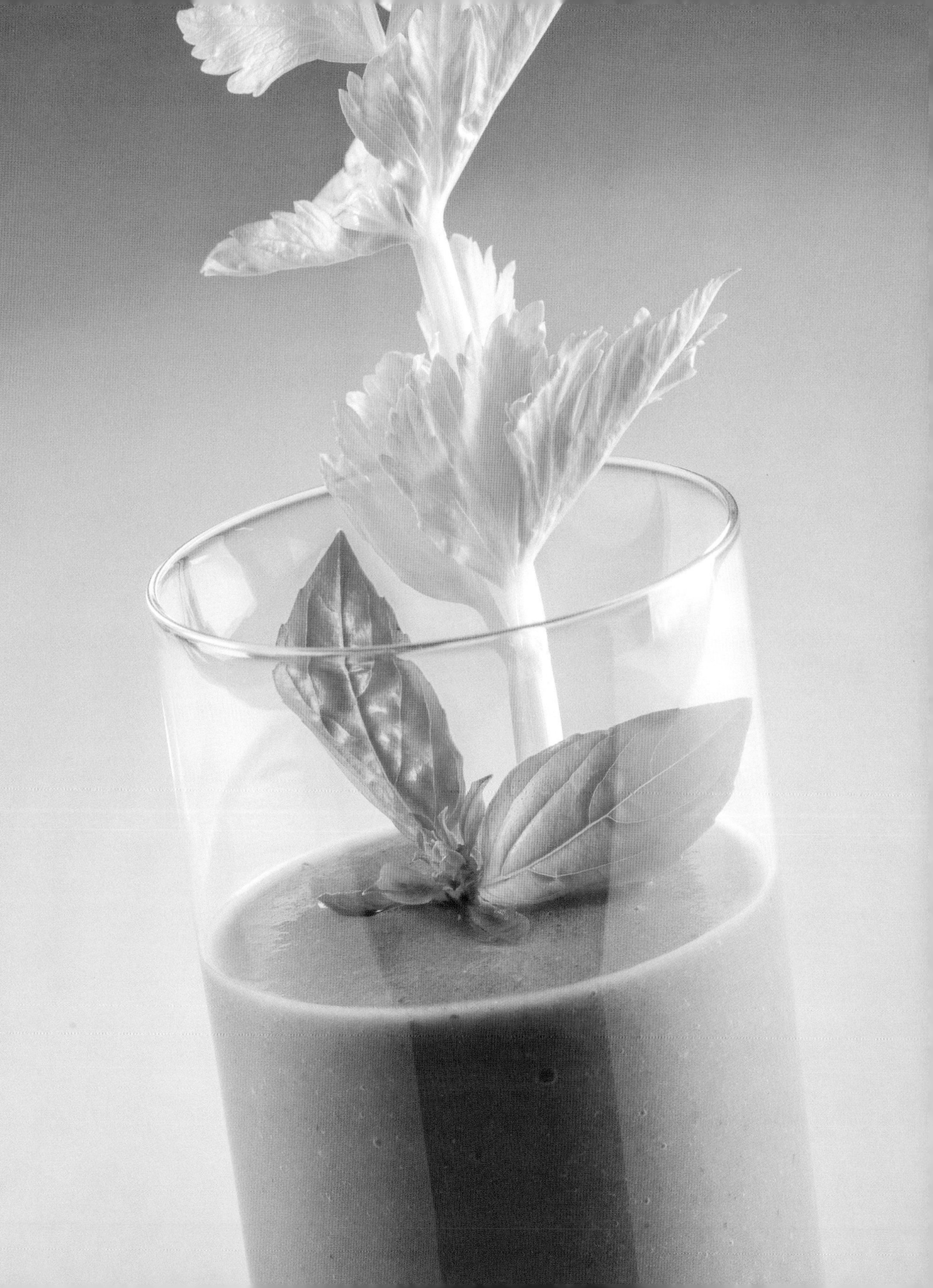

LOMO IBÉRICO ADOBADO

×2

Ingredientes

600 g de lomo ibérico fresco (en un trozo)
3 patatas
20 ml de brandi
2 dientes de ajo
1 naranja
2 cucharadas de miel
1 cucharada de vinagre de Jerez
1 cucharada de pimentón de la Vera
1 rama de romero
1 rama de tomillo
Guindilla (opcional)
Orégano seco
Aceite de oliva
Sal y pimienta

1. Calentamos el horno a 140 °C con calor arriba y abajo, sin ventilador.

2. Pelamos la naranja, la cortamos en trozos y la ponemos en el vaso de la batidora junto con el vinagre, la miel, los dientes de ajo pelados, el pimentón y un buen chorro de aceite de oliva. Trituramos bien.

3. Le hacemos unos cortes superficiales al trozo de lomo por la parte de la grasa. Ponemos el lomo en una fuente para horno, repartimos el adobo por encima y le hacemos un «masaje» para que quede bien impregnado. Espolvoreamos la carne con el tomillo y el romero picado y un poco de orégano seco.

4. Limpiamos bien las patatas y las cortamos en gajos con la piel. Las repartimos alrededor del lomo y añadimos un poco de brandi. Horneamos durante 50 minutos, pintando la carne con los jugos de vez en cuando.

5. Fileteamos y servimos con las patatas.

INFO. COMPLEMENTARIA

En esta ocasión vale la pena cocinar más raciones. La carne se puede congelar una vez fría y fileteada.

Las patatas no aguantan bien el frío, así que mejor adaptar la ración de patata a la cantidad que vayamos a consumir en el momento.

Esta carne también se puede acompañar con unas verduras al vapor o un puré de calabaza.

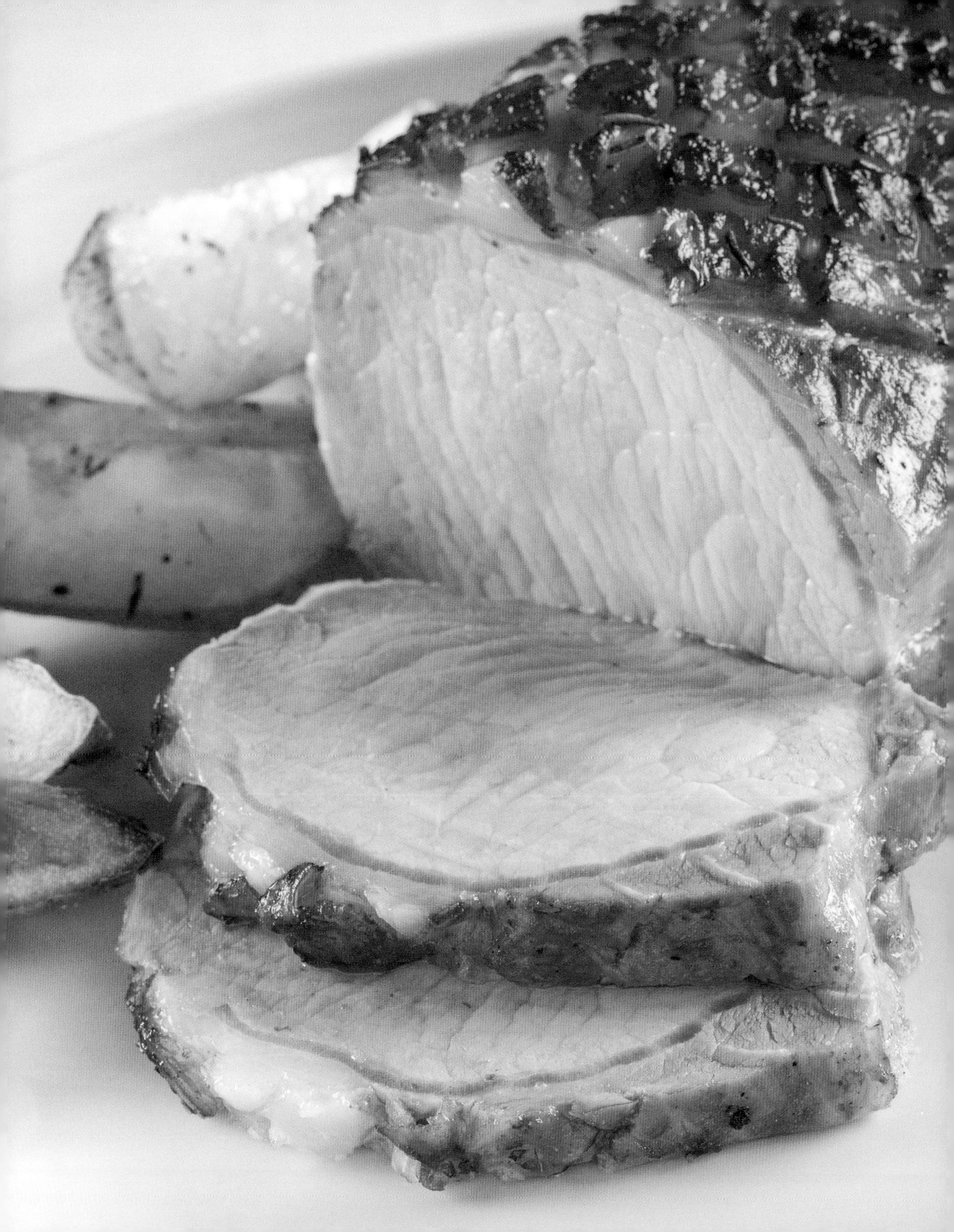

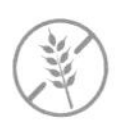  

ENSALADA DE LENTEJAS

Ingredientes

350 g de lentejas beluga cocidas
¼ de pimiento verde
¼ de pimiento amarillo
¼ de pimiento rojo
1 rama de apio
3 tomates secos
3 tomates maduros
Canónigos
Rúcula
Hojas de lechuga (al gusto)
Aceite de oliva
Vinagre de Jerez
Limón
Sal y pimienta

1. Para esta ensalada se pueden cocer las lentejas o bien comprarlas ya cocidas. Si tenemos lentejas beluga y las queremos cocer, debemos ponerlas en una olla con el doble de agua a fuego suave durante 25 minutos. Después, las escurrimos y las dejamos enfriar.

2. Para que las hojas de rúcula, canónigos, lechuga y apio estén bien crujientes, las ponemos en un bol con agua y hielo durante unos minutos. Pasado ese tiempo, las escurrimos muy bien.

3. Cortamos en daditos los pimientos de colores, el tomate seco, la rama de apio y los tomates maduros. Ponemos todas las verduras en un bol.

4. Añadimos las lentejas bien escurridas al bol y mezclamos bien. Aliñamos el conjunto con aceite de oliva, vinagre de Jerez, unas gotas de limón, sal y pimienta.

5. Ponemos las lechugas, las hojas de rúcula y los canónigos en el plato, y aliñamos también con aceite de oliva, sal y vinagre. Añadimos por encima la ensalada de lentejas y terminamos con algunos brotes para decorar.

INFO. COMPLEMENTARIA

Los pimientos en crudo son especialmente ricos en vitamina C. Esta ayuda a absorber el hierro no hemo que tienen las lentejas.

Para evitar malas digestiones con las lentejas, debemos cocinarlas muy bien. También podemos añadir especias, como comino o anís, al cocinarlas o en el aliño.

Las lentejas beluga son pequeñas y muy sabrosas, perfectas para una ensalada. Pero esta receta también se puede preparar con lentejas pardinas o lentejas en conserva, e incluso con garbanzos o alubias.

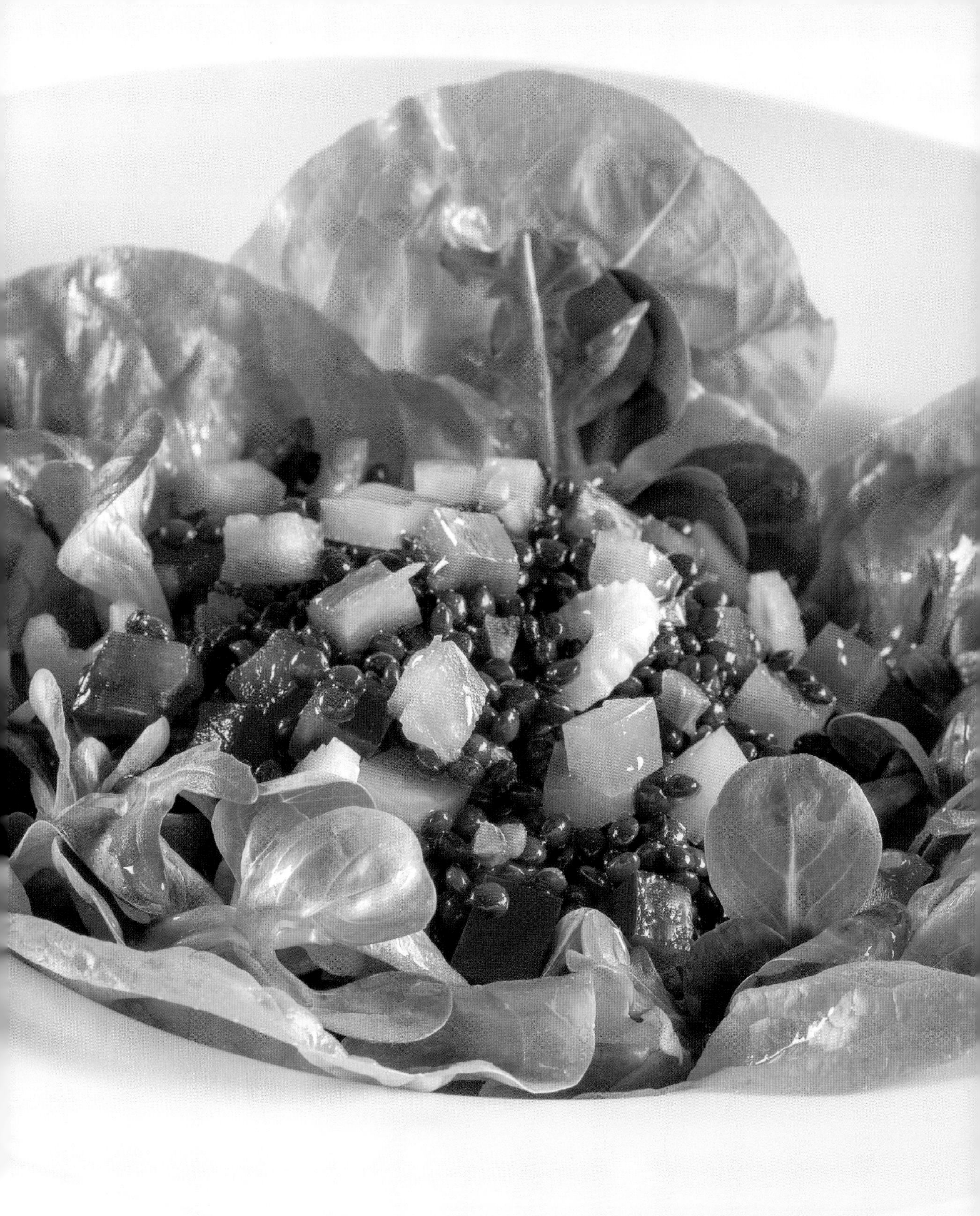

TORTILLITAS DE VERDURAS

Ingredientes

50 g de harina integral
1 huevo
1 zanahoria
½ puerro
½ calabacín
Hierbas aromáticas (al gusto)
Nuez moscada
Perejil
Aceite de oliva
Sal y pimienta

1. Limpiamos y cortamos las verduras en tiras muy finas. También podemos rallarlas con la parte gruesa de un rallador.
2. Batimos el huevo y añadimos la harina, procurando que no queden grumos, un poco de nuez moscada, sal y pimienta. Incorporamos las verduras y mezclamos bien.
3. Separamos pequeñas porciones con una cuchara grande y las doramos en una sartén con un poco de aceite de oliva, como si fueran tortitas. Cuando estén cuajadas por una cara, les damos la vuelta con cuidado y dejamos que se cocinen por el otro lado.
4. Las servimos con un poco de perejil picado por encima.

INFO. COMPLEMENTARIA

OPCIÓN DESAYUNO: Estas tortillitas son perfectas también como desayuno o *brunch* acompañadas de una salsa de kéfir o yogur mezclado con aceite, sal, pimienta y hierbas aromáticas picadas.

A esta receta base se le pueden añadir todo tipo de verduras y otros ingredientes, como jamón, queso rallado...

Podemos sustituir la nuez moscada por otras especias o mezclas como curri o *ras al hanout*.

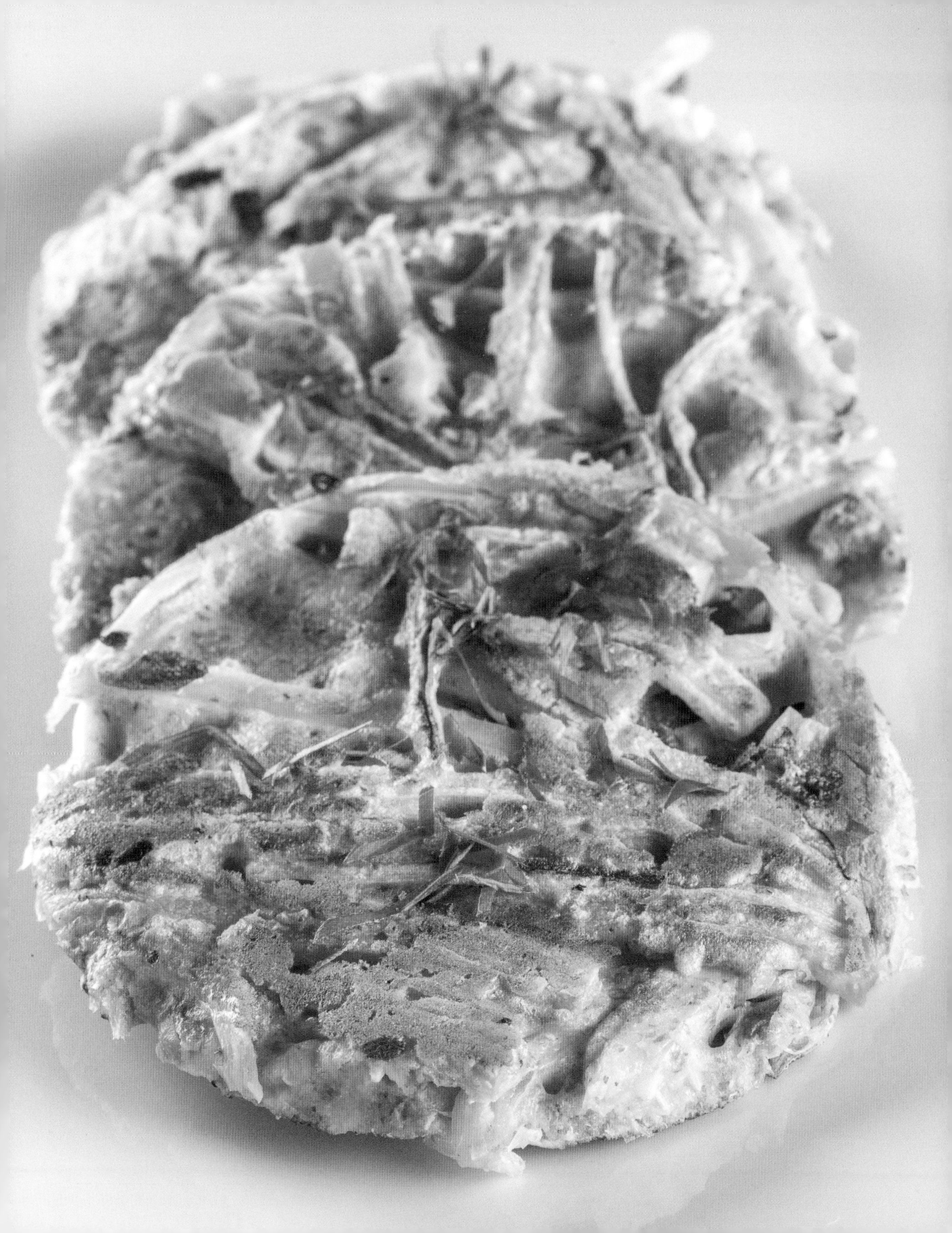

PAPILLOTE DE VERDURAS Y SETAS

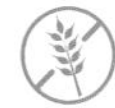  

Ingredientes

¼ calabaza violín
150 g de setas shimeji o enoki
6 champiñones
80 g de judías verdes
80 g de tirabeques
3 alcachofas
1 calabacín pequeño
100 ml de caldo de verduras (véase la página 50)
Romero
Perejil
Aceite de oliva
Sal y pimienta

INFO. COMPLEMENTARIA

Podemos transformar esta receta en un plato de fiesta añadiendo unos daditos de *micuit* de foie a la papillote.

También podemos cocinar estas verduras en el horno sin la papillote. En 30 o 40 minutos a 180 °C estarán listas.

La alcachofa se oxida muy rápidamente por la acción de unos componentes llamados «fenoles». Algunos de estos fenoles ayudan a regular el nivel de colesterol.

1. Limpiamos y cortamos las alcachofas. Empezamos retirando las hojas exteriores hasta llegar al corazón blanco. Retiramos la capa exterior del tronco y cortamos las alcachofas por donde empieza el color blanco de las hojas. Después las cortamos en cuartos y retiramos los pelillos del corazón. Las reservamos en un bol con agua y zumo de limón o unas hojas de perejil.

2. Retiramos con cuidado la piel de la calabaza y cortamos la pulpa en dados. Limpiamos y cortamos las setas y el resto de las verduras en trozos medianos. Las setas shimeji solo hay que separarlas una a una.

3. Para la papillote podemos usar papel de horno y hacer un paquete, como en las recetas de la dorada o del salmón (véanse las páginas 78 y 182), o bien usar una bolsa de cocción al vapor.

4. Ponemos dentro de la bolsa las verduras cortadas, unas hojas de romero picadas y el caldo de verduras. Aliñamos con aceite de oliva, sal y pimienta.

5. Cerramos la bolsa con un alambre o haciendo un nudo muy fuerte. Cocinamos la bolsa en una sartén a fuego medio durante 12 minutos, o bien al horno a 180 °C durante el mismo tiempo.

6. Abrimos la bolsa con cuidado de no quemarnos con el vapor caliente. Servimos las verduras en un plato hondo con un chorro de aceite de oliva y perejil picado por encima.

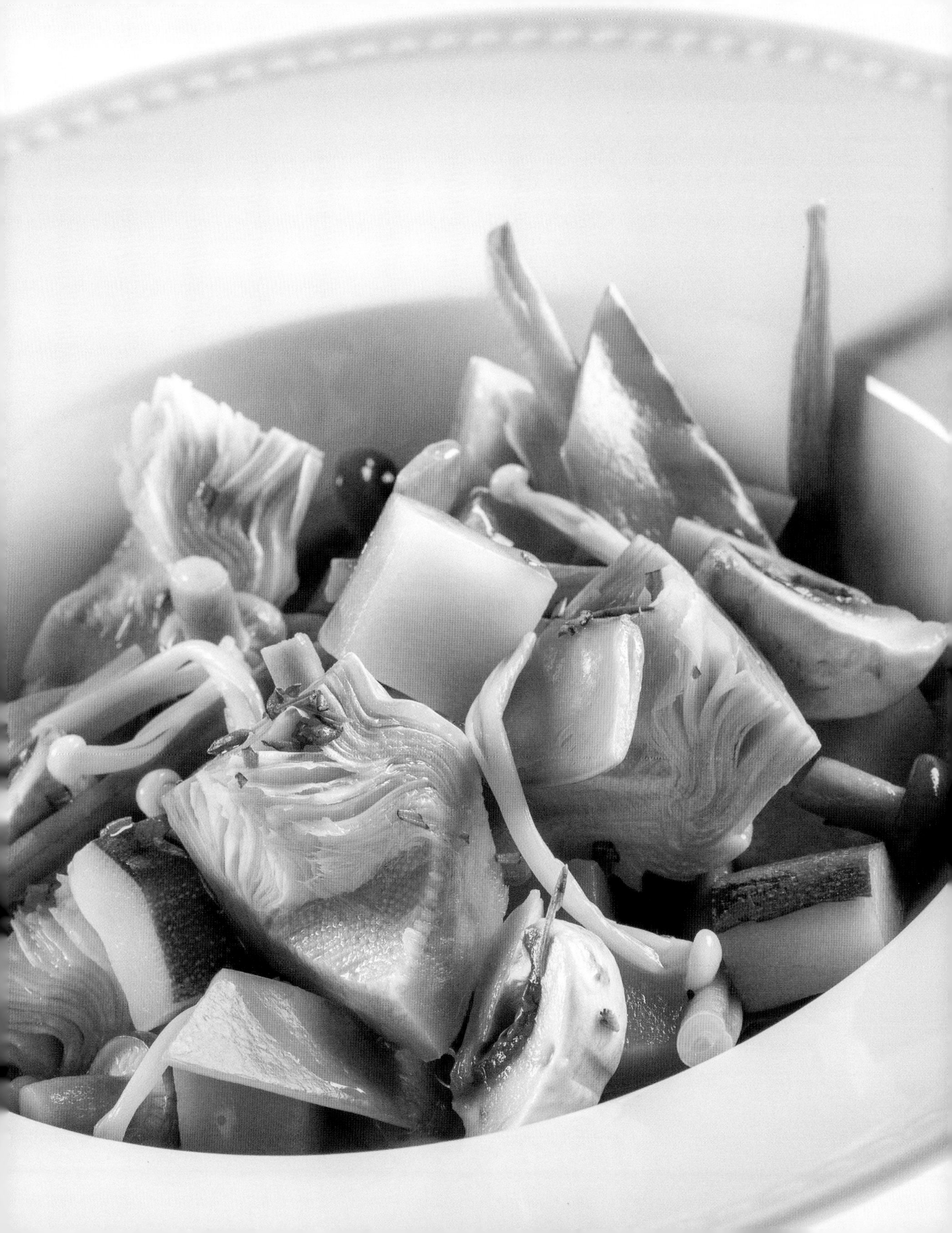

CABALLA CON PIMIENTOS

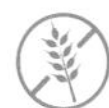 

Ingredientes

300 g de caballa en filetes
1 cebolla
2 pimientos rojos
2 tomates maduros
1 diente de ajo
30 g de piñones
Perejil
Aceite de oliva
Sal y pimienta

INFO. COMPLEMENTARIA

Las mejores temporadas de caballa y otros pescados azules son la primavera y el verano.

Podemos preparar esta receta con atún. En este caso, hay que tener en cuenta la recomendación sanitaria para las personas vulnerables (mujeres embarazadas y lactantes y niños hasta los 10 años) de evitar el consumo de pescados con alto contenido de mercurio (atún rojo, pez espada, tiburón y lucio).

1. Calentamos el horno a 180 °C con calor arriba y abajo y la función de ventilador, si la tiene.

2. Limpiamos bien los pimientos, los secamos, los untamos con unas gotas de aceite de oliva y los horneamos durante unos 40 minutos. También podemos usar pimientos asados con antelación.

3. Cuando se hayan enfriado un poco, retiramos la piel de los pimientos y picamos la carne.

4. Pelamos y picamos la cebolla y el diente de ajo muy pequeños y los tomates en dados.

5. Tostamos los piñones en una sartén con unas gotas de aceite de oliva. Los retiramos y en la misma sartén sofreímos la cebolla y el ajo. Cuando la cebolla empiece a transparentar, añadimos el tomate y el pimiento asado y dejamos reducir. Al final volvemos a incorporar los piñones y retiramos del fuego.

6. Salpimentamos los filetes de caballa y los doramos en una sartén bien caliente por las dos caras, primero por el lado de la piel.

ATENCIÓN: Para que la caballa no se pegue a la sartén, podemos poner de base un trozo de papel de horno untado con aceite.

7. Servimos el sofrito de pimiento con el filete de caballa a la plancha encima. Decoramos con un poco de perejil picado.

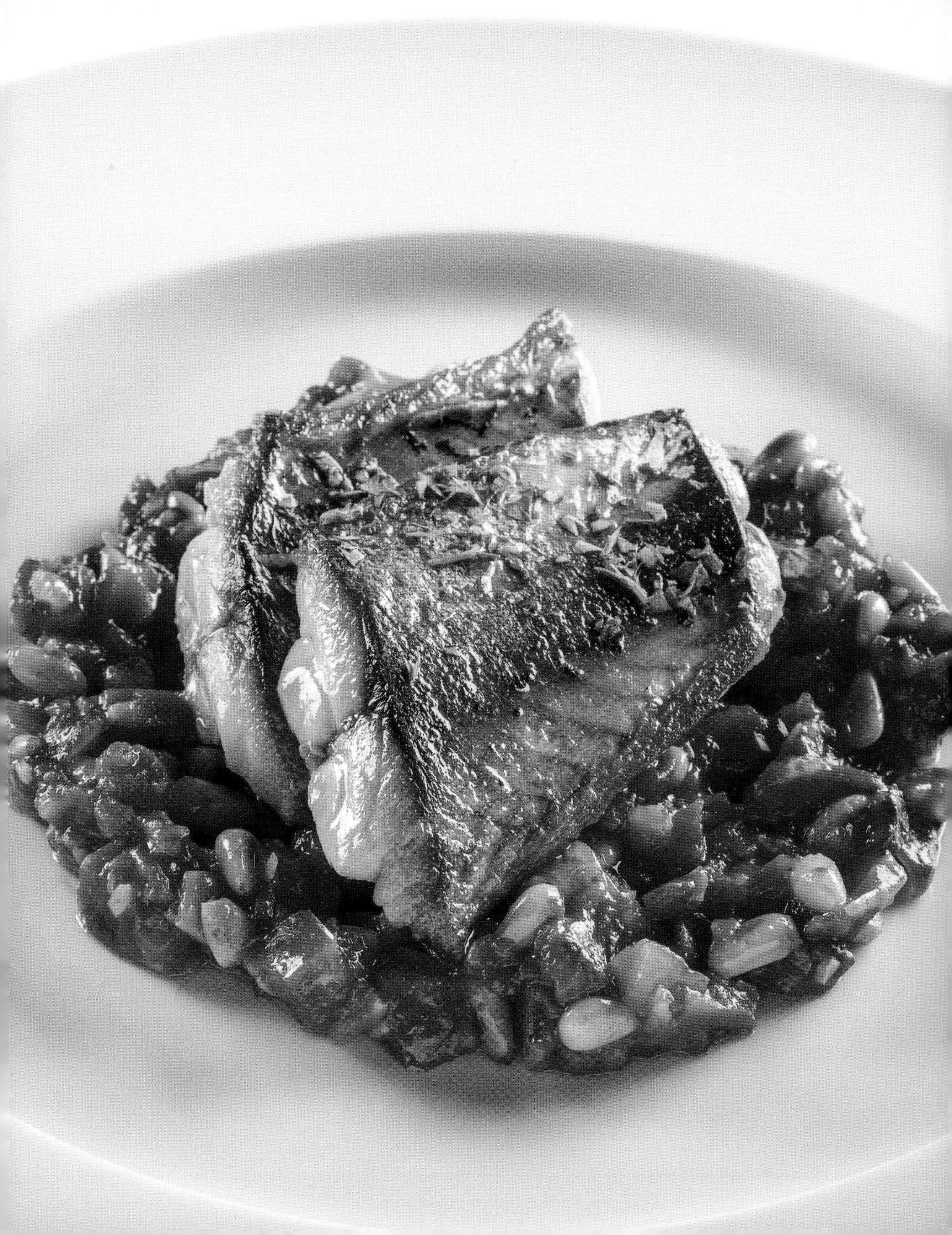

SALTEADO DE COL Y MANZANA

Ingredientes

½ repollo
¼ de col lombarda
30 g de tacos de jamón
1 manzana Granny Smith
1 cucharada de salsa de soja (tamari)
1 cucharadita de miel
1 cucharadita de mostaza
1 cucharada de vinagre de Módena
1 cucharada de sésamo tostado
Aceite de oliva
Sal y pimienta

1. Cortamos las dos coles en juliana fina.
2. Calentamos una sartén con un par de cucharadas de aceite de oliva y doramos los tacos de jamón. Cuando empiecen a cambiar de color, añadimos la col en juliana, un poco de sal y salteamos a fuego fuerte.
3. Preparamos una vinagreta mezclando la salsa de soja, la miel, la mostaza, el vinagre, el sésamo y un buen chorro de aceite de oliva.
4. Cuando la col haya cogido un poco de color, añadimos la vinagreta y seguimos salteando hasta que esté cocida. Antes de retirar del fuego, rectificamos de sal y pimienta.
5. Lavamos muy bien la manzana y la cortamos en bastoncitos con la piel.
6. Servimos el salteado de col de base con los bastoncitos de manzana por encima.

INFO. COMPLEMENTARIA

La mejor temporada para las coles y las coliflores es durante los meses fríos de invierno, pero se pueden encontrar en el mercado durante todo el año.

Si no nos gusta el sabor fuerte de las coles, podemos escaldarlas antes de saltear, pero con este paso pierden también algunas vitaminas.

ALTERNATIVA VEGANA: Sustituimos el jamón por unas nueces partidas.

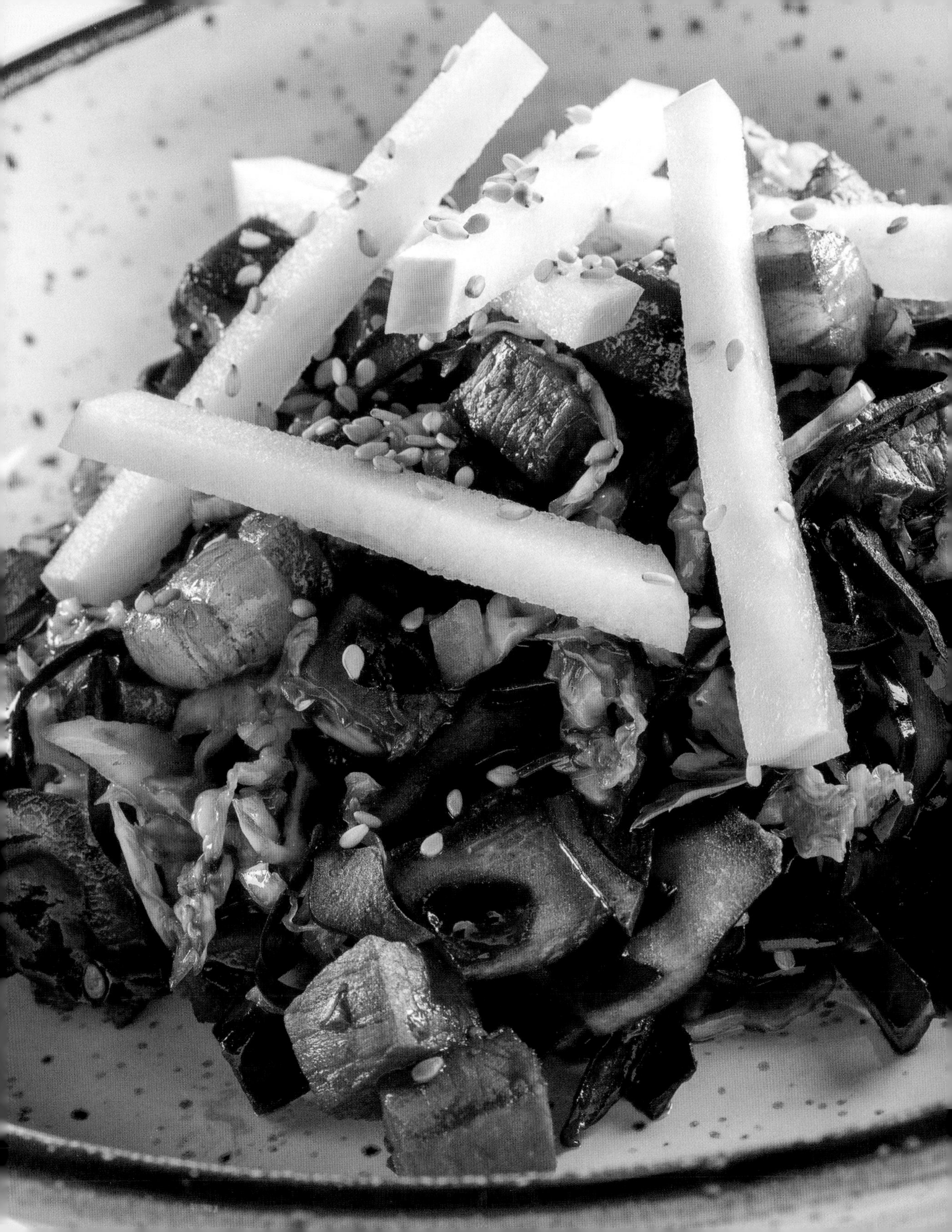

MERLUZA CON TOMATE Y FRUTOS SECOS

Ingredientes

300 g de lomo de merluza
3 tomates maduros
50 g de aceitunas muertas de Aragón
15 g de piñones
15 g de pistachos
Albahaca fresca
Cebollino
2 cucharadas de vinagre de Módena
Aceite de oliva
Sal y pimienta

INFO. COMPLEMENTARIA

Si no tenemos albahaca fresca, podemos sustituirla por orégano seco.

Fuera de temporada, también podemos usar tomates enteros en conserva cortados en daditos.

Si la merluza no es congelada, se debe cocinar muy bien para evitar el riesgo de contaminación por anisakis.

1. Cortamos los tomates por la mitad y los rallamos. Ponemos los tomates rallados en un colador encima de un bol para que vayan escurriendo el exceso de agua durante unos minutos.

2. Una vez escurrida la pulpa de tomate, la aliñamos con aceite de oliva, sal, pimienta y unas hojas de albahaca picada.

3. En un mortero, machacamos un poco los piñones y los pistachos con las aceitunas y los mezclamos con el vinagre de Módena.

4. Cortamos el lomo de merluza en dos trozos. Los salpimentamos y los ponemos a cocer al vapor durante 4 minutos o bien a la plancha, empezando por la parte de la piel.

5. Ponemos el tomate aliñado de base, encima la merluza y regamos con la vinagreta de frutos secos.

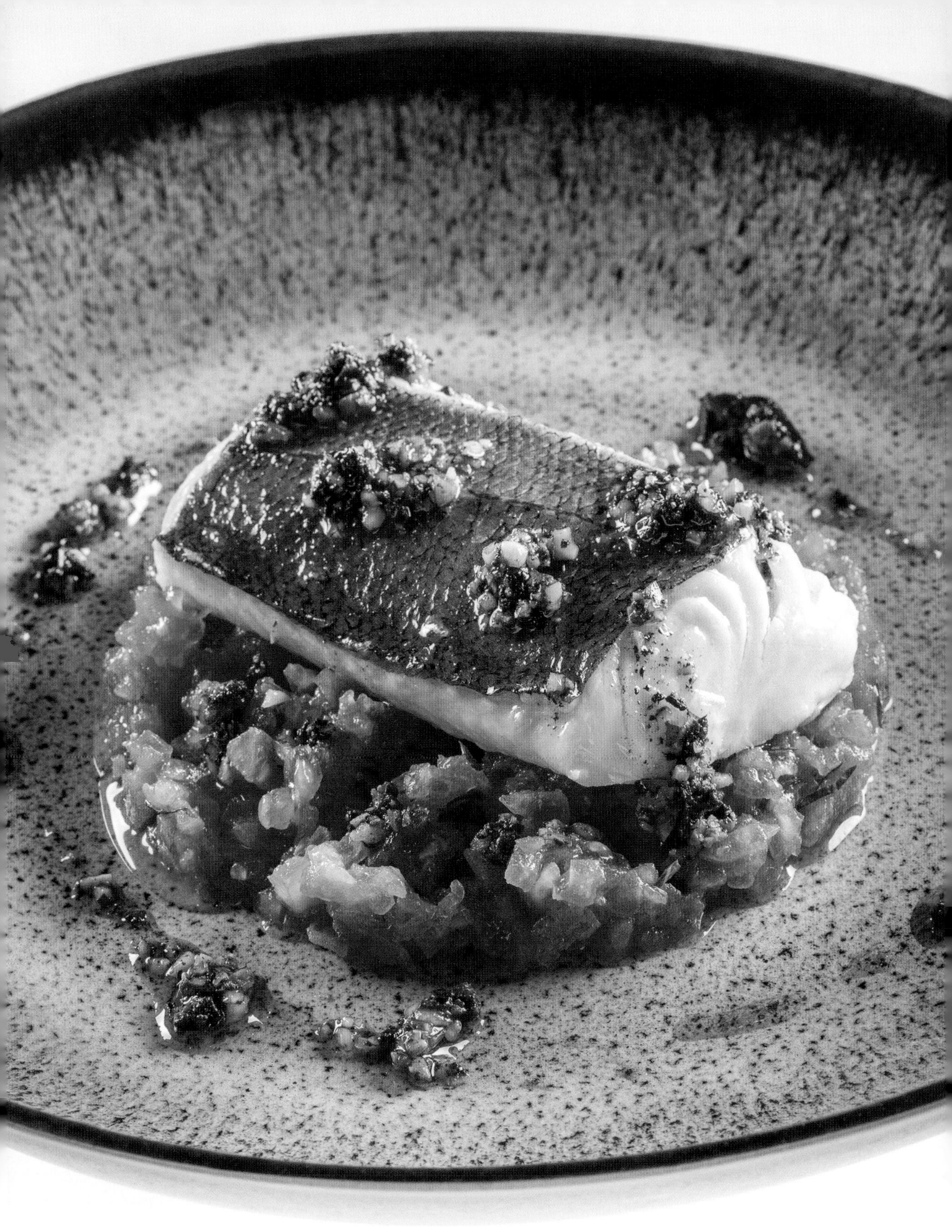

 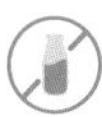 

TUMBET CON HUEVO A LA PLANCHA

Ingredientes

4 huevos
4 patatas pequeñas
1 berenjena
1 pimiento rojo
1 pimiento verde
1 calabacín
10 cucharadas de tomate frito casero (véase la página 49)
Perejil
Aceite de oliva
Sal y pimienta

INFO. COMPLEMENTARIA

Si lo preferimos, podemos cocinar las rodajas de calabacín a la plancha.

Este plato tradicionalmente se prepara con las verduras fritas.

También podemos preparar unos huevos poché, hirviéndolos durante 3 minutos en agua con un chorro de vinagre y sal.

1. Calentamos el horno a 180 °C con calor arriba y abajo y la función de ventilador, si la tiene.

2. Limpiamos los pimientos, la berenjena y las patatas. Envolvemos las patatas enteras con papel de horno y las colocamos en una bandeja para el horno. Al lado ponemos los pimientos y la berenjena untados con unas gotas de aceite de oliva. Asamos las verduras y las patatas durante unos 30 o 40 minutos, hasta que estén bien tiernas.

3. Cuando las verduras se hayan enfriado un poco, pelamos los pimientos y la berenjena y cortamos la carne en tiras. Cortamos las patatas asadas en rodajas, retirando la piel, y aliñamos con sal y aceite.

ATENCIÓN: Podemos tener las verduras asadas con antelación.

4. Cortamos el calabacín bien limpio en rodajas muy finas y las aliñamos con sal y aceite.

5. Calentamos un poco de tomate frito casero.

6. Cascamos los huevos y los cocinamos a la plancha en una sartén con unas gotas de aceite hasta que la clara esté cocida.

ATENCIÓN: Los huevos a la plancha son una versión ligera de los huevos fritos.

7. Ponemos el tomate frito caliente en la base del plato. Encima, colocamos las patatas en rodajas y el calabacín. Continuamos con los pimientos y la berenjena. Para terminar, añadimos los huevos a la plancha.

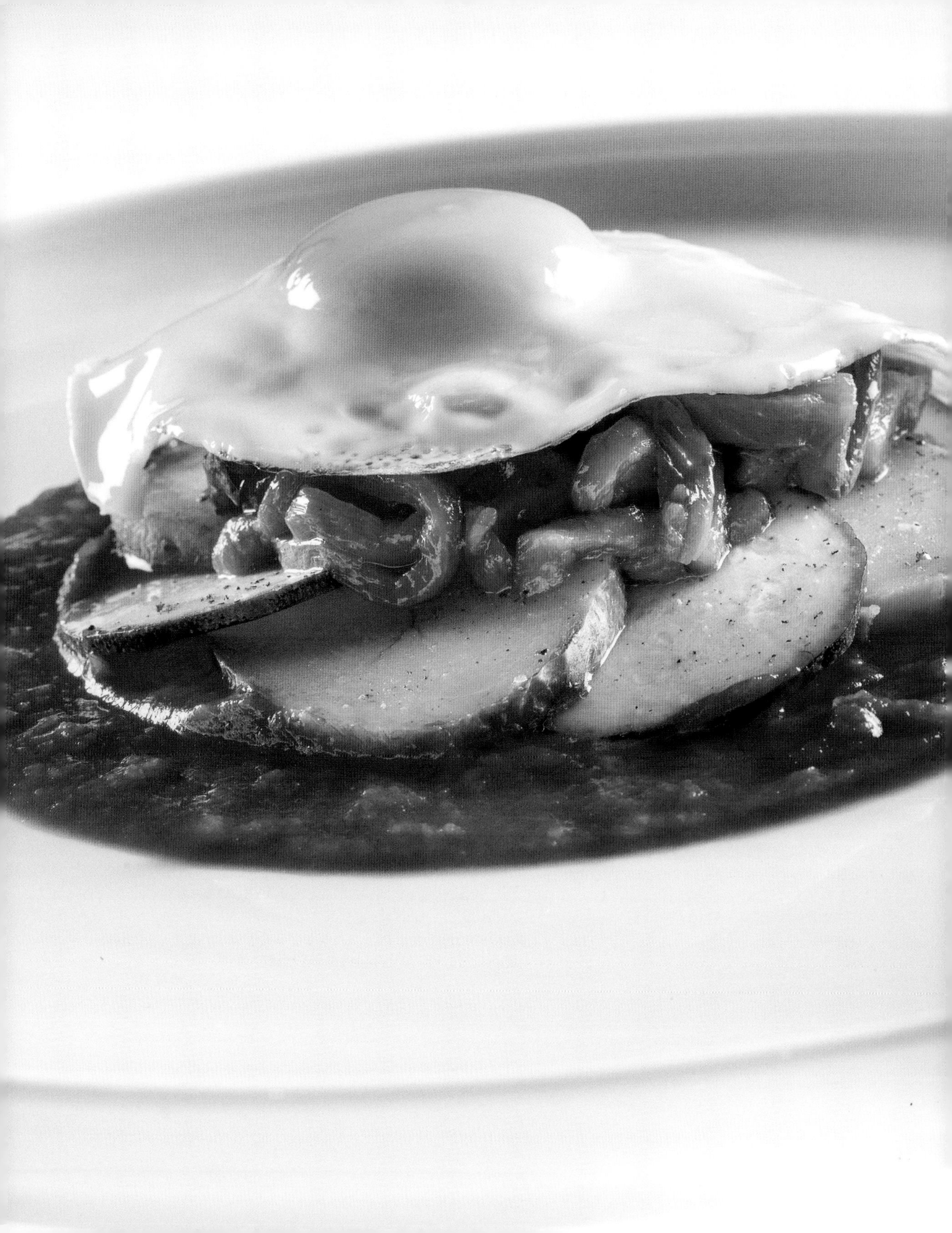

ENSALADA DE CALABACÍN

Ingredientes

1 calabacín grande
1 lechuga
1 cebolla tierna
1 tomate de ensalada
Cebollino
Albahaca
Limón
Vinagre de Jerez
Aceite de oliva
Sal y pimienta

INFO. COMPLEMENTARIA

Cuanto más tiempo esté el calabacín aliñado, más sabor cogerá. Podemos tenerlo toda la noche en la nevera.

Si la cebolla nos resulta indigesta, la podemos sustituir por unos rabanitos.

Si vamos a tomarnos esta ensalada en la oficina, es mejor llevarnos el calabacín con la vinagreta por un lado y el resto de las verduras por otro, y mezclarlo justo antes de comer.

1. Preparamos un bol con agua muy fría, sal y un chorro de vinagre.

2. Cortamos la cebolla tierna en gajos y la reservamos en el bol con el agua y el vinagre durante 1 hora.

3. Limpiamos la lechuga y reservamos las hojas en un bol con agua y hielo. Cortamos el calabacín en tiras lo más finas posible.

ATENCIÓN: Podemos usar un pelador de patatas para sacar fácilmente las tiras de calabacín.

4. Preparamos una vinagreta mezclando dos cucharadas de vinagre de Jerez, unas gotas de zumo de limón, seis cucharadas de aceite de oliva, sal, pimienta y cebollino y albahaca picados. Aliñamos las tiras de calabacín con parte de la vinagreta y dejamos reposar unos minutos.

5. Escurrimos bien la cebolla y las lechugas y las colocamos en la base del plato. Repartimos por encima el tomate cortado en gajos y los calabacines aliñados. Terminamos de aliñar con el resto de la vinagreta y podemos decorar con unas hojas de albahaca fresca.

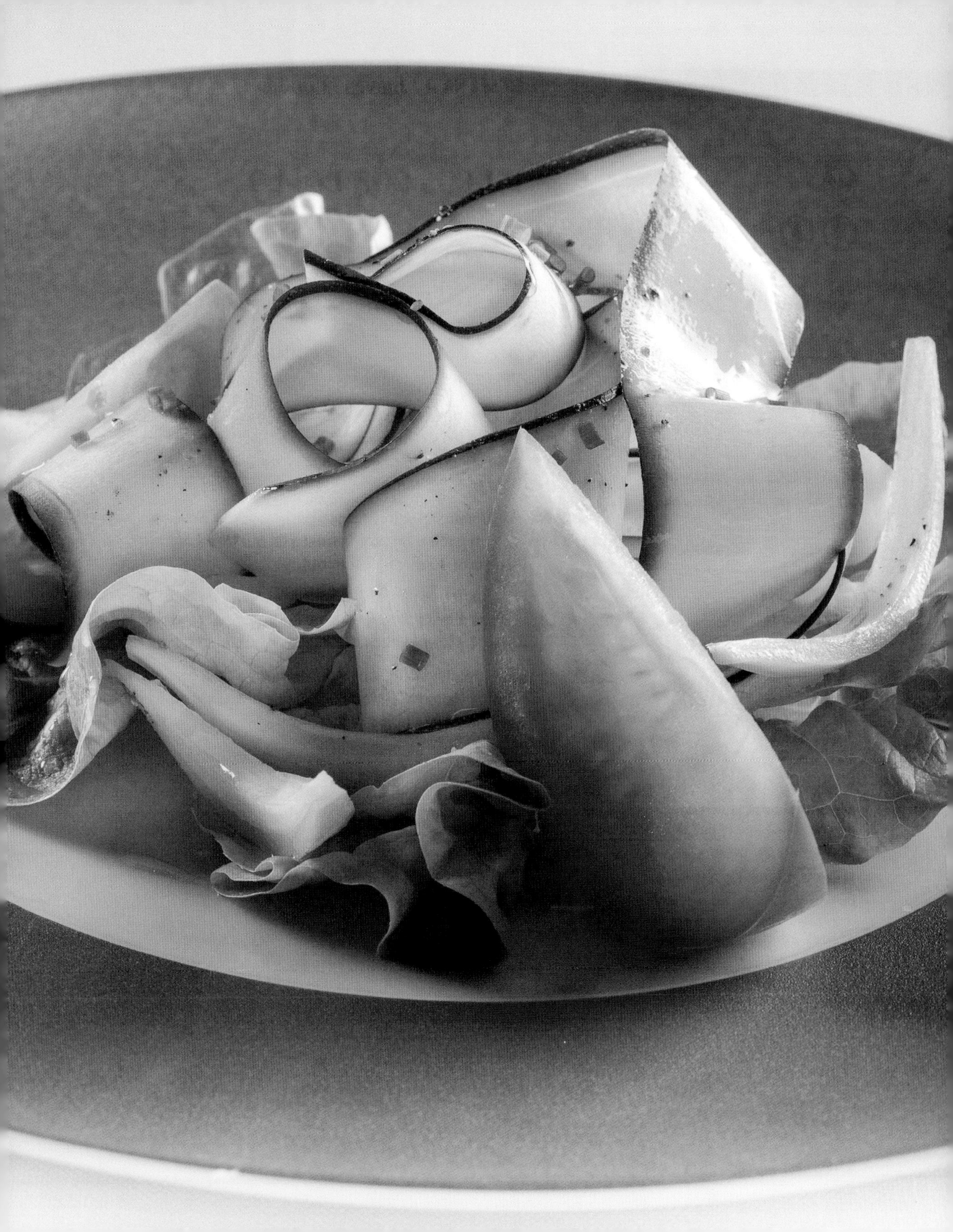

FIDEOS CON POLLO

Ingredientes

120 g de fideos orientales de arroz
1 pechuga de pollo grande
1 cebolla pequeña
1 pimiento rojo
1 pimiento verde
1 diente de ajo
15 ml de salsa de soja (tamari)
20 g de cacahuetes tostados
1 lima
Guindilla fresca (opcional)
Cilantro
Aceite de oliva
Sal y pimienta

INFO. COMPLEMENTARIA

Los cacahuetes no pertenecen a la familia de los frutos secos, sino a las leguminosas.

El cacahuete es uno de los alimentos que más alergia provoca. Si es nuestro caso, los sustituimos por sésamo tostado.

El sabor de la lima, ligeramente distinto al limón, combina muy bien con los cacahuetes y el cilantro. Pero se puede sustituir por limón y perejil.

1. Cocinamos los fideos siguiendo las indicaciones del envase, los escurrimos y los reservamos.

2. Cortamos la cebolla, el ajo y los pimientos en juliana no muy fina.

3. Cortamos la pechuga de pollo en dados medianos, salpimentamos y marcamos el pollo en un wok o una sartén muy caliente con un poco de aceite de oliva. Cuando esté bien dorado, lo retiramos.

4. Añadimos las verduras cortadas al wok o a la sartén junto con un poco de guindilla fresca (al gusto) y salteamos a fuego fuerte durante unos minutos.

5. Cuando las verduras se hayan ablandado un poco, volvemos a incorporar el pollo y los fideos. Agregamos la salsa de soja y terminamos de cocinar durante un par de minutos.

6. Emplatamos el salteado de pollo y fideos con los cacahuetes tostados y picados por encima, unas gotas de zumo de lima y unas hojas de cilantro.

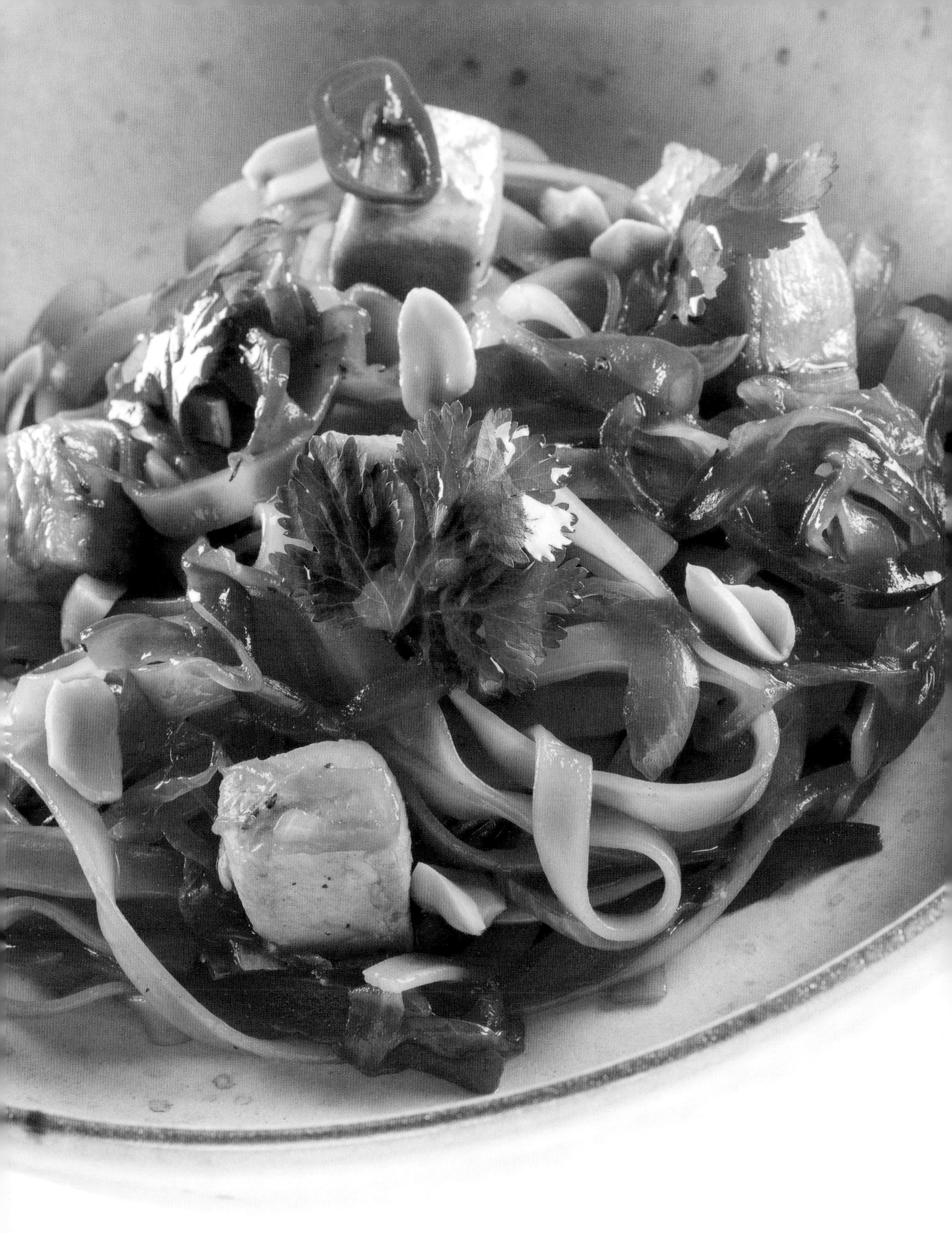

COGOLLOS A LA BRASA

Ingredientes

3 cogollos de lechuga
2 dientes de ajo
1 tomate
1 cucharada de alcaparras
8 aceitunas muertas de Aragón
Romero
Cebollino
Vinagre de Jerez
Aceite de oliva
Sal y pimienta

INFO. COMPLEMENTARIA

En ocasiones, las ensaladas crudas pueden resultar indigestas por la noche; con esta receta lo evitamos.

Los cogollos son, en realidad, pequeñas lechugas romanas.

ALTERNATIVA OMNÍVORA: Completar los cogollos con unos filetes de anchoa.

1. Limpiamos y cortamos los cogollos por la mitad.

2. Calentamos una sartén con un par de cucharadas de aceite de oliva y doramos los dientes de ajo enteros y con la piel y una rama de romero. Después añadimos los cogollos con la parte cortada hacia abajo y dejamos que se doren bien. Les damos la vuelta, añadimos un chorrito de vinagre de Jerez y retiramos del fuego.

3. Pelamos los tomates y cortamos la pulpa en daditos. En un bol mezclamos el tomate, las aceitunas picadas también en daditos y las alcaparras con una cucharada de vinagre, tres de aceite de oliva, sal y pimienta.

4. Servimos los cogollos a la plancha con la vinagreta por encima.

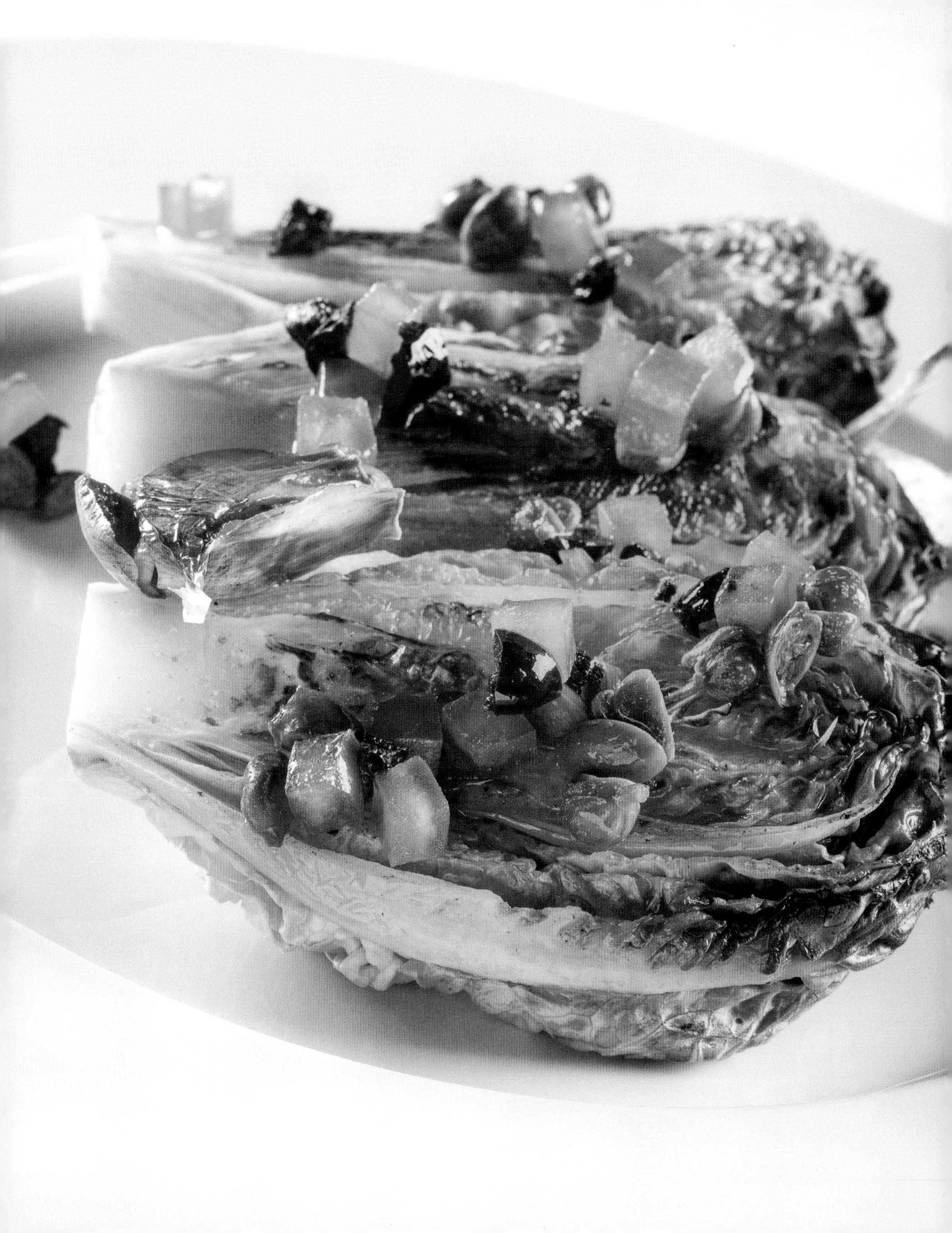

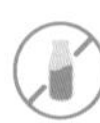

LUBINA CON HIERBAS

Ingredientes

2 filetes de lubina (300 g)
3 cabezas de ajo
100 g de pan rallado
Perejil
Salvia
Cebollino
Aceite de oliva
Sal y pimienta

INFO. COMPLEMENTARIA

Se puede encontrar lubina de acuicultura o de estero en el mercado durante todo el año.

La lubina es uno de los pescados con menos grasa.

Podemos combinar este pescado con los cogollos a la brasa en un plato único y completo.

1. En la pescadería, pedimos que nos preparen la lubina en filetes limpios sin espina pero con piel.

2. En casa, calentamos el horno a 180 °C con calor arriba y abajo.

3. Envolvemos cada una de las cabezas de ajo con papel de aluminio y las horneamos durante unos 40 minutos o hasta que estén tiernos.

ATENCIÓN: Podemos aprovechar cualquier momento que tengamos que encender el horno para asar ajos. Los podemos congelar ya asados y así tener a nuestra disposición cuando haga falta.

4. Cortamos la parte superior de la cabeza de ajos y la exprimimos para que salga toda la pulpa.

5. Picamos las hierbas aromáticas y las mezclamos con el pan rallado.

6. Salpimentamos los filetes de lubina y los untamos por la parte de la carne con el puré de ajo asado. Cubrimos con el pan rallado y las hierbas aromáticas. Cocinamos el pescado en el horno durante 5 o 6 minutos.

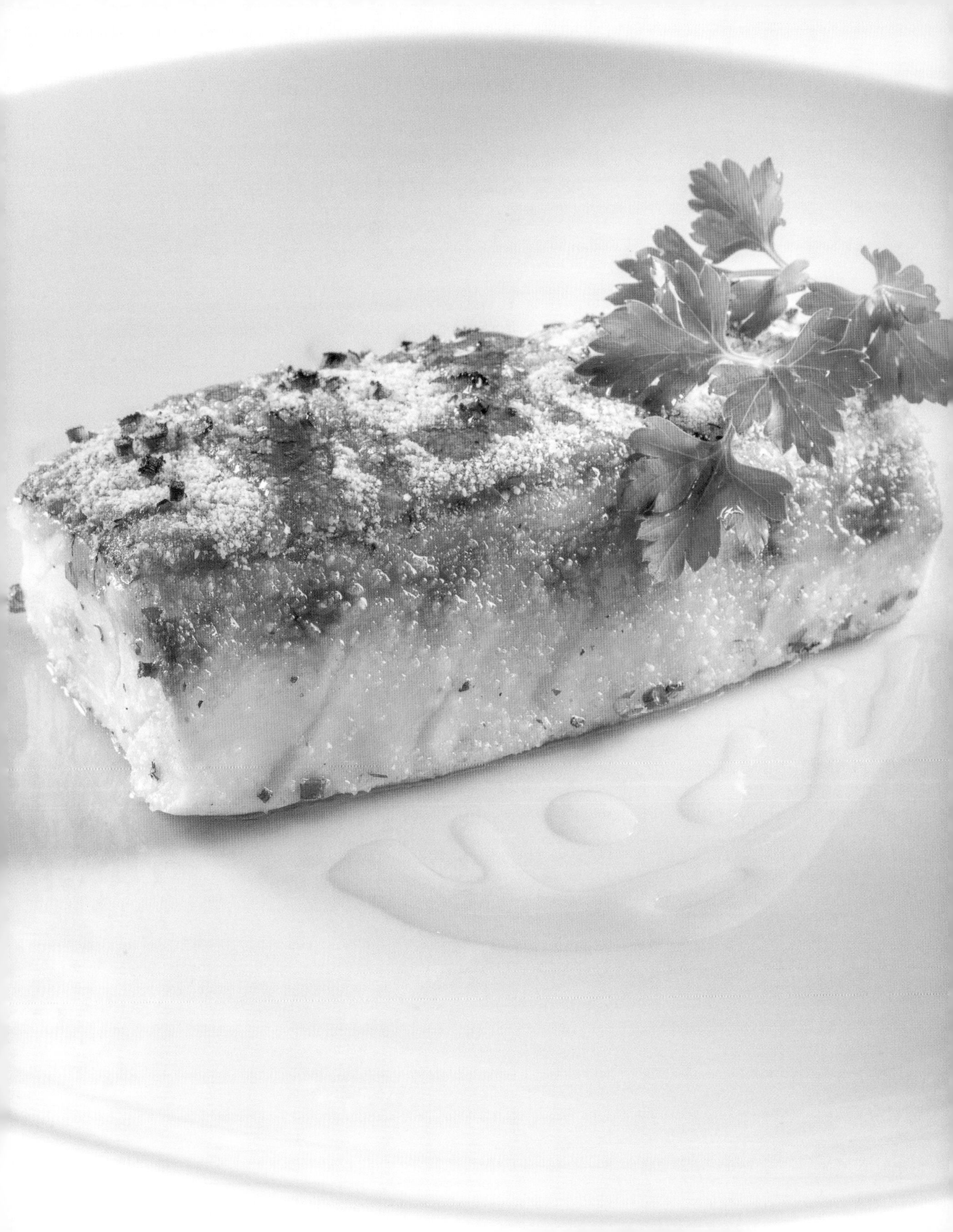

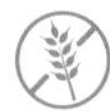 

CEVICHE DE CORVINA

Ingredientes

200 g de corvina
1 cebolla roja
1 guindilla
1 lima
1 limón
Cilantro
Aceite de oliva
Sal y pimienta

INFO. COMPLEMENTARIA

La corvina tiene una carne firme y un sabor suave perfecto para preparar en ceviche.

El ceviche es una receta típica de la costa pacífica de Latinoamérica.

También podemos preparar ceviche con mero, lubina o incluso langostinos.

1. Es muy importante que el pescado haya estado congelado durante al menos 24 horas. Para descongelarlo, lo ponemos encima de una rejilla en la nevera.

2. Retiramos la piel y cortamos la cebolla roja en juliana y la guindilla en aros.

3. Exprimimos la lima y el limón en un bol.

4. Cortamos el pescado en láminas finas con un cuchillo. Lo ponemos en el bol con los zumos de lima y limón, y una pizca de sal y pimienta. Añadimos la cebolla, la guindilla y unas hojas de cilantro picadas. Removemos bien y dejamos reposar en la nevera durante unos 30 minutos.

5. Servimos bien frío.

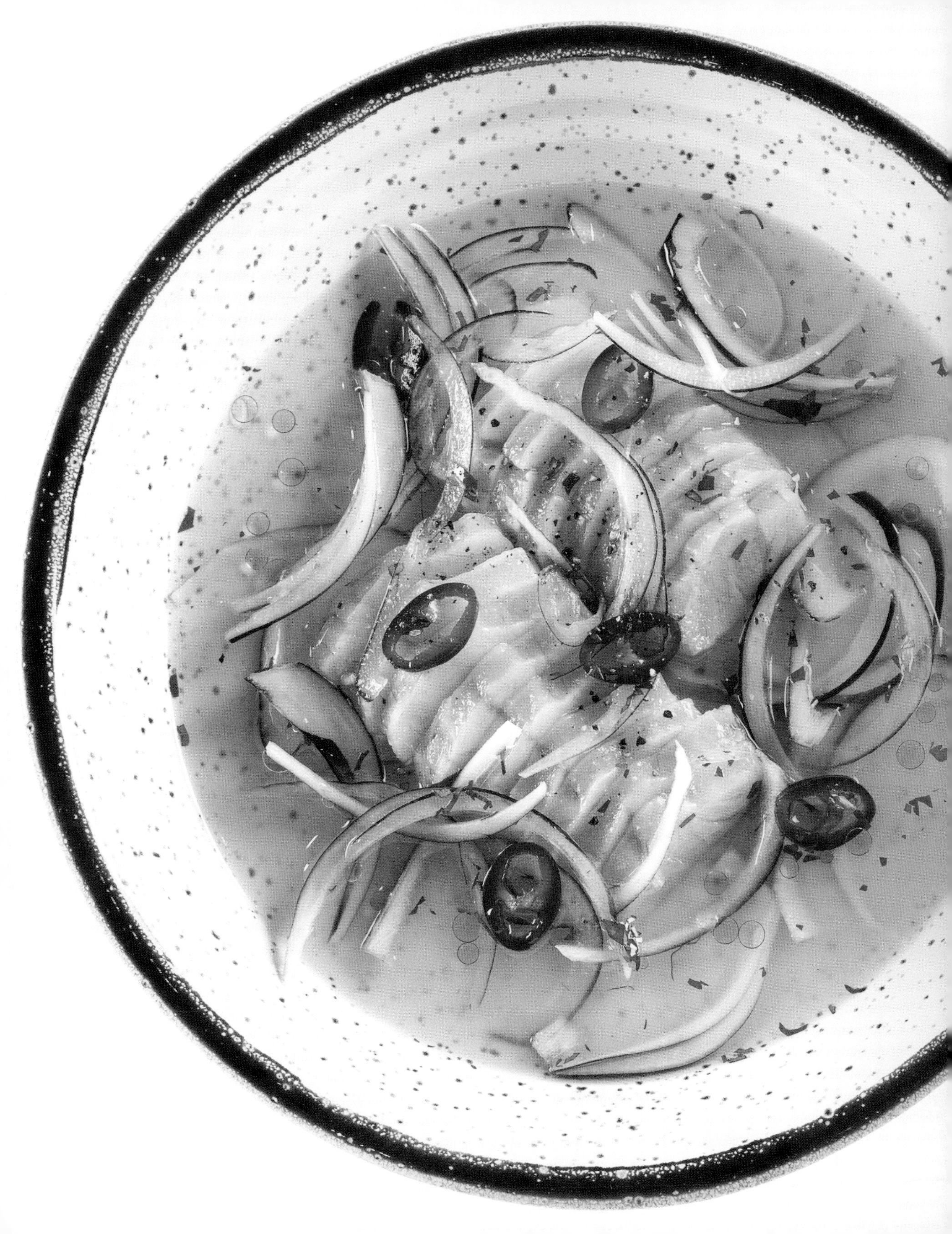

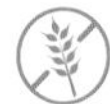 

ARROZ INTEGRAL CON VERDURAS

Ingredientes

200 g de arroz integral
2 chalotas
2 zanahorias
½ brócoli
1 rodaja de calabaza
8 rabanitos
Jengibre fresco
1 cucharadita de cúrcuma
500 ml de caldo de verduras (véase la página 50)
50 g de queso manchego curado
Aceite de oliva
Sal y pimienta

1. Ponemos a calentar el caldo de verduras con la cúrcuma.
2. Picamos la chalota y el jengibre muy finos.
3. Calentamos un poco de aceite en una cazuela y sofreímos el jengibre y la chalota hasta que esta empiece a transparentar. Echamos el arroz y removemos bien para que se impregne del sofrito. Añadimos el caldo caliente y dejamos cocinar a fuego medio alto durante un total de 35 minutos.
4. Cortamos las zanahorias, el brócoli, la calabaza y los rabanitos en trozos pequeños del mismo tamaño aproximadamente. A los 25 minutos incorporamos las verduras al arroz.
5. Ya fuera del fuego, añadimos el queso rallado y mezclamos bien para que ligue.
6. Servimos el arroz en un plato hondo.

INFO. COMPLEMENTARIA

El arroz integral mantiene la capa exterior del grano; por eso tarda hasta tres veces más en cocinarse.

Si encontramos cúrcuma fresca, podemos añadirla al sofrito.

ALTERNATIVA VEGANA: Sustituimos el queso por unos anacardos rallados o machacados.

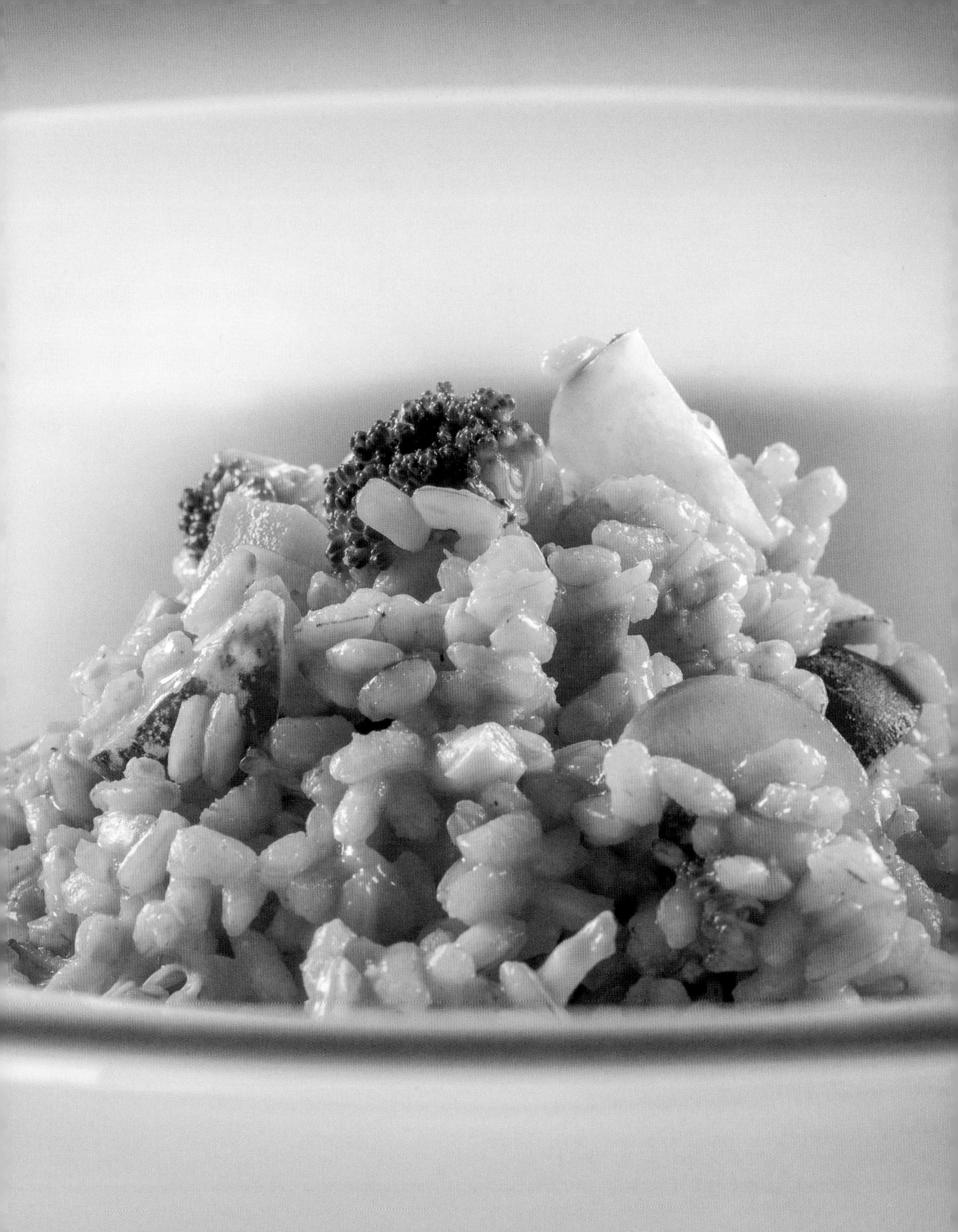

CREMA DE SETAS

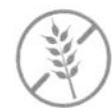

Ingredientes

200 g de champiñones
200 g de shiitake
1 cebolla
1 puerro
1 diente de ajo
300 ml de caldo de verduras (véase la página 50)
100 ml de vino blanco
200 ml de leche evaporada
1 rama de romero
Aceite de oliva
Sal y pimienta

INFO. COMPLEMENTARIA

En otoño y primavera, podemos preparar esta crema con setas silvestres.

Podemos aprovechar los champiñones Portobello que hayan sobrado de los huevos revueltos.

ALTERNATIVA VEGANA: Cambiamos la leche evaporada por crema de soja para cocinar.

1. Limpiamos y cortamos las setas en láminas y el puerro y la cebolla en juliana. Reservamos algunas setas para la decoración.

2. En una olla con aceite de oliva, doramos el diente de ajo entero y chascado. Añadimos las setas y el romero, y dejamos que se tuesten ligeramente.

ATENCIÓN: Para chascar el ajo, ponemos la hoja del cuchillo encima y, con cuidado, damos un golpe seco con la mano.

3. Añadimos la cebolla y el puerro, y rehogamos hasta que se ablanden y empiecen a transparentar. En ese momento, agregamos el vino blanco y dejamos que dé un hervor para evaporar el alcohol. Añadimos el caldo de verduras y dejamos cocinar durante 10 minutos.

4. Retiramos del fuego y trituramos junto con la leche evaporada. Después pasamos la crema por un colador para eliminar algunas fibras. Añadimos un chorrito de aceite de oliva y batimos bien con unas varillas para que se integre.

5. Salteamos las setas que habíamos reservado en una sartén con un poco de aceite de oliva.

6. Servimos la crema en un plato hondo con las setas salteadas por encima.

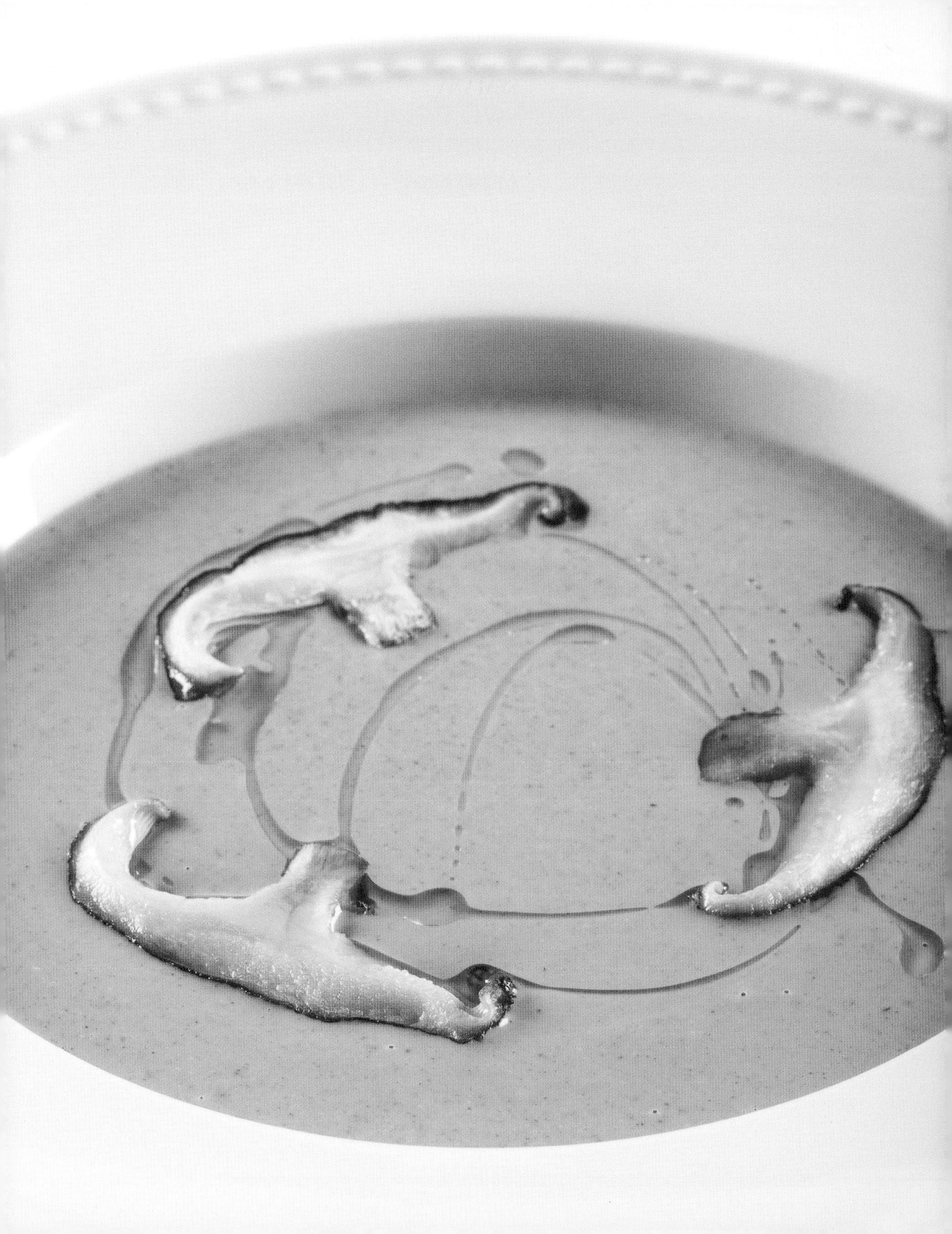

PAVO SALTEADO CON BRÓCOLI

Ingredientes

250 g de pechuga de pavo
1 brócoli
½ cúrcuma fresca o una cucharadita de cúrcuma seca
Jengibre (al gusto)
Aceite de oliva
1 cucharada de salsa de soja (tamari)
Perejil
Sal y pimienta

INFO. COMPLEMENTARIA

Si queremos darle un sabor más intenso al brócoli, podemos aliñarlo con aceite de sésamo.

Podemos cocinar el brócoli en el microondas. Para ello, preparamos los vegetales igual que para el vapor y los ponemos en un bol. Tapamos con film transparente y cocinamos en el microondas a máxima potencia durante 3 o 4 minutos.

No se recomienda cocinar el brócoli más de 5 minutos. Así mantiene al máximo sus propiedades nutricionales.

1. Separamos el brócoli en arbolitos. Pelamos y cortamos en rodajas el jengibre y la cúrcuma fresca.

2. Preparamos la vaporera. Ponemos unos 3 o 4 dedos de agua en una olla al fuego, y añadimos las pieles del jengibre y la cúrcuma para aromatizar. Colocamos la vaporera encima con los arbolitos de brócoli, el jengibre y la cúrcuma cortados, un poco de sal y un chorrito de aceite de oliva. Si no conseguimos cúrcuma fresca, espolvoreamos un poco de cúrcuma en polvo sobre el brócoli.

3. Cocinamos la verdura al vapor durante 4 minutos desde que salga el vapor.

4. Cortamos la pechuga de pavo sin piel en dados regulares. Salpimentamos ligeramente la carne y la doramos en una sartén con un poco de aceite de oliva. Cuando estén todos los dados de pavo bien dorados, añadimos una cucharada de salsa de soja y retiramos del fuego.

ATENCIÓN: La salsa de soja contiene mucha sal, por eso hay que salpimentar menos la carne.

5. Servimos el brócoli al vapor en la base del plato y colocamos el pavo con todos sus jugos por encima. Para terminar, añadimos una hojas de perejil picado.

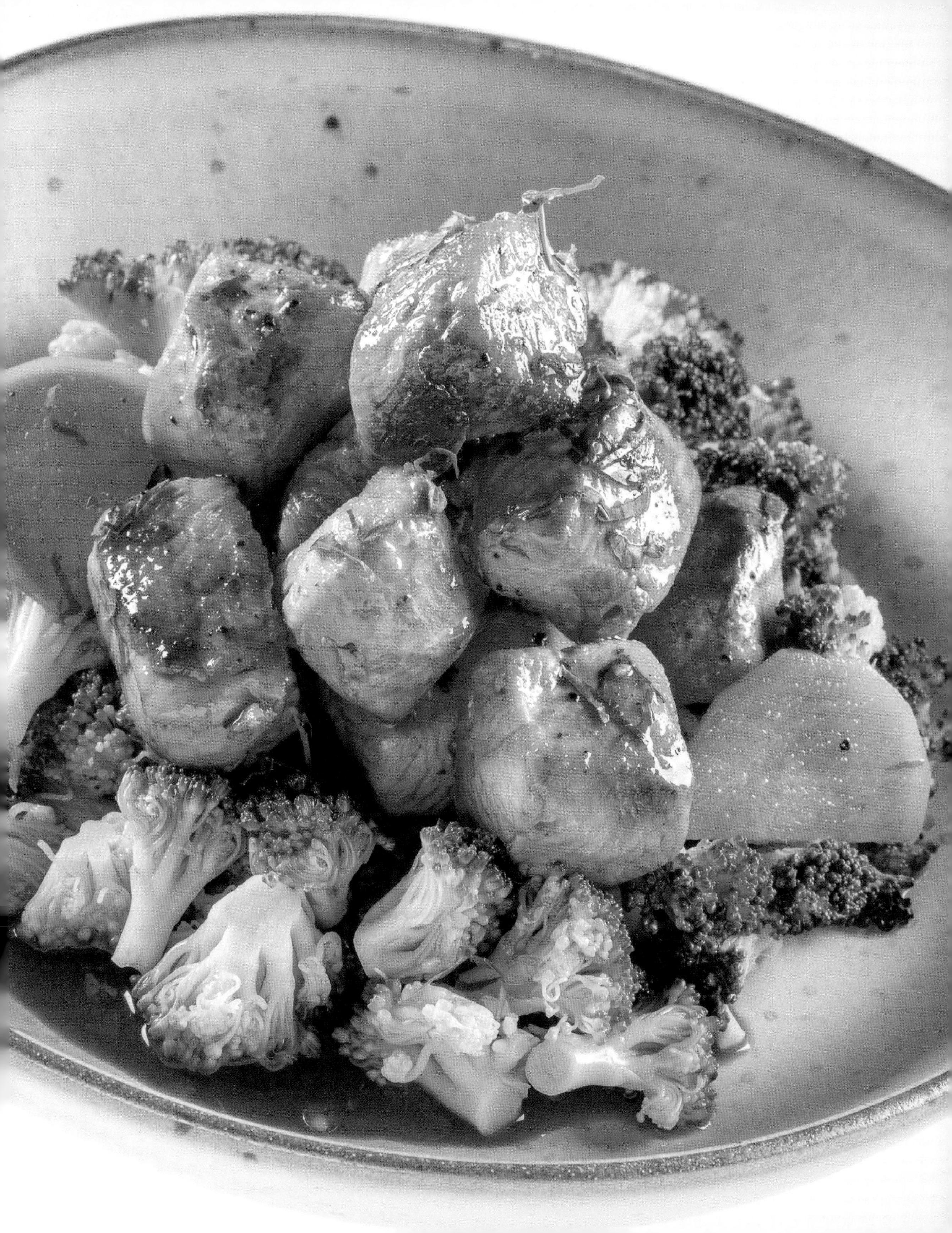

 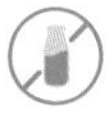

ALUBIAS CON CALAMAR, PIMIENTOS Y PIPARRAS

Ingredientes

350 g de alubias cocidas
3 calamares medianos
4 pimientos del piquillo
6 piparras encurtidas
4 filetes de anchoa
2 chalotas
1 diente de ajo
1 escarola
Vinagre de Jerez
Aceite de oliva
Sal y pimienta

INFO. COMPLEMENTARIA

Entre los meses de junio y noviembre se puede encontrar piparra fresca. En caso de usar piparra fresca, podemos saltearla con el resto de los ingredientes.

ALTERNATIVA VEGANA: Prescindimos de las anchoas y sustituimos el calamar por algún cereal, como arroz integral o trigo sarraceno, para obtener una proteína completa.

1. Limpiamos la escarola retirando las hojas exteriores más verdes y la reservamos en un bol con agua muy fría.

2. Limpiamos el calamar y lo cortamos en aros finos. Picamos el ajo y las chalotas.

3. Calentamos una sartén con un poco de aceite de oliva y rehogamos la chalota y el ajo picado. Antes de que cojan color, añadimos el calamar y las alubias y salteamos a fuego fuerte durante unos 5 minutos.

4. Añadimos los pimientos del piquillo cortados en tiras y las piparras. Retiramos del fuego y agregamos unas gotas de vinagre de Jerez.

5. Escurrimos bien la escarola y la aliñamos con vinagre, aceite, sal, pimienta y los filetes de anchoa cortados en daditos.

6. Servimos el salteado de alubias y calamar con la ensalada al lado.

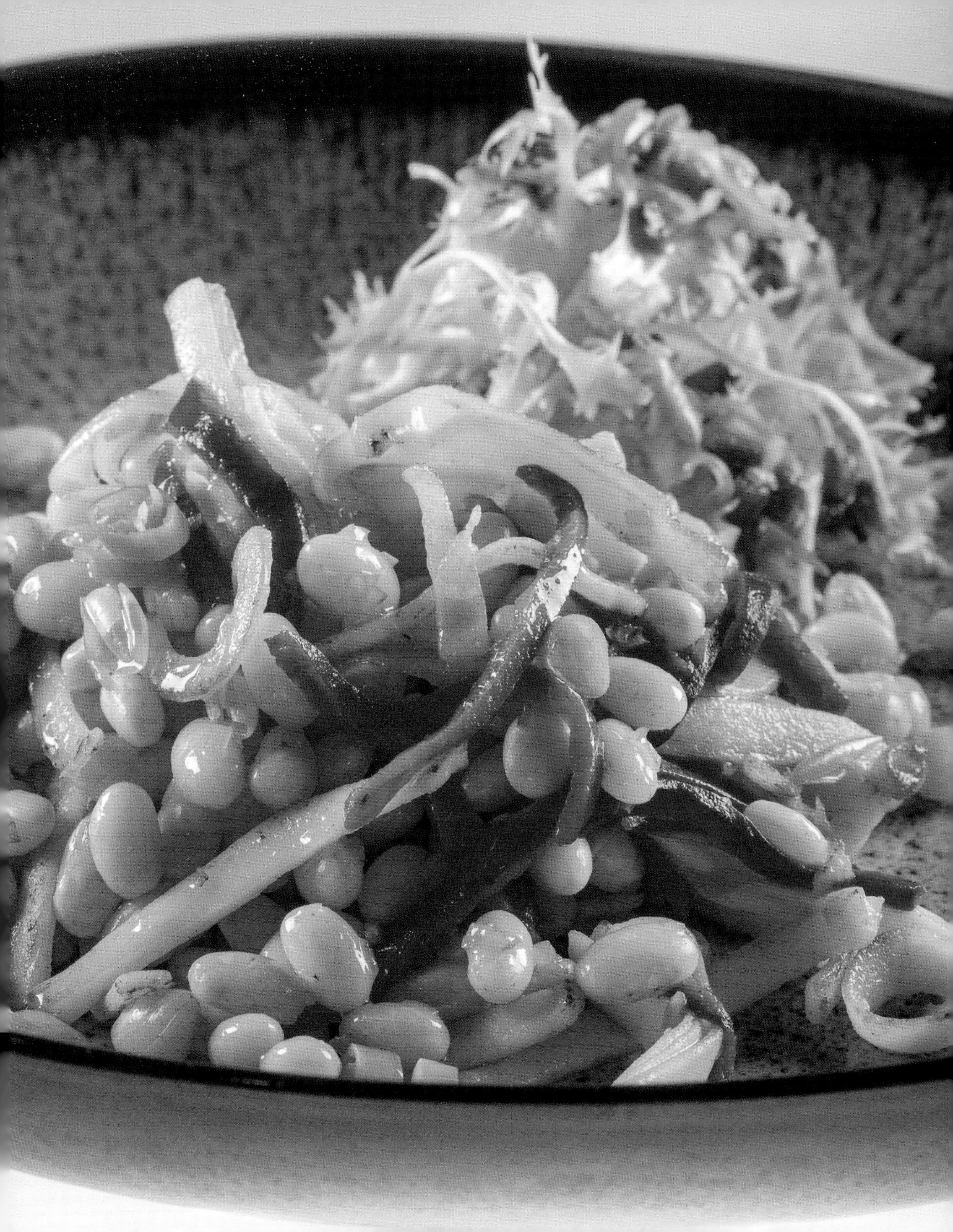

MINIPIZZAS DE BERENJENA

Ingredientes

1 berenjena grande
4 cucharadas de tomate frito casero (véase la página 49)
2 champiñones
1 pimiento rojo asado
8 aceitunas negras
50 g de queso manchego rallado
Orégano
Aceite de oliva
Sal y pimienta

INFO. COMPLEMENTARIA

Podemos hacer estas pizzas vegetales con otras verduras, como calabaza o calabacín, o bien con patata.

Estas minipizzas también son ideales como aperitivo saludable en una comida de celebración.

ALTERNATIVA OMNÍVORA: Le podemos añadir un poco de jamón o unas anchoas y reducir la proteína en el resto de la comida.

1. Calentamos el horno a 180 °C con calor arriba y abajo.

2. Limpiamos y cortamos la berenjena en rodajas gruesas. Las ponemos en una fuente para horno con un poco de sal y aceite. Las horneamos durante unos 15 minutos o hasta que estén tiernas.

3. Retiramos la berenjena del horno y activamos la función de grill.

4. Repartimos el tomate frito casero por encima de las rodajas de berenjena, añadimos los champiñones limpios y cortados en láminas finas, unas tiras de pimiento asado, las aceitunas cortadas en aros y orégano seco al gusto. Terminamos con el queso rallado por encima.

5. Gratinamos la berenjena entre 3 y 5 minutos, hasta que el queso se derrita.

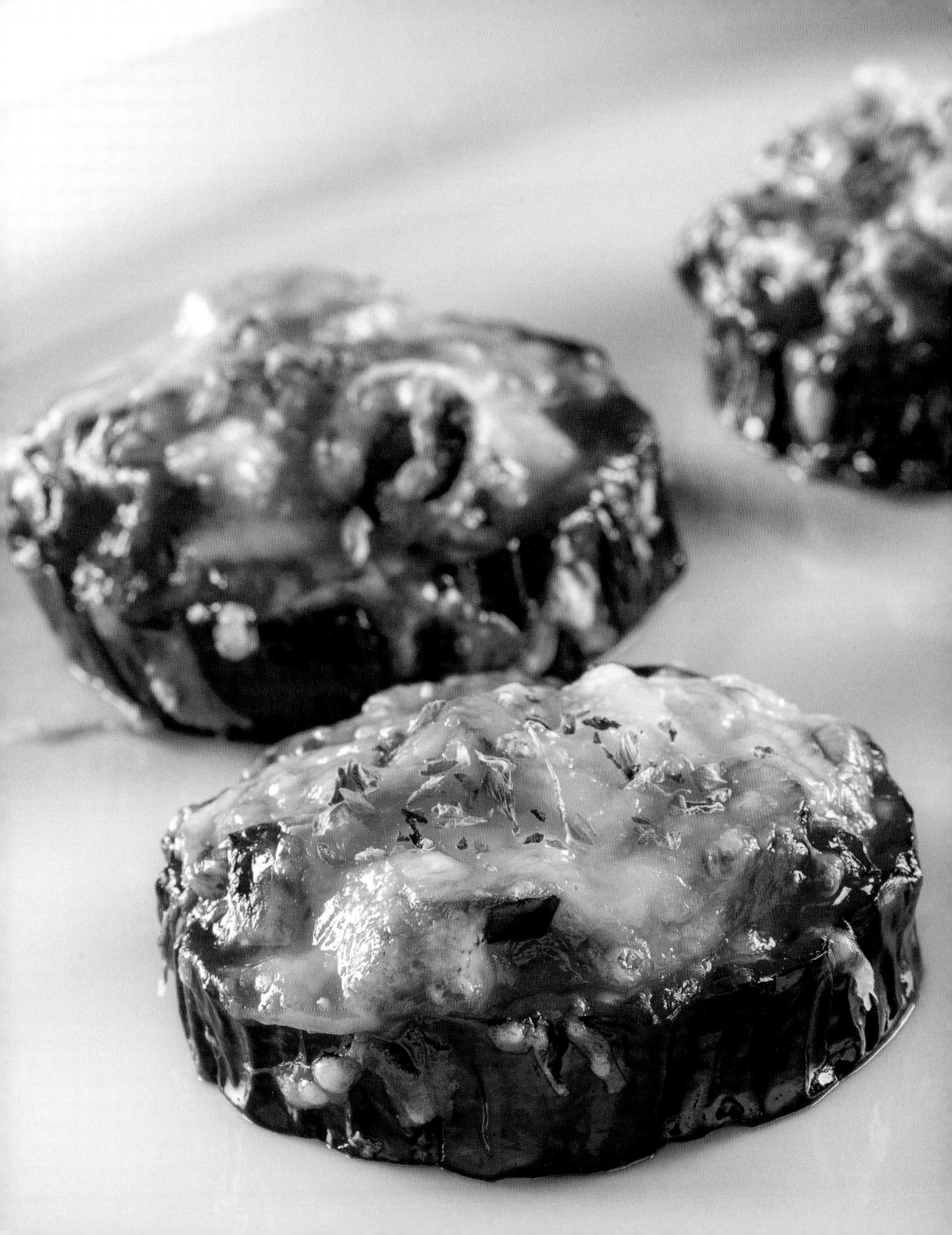

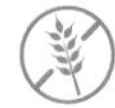 

BACALAO AL HORNO CON TOMATE

Ingredientes

300 g de lomo de bacalao al punto de sal

6 cucharadas de tomate frito casero (véase la página 49)

2 cucharada de alcaparras

50 g de aceitunas muertas de Aragón

Romero y tomillo

Perejil

Aceite de oliva

Sal y pimienta

INFO. COMPLEMENTARIA

El bacalao desalado es alto en sodio y, por tanto, debe ser de consumo moderado en personas con hipertensión. En este caso, si se consume, debe estar muy bien desalado.

El bacalao es un alimento especialmente rico en selenio, un mineral que actúa como protector de las células, y en vitamina D.

1. Calentamos el horno a 180 °C con calor arriba y abajo.

2. Cortamos el lomo de bacalao desalado en dos porciones de unos 150 g cada una.

ATENCIÓN: Para desalar el bacalao se debe poner en un bol con la piel hacia arriba y cubierto de agua fría. Lo guardaremos en la nevera durante 2 días, cambiando el agua cada 6 horas. Para probar el punto de sal, lo mejor es coger un trocito y probar.

3. Ponemos una base de tomate frito en una fuente para horno y repartimos unas hojas de romero y tomillo y unas alcaparras. Ponemos el bacalao encima y lo sazonamos con un poco de pimienta negra. Repartimos las aceitunas muertas sin hueso alrededor del bacalao y horneamos durante 6 minutos, hasta que las lascas de la carne del bacalao se empiecen a separar.

4. Servimos el bacalao con un chorrito de aceite de oliva y un poco de perejil picado por encima.

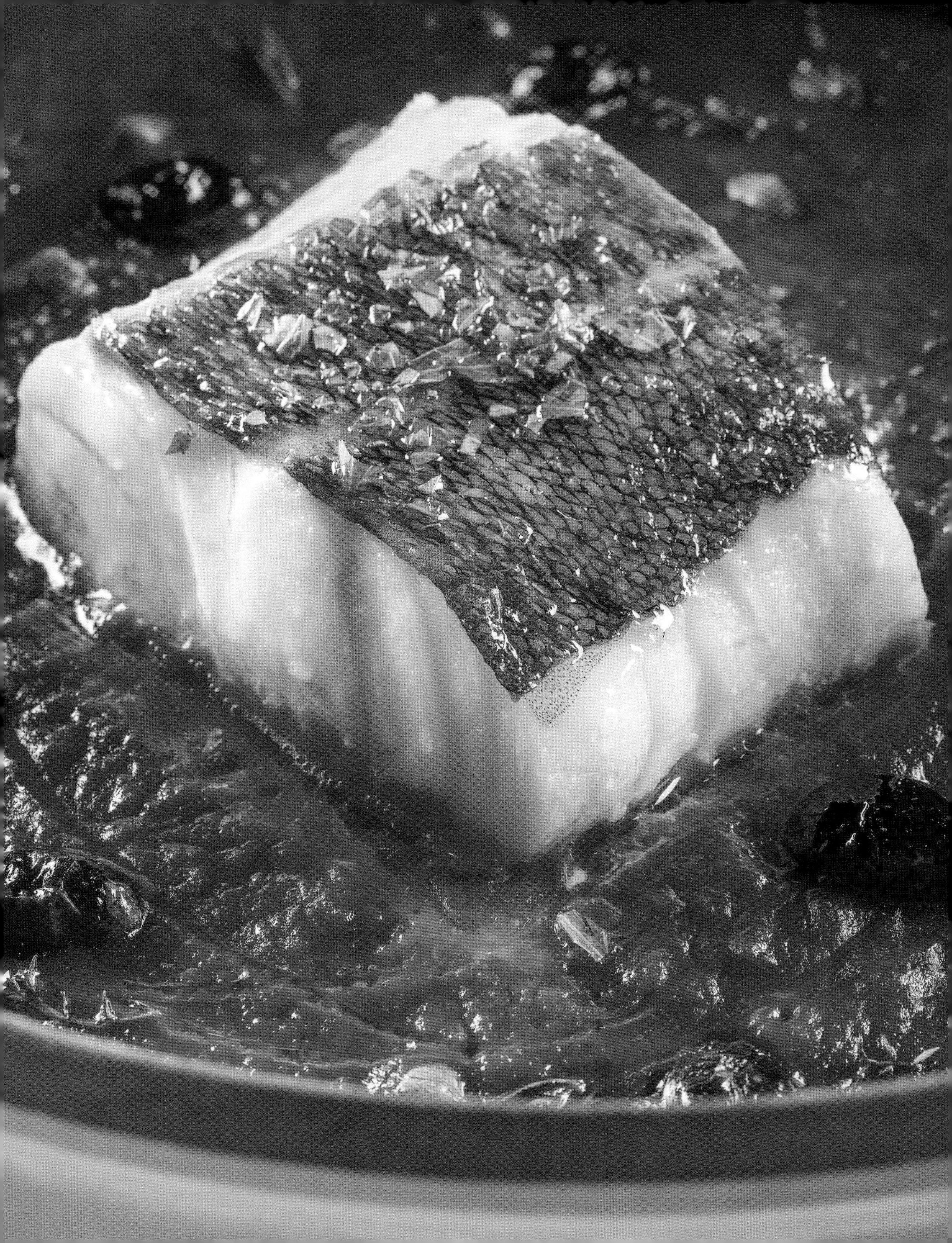

FIDEOS A LA CAZUELA

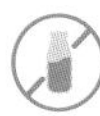

Ingredientes

160 g de fideos gruesos
40 g de panceta ibérica
4 alcachofas
100 g de habitas
1 cebolla
1 diente de ajo
1 pimiento rojo
2 cucharadas de tomate frito (véase la página 49)
300 ml de caldo de verduras (véase la página 50)
1 hoja de laurel
Pimentón
Aceite de oliva
Sal y pimienta

INFO. COMPLEMENTARIA

Esta receta es una adaptación vegetal de los tradicionales fideos a la cazuela con carne.

En este caso usamos fideos de trigo refinados porque liberan más almidón, que liga el guiso.

ALTERNATIVA VEGANA: Eliminamos la panceta de la receta.

1. Limpiamos las alcachofas desechando las hojas exteriores hasta que aparezca el corazón blanco. Después retiramos la parte exterior y más dura del tallo y cortamos la alcachofa por donde las hojas cambian de color, dejando solo el corazón. Las cortamos en cuatro trozos iguales y retiramos los pelillos del interior. Reservamos las alcachofas en un bol con agua y unas ramas de perejil.

2. Picamos la cebolla y el pimiento para sofrito. Cortamos la panceta en dados pequeños.

3. En una cazuela calentamos un poco de aceite de oliva, la hoja de laurel y el diente de ajo con la piel y doramos la panceta hasta que esté crujiente. Añadimos la cebolla y el pimiento y rehogamos hasta que la cebolla esté transparente. Incorporamos un poco de pimentón de la Vera, removemos y agregamos enseguida el tomate frito.

4. Añadimos las alcachofas escurridas y dejamos cocinar unos minutos. Después agregamos los fideos y los sofreímos unos minutos para que se impregnen bien del sofrito. Cubrimos con el caldo de verduras y dejamos cocinar unos 15 minutos.

5. Cuando falten 5 minutos de cocción, añadimos las habitas a la cazuela.

6. Servimos los fideos en un plato hondo.

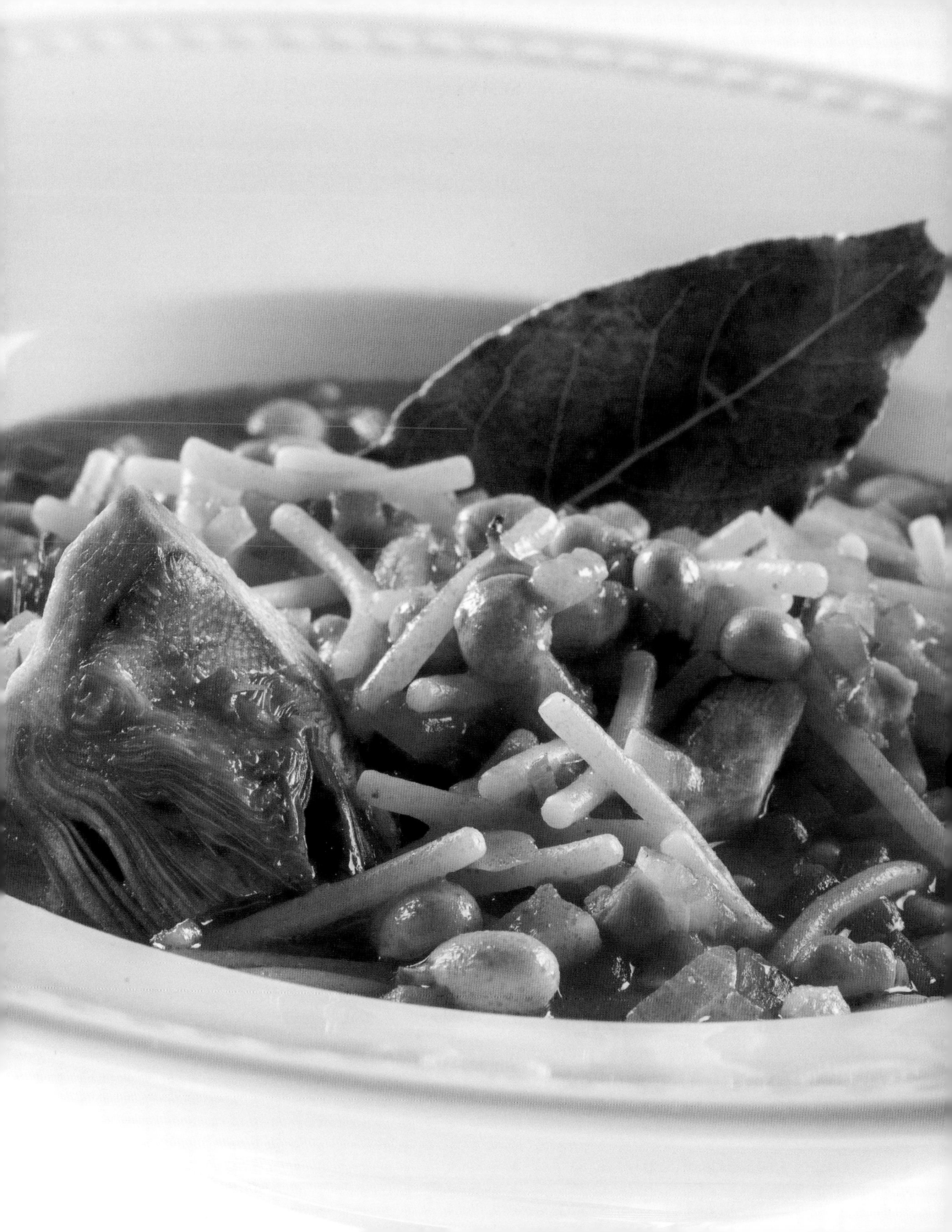

JUREL EN ESCABECHE

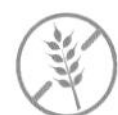 

Ingredientes

250 g de jurel en filetes
½ cebolla
½ puerro
1 zanahoria pequeña
6 dientes de ajo
1 hoja de laurel
1 cucharada de pimentón de la Vera
50 ml de vino blanco
50 ml de vinagre de Jerez
100 ml de aceite de oliva
Pimienta negra en grano
Sal

INFO. COMPLEMENTARIA

En sus inicios, el escabeche era una forma de conserva. Si podemos, preparamos más cantidad de jurel y lo guardamos con el líquido del escabeche en la nevera. Lo podemos usar en ensaladas o para comer tal cual.

Podemos sustituir el jurel por sardinas, boquerones o caballa.

1. Limpiamos y cortamos las verduras en juliana.

2. Calentamos el aceite en un cazuela con los ajos, unos granos de pimienta negra (al gusto), la hoja de laurel y las verduras, y dejamos que estas se cocinen un poco.

3. Cuando empiecen a ablandarse las verduras, bajamos el fuego al mínimo, añadimos el pimentón de la Vera y seguidamente el vino blanco para cortar la cocción.

ATENCIÓN: Conviene tener una tapa a mano cuando añadamos el vino blanco porque puede salpicar.

4. Agregamos el jurel en trozos grandes y retiramos del fuego. Añadimos el vinagre de Jerez, tapamos la cazuela y dejamos unos 10 minutos para que se cocine el pescado con el calor residual.

5. Servimos el escabeche de jurel tibio o frío.

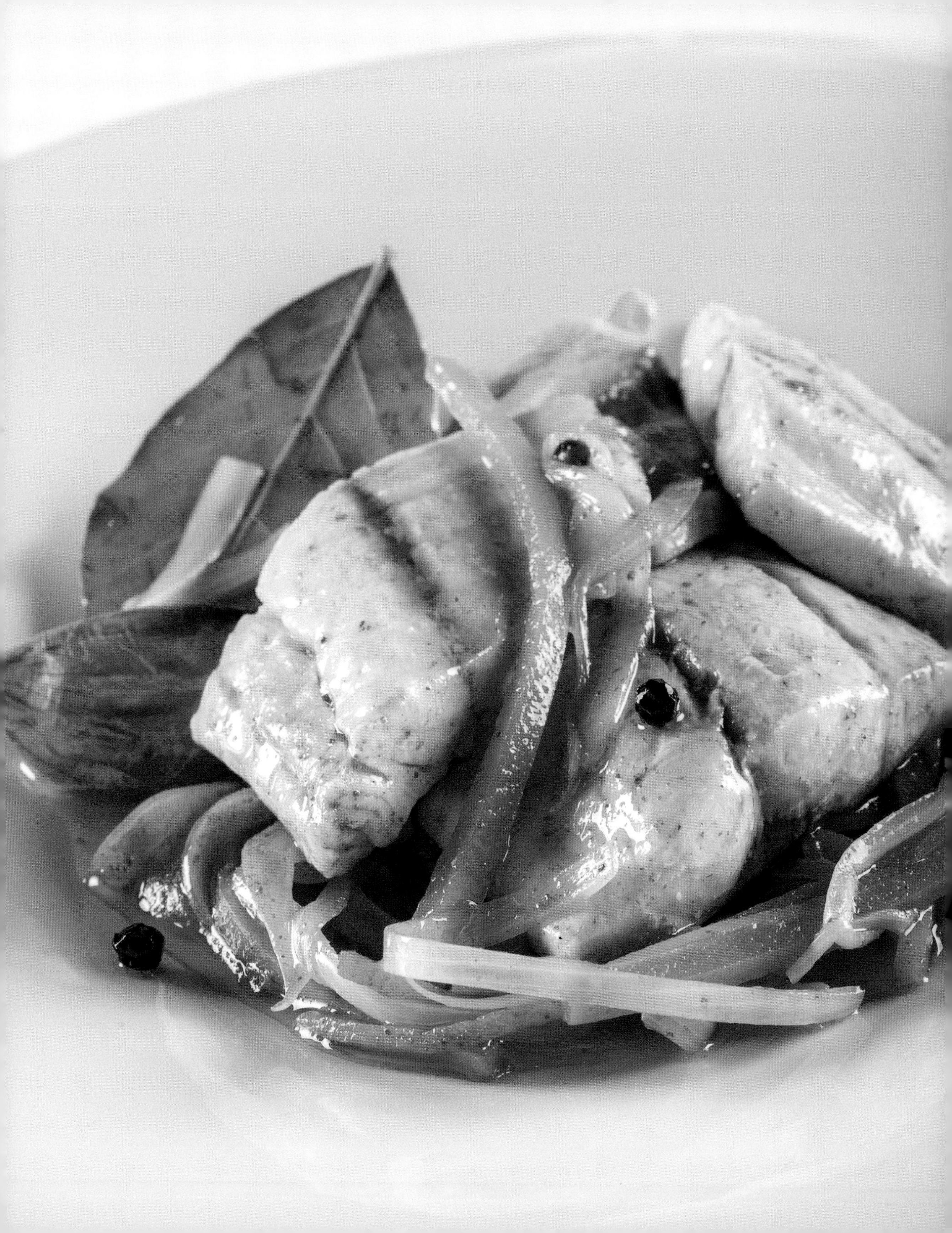

SEPIA CON VERDURAS

 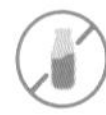

Ingredientes

1 sepia mediana
1 patata
1 zanahoria
1 nabo
1 cebolla
2 tomates
300 ml de caldo de pescado (véase la página 50)
1 cucharadita de comino
1 cucharadita de pimentón
20 g de almendras
1 diente de ajo
Perejil
Aceite de oliva
Sal y pimienta

INFO. COMPLEMENTARIA

La función del majado es dar sabor y espesor a la salsa, por eso debe machacarse muy bien la almendra.

La sepia, como el resto de los cefalópodos, tiene que cocinarse o bien durante poco tiempo a fuego alto o bien durante mucho tiempo a fuego suave para que quede tierna.

Esta receta se puede preparar con calamares o pulpo.

1. Pelamos y cortamos la patata, el nabo y la zanahoria en trozos medianos.

2. Pelamos y picamos la cebolla muy fina para sofrito y rallamos o trituramos los tomates.

3. Limpiamos la sepia, separamos los tentáculos y los cortamos en trozos pequeños. Realizamos cortes muy superficiales en forma de rejilla en la parte interior del cuerpo de la sepia y después cortamos en dados grandes.

4. Doramos la sepia en una cazuela con un poco de aceite de oliva. Cuando esté dorada, retiramos el cuerpo y dejamos los tentáculos. Incorporamos la cebolla y el ajo picados y dejamos sofreír hasta que la cebolla se dore. Añadimos el pimentón y el comino y seguidamente el tomate triturado. Dejamos reducir el sofrito.

5. Añadimos la patata, la zanahoria y el nabo a la cazuela con el sofrito y cubrimos con el caldo de pescado. Dejamos cocinar durante unos 15 minutos hasta que las verduras estén tiernas.

6. Machacamos las almendras en un mortero con el diente de ajo y unas hojas de perejil. Diluimos con un cucharón del caldo del guiso e incorporamos el majado a la cazuela al final, junto con los trozos de sepia marcados.

7. Servimos la sepia guisada en un plato hondo con un poco de perejil picado por encima.

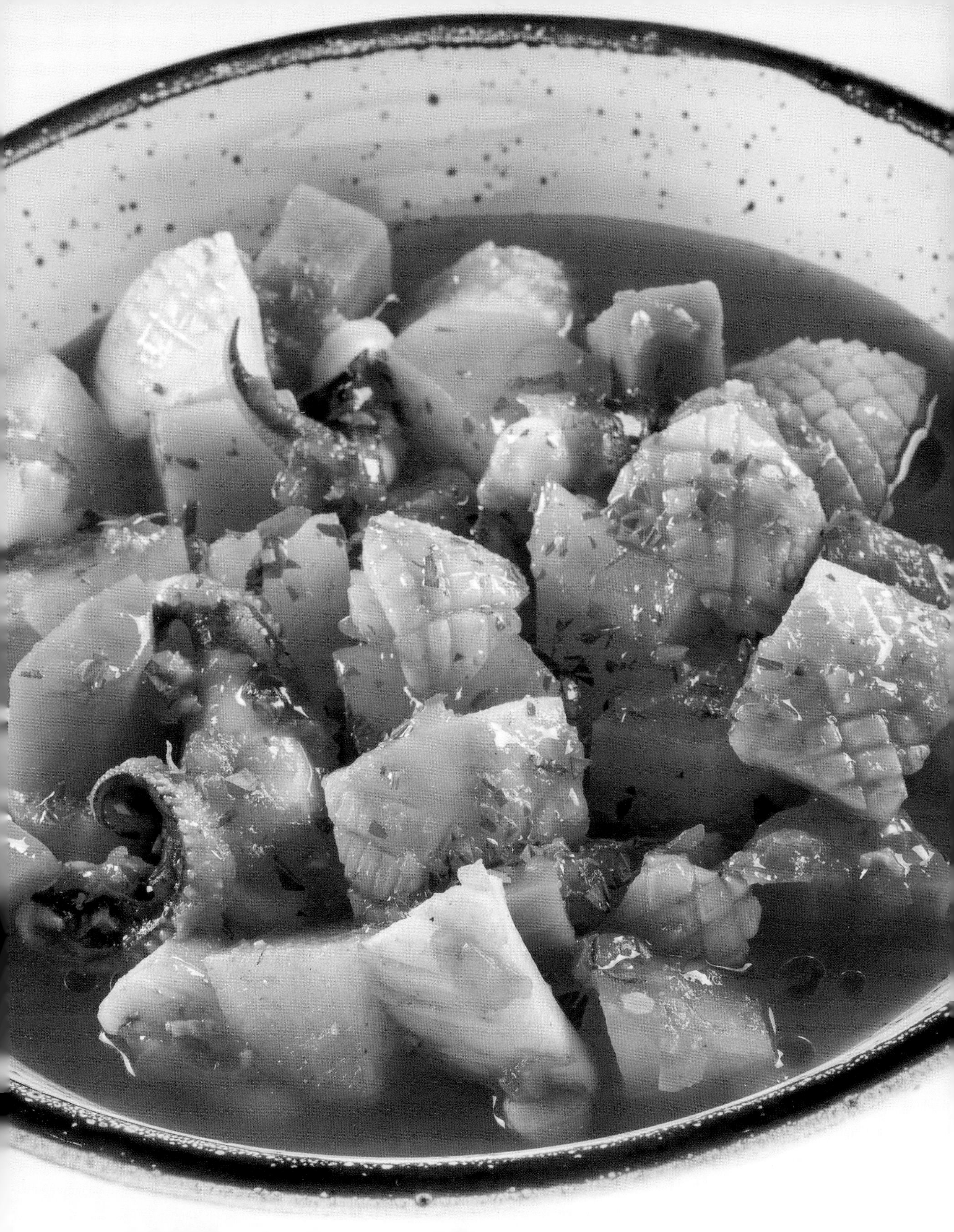

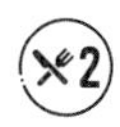

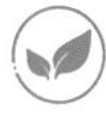

UVAS SALTEADAS CON YOGUR

Ingredientes

2 yogures griegos
200 g de uvas
100 g de copos de avena
3 cucharadas de azúcar integral
Mantequilla

INFO. COMPLEMENTARIA

El yogur es un tipo de leche fermentada que tiene propiedades probióticas, es decir, que alimenta la flora bacteriana.

Podemos sustituir las uvas por cualquier fruta de temporada: en verano, melocotón o ciruelas; en otoño, caqui o granada; en invierno, peras; y en primavera, fresas o nísperos.

1. Ponemos los copos de avena en una sartén con el azúcar y vamos removiendo hasta que el azúcar recubra los copos y obtengamos una avena garrapiñada. Retiramos del fuego, repartimos la avena en una superficie plana y la dejamos enfriar.

2. Cortamos las uvas por la mitad. Calentamos un poco de mantequilla en la sartén y salteamos las uvas durante unos 2 o 3 minutos.

3. Servimos el yogur griego en un bol o vaso con las uvas salteadas por encima y terminamos con la avena garrapiñada.

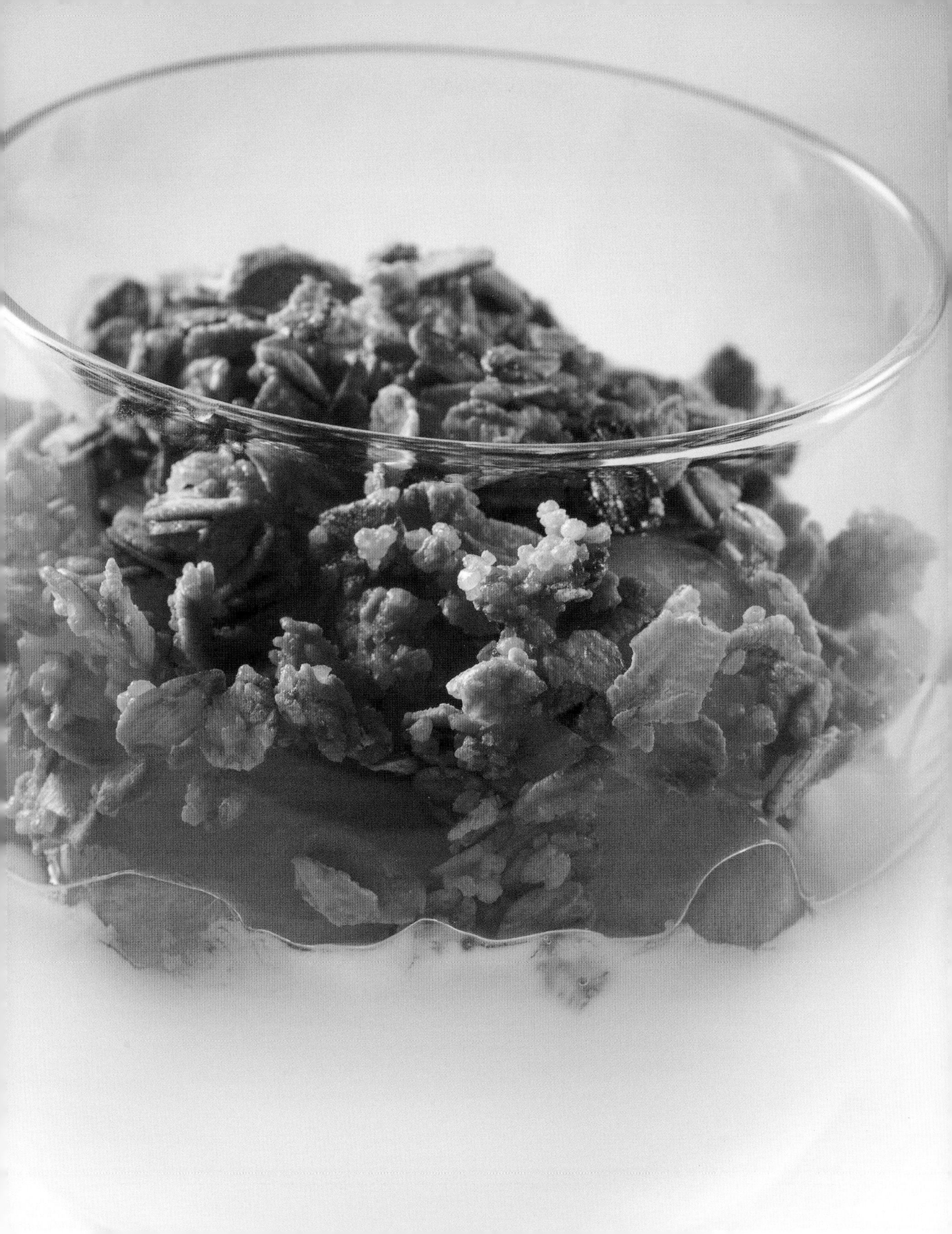

Índice de recetas

Índice de recetas

Índice de recetas

Agradecimientos

Queremos agradecer de forma especial la colaboración de Montse Folch y su equipo, Sara Gómez, Albert Pujols, David Sanz, Jordi Play, Marta Tañà y Gonzalo Amilibia.

También a los amigos de Plaza & Janés y Rosa dels Vents ya que, sin ellos, este libro no sería posible.

Y, por supuesto, a todos los que sostienen el ecosistema Cocina Hermanos Torres.

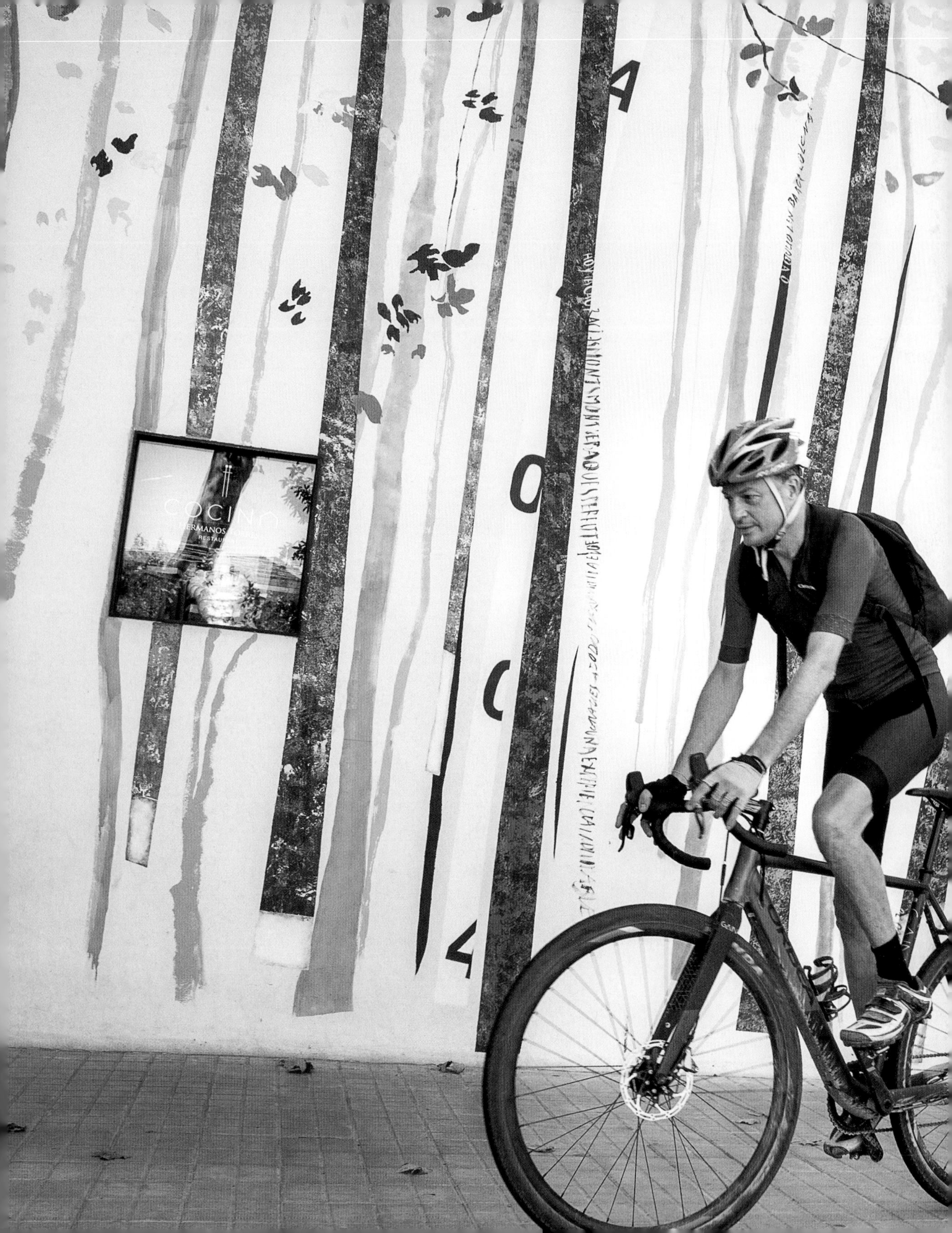
COCINA

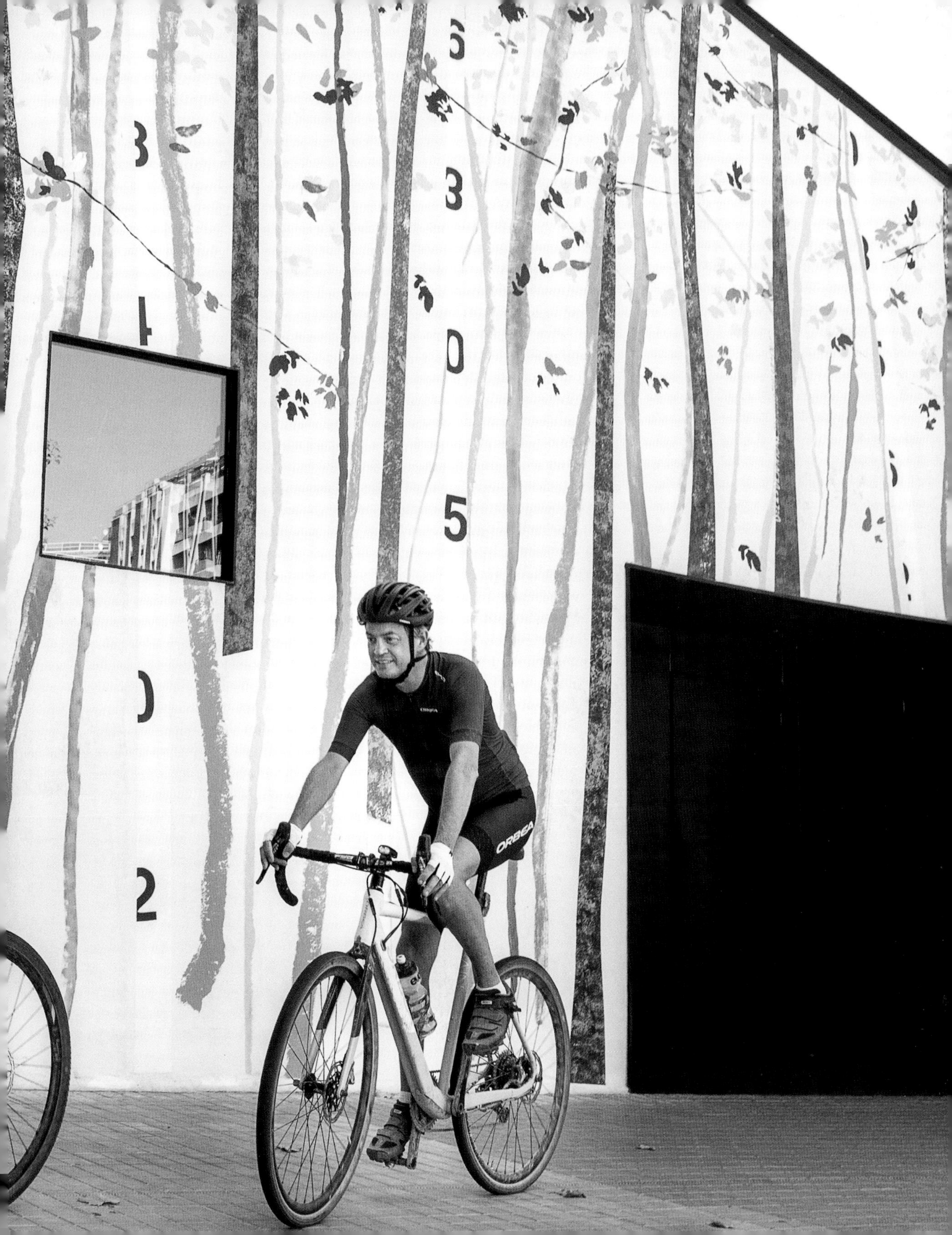
ORBEA